药性赋集注

刘 衡 王洪云 张 尹 主编

全国百佳图书出版单位
中国中医药出版社
·北 京·

图书在版编目（CIP）数据

药性赋集注 / 刘衡，王洪云，张尹主编 . — 北京：
中国中医药出版社，2022.12
ISBN 978-7-5132-7528-6

Ⅰ . ①药…　Ⅱ . ①刘… ②王… ③张…　Ⅲ . ①药性歌
赋　Ⅳ . ① R285.1

中国版本图书馆 CIP 数据核字（2022）第 054553 号

中国中医药出版社出版

北京经济技术开发区科创十三街 31 号院二区 8 号楼
邮政编码　100176
传真　010-64405721
三河市同力彩印有限公司印刷
各地新华书店经销

开本 880×1230　1/32　印张 11.25　字数 262 千字
2022 年 12 月第 1 版　2022 年 12 月第 1 次印刷
书号　ISBN 978-7-5132-7528-6

定价　48.00 元
网址　www.cptcm.com

服 务 热 线　010-64405510
购 书 热 线　010-89535836
维 权 打 假　010-64405753

微信服务号　zgzyycbs
微商城网址　https://kdt.im/LIdUGr
官 方 微 博　http://e.weibo.com/cptcm
天猫旗舰店网址　https://zgzyycbs.tmall.com

如有印装质量问题请与本社出版部联系（010-64405510）
版权专有　侵权必究

《药性赋集注》编委会

资助项目

云南省教育厅科学研究基金项目（2018JD661）

云南省教育厅治疗痹证中医中药工程研究中心

前　言

医者，治病工也……药者，治病草也。

——《说文解字》

以五味五谷五药养其病。注：五药，草木虫石谷也。

——《周礼·疾医》

从古至今，不论国内外，人类的发展史都与医药的发展紧密相连，医药学的进步为人类社会的进步提供了基本的条件。在中国五千多年的历史长河中，中医药更是做出了巨大的贡献。"医者，治病工也"，"药者，治病草也"，《说文解字》里对于医药有这样的描述。现在看来，从医的人是善于使用各种治病手段和技术的人，而药物是用来治病的各种可服用的物质。在古代最早发现用来治病的就是草类植物，这可能与原始人寻找的食物是以草本类为开端有关，所以"药"字也是以"草"字为部首。广义的中医理论系统包括中药学，每一味中药的发现及后续对于它们的深入认识与记载都有着前人无数的努力，有神农的尝百草，有李时珍的跋山涉水遍寻名医之后呕心沥血的大作。这些都为后来人的学习之旅、从医之路提供了很大的帮助。正因为有无数前人的"栽树"，才有了现在的中医学发展的"荫凉"。而作为现代中医学的传承者，我们更应当在前人的"大树"下有所进步和作为。

《药性赋》一书据考证为金元时期作品，原书未标明著者，书中按寒、热、温、平四类囊括了常用的 200 余味中药，对于中医药学的爱好者及从业者，无疑是一本很好的启蒙书。但是此书说简单亦不简单，它的简单在于分类简单明了，便于记忆，可是它对于药物的描述又仅寥寥数语，概括药物的主要功效，虽然读之朗朗，但经过数百年的传承，其文简意深，不便于当今初学者理解，所以本书对《药性赋》做了一些集中注释，包括原文解析、用法用量、古今应用、使用注意，而且对于部分药物的现代药理成分研究也做了一些总结与记载，很好地进行了古今中西融合。另外，原文中所涉及部分濒危动植物药有保护等级，请遵守法律，保护野生动植物，该部分内容仅为传承中医药文化，望读者在临证之时用相应替代品。限于时间精力有限，不尽理想之处望读者提出宝贵的意见和建议，以便进一步完善。

编者

2022 年 9 月

目　录

一、药性赋原文

1. 寒性药

诸药赋性，此类最寒。

犀角解乎心热；羚羊清乎肺肝。

泽泻利水通淋而补阴不足；海藻散瘿破气而治疝何难。

闻之菊花能明目而清头风；射干疗咽闭而消痈毒；薏苡理脚气而除风湿；藕节消瘀血而止吐衄。

瓜蒌子下气润肺喘兮，又且宽中，车前子止泻利小便兮，尤能明目。

是以黄柏疮用，兜铃嗽医。

地骨皮有退热除蒸之效，薄荷叶宜消风清肿之施。

宽中下气，枳壳缓而枳实速也；疗肌解表，干葛先而柴胡次之。

百部治肺热，咳嗽可止；栀子凉心肾，鼻衄最宜。

玄参治结热毒痈，清利咽膈；升麻清风热肿毒，发散疮痍。

尝闻腻粉抑肺而敛肛门；金箔镇心而安魂魄。

茵陈主黄疸而利水；瞿麦治热淋之有血。

朴硝通大肠，破血而止痰癖；石膏治头痛，解肌而消烦渴。

前胡除内外之痰实；滑石利六腑之涩结。

天门冬止嗽，补血涸而润肝心；麦门冬清心，解烦渴而除肺热。

又闻治虚烦、除哕呕，须用竹茹；通秘结、导瘀血，必资大黄。

宣黄连治冷热之痢，又厚肠胃而止泻；淫羊藿疗风寒之痹，且补阴虚而助阳。

茅根止血与吐衄；石韦通淋与小肠。

熟地黄补血且疗虚损；生地黄宣血更医眼疮。

赤芍药破血而疗腹痛，烦热亦解；白芍药补虚而生新血，退热尤良。

若乃消肿满逐水于牵牛；除毒热杀虫于贯众。

金铃子治疝气而补精血；萱草根治五淋而消乳肿。

侧柏叶治血山崩漏之疾；香附子理血气妇人之用。

地肤子利膀胱，可洗皮肤之风；山豆根解热毒，能止咽喉之痛。

白鲜皮去风治筋弱，而疗足顽痹；旋覆花明目治头风，而消痰嗽壅。

又况荆芥穗清头目便血，疏风散疮之用；瓜蒌根疗黄疸毒痈，消渴解痰之忧。

地榆疗崩漏，止血止痢；昆布破疝气，散瘿散瘤。

疗伤寒、解虚烦，淡竹叶之功倍；除结气、破瘀血，牡丹皮之用同。

知母止嗽而骨蒸退；牡蛎涩精而虚汗收。

贝母清痰止咳嗽而利心肺；桔梗开肺利胸膈而治咽喉。

若夫黄芩治诸热，兼主五淋；槐花治肠风，亦医痔痢。

常山理痰结而治温疟；葶苈泻肺喘而通水气。

此六十六种药性之寒者也。

2. 热性药

药有温热，又当审详。

欲温中以荜茇；用发散以生姜。

五味子止嗽痰，且滋肾水；腽肭脐疗痨瘵，更壮元阳。

原夫川芎祛风湿、补血清头；续断治崩漏、益筋强脚。

麻黄表汗以疗咳逆；韭子壮阳而医白浊。

川乌破积，有消痰治风痹之功；天雄散寒，为祛湿助精阳之药。

观夫川椒达下，干姜暖中。

胡芦巴治虚冷之疝气；生卷柏破癥瘕而血通。

白术消痰壅、温胃，兼止吐泻；菖蒲开心气、散冷，更治耳聋。

丁香快脾胃而止吐逆；良姜止心气痛之攻冲。

肉苁蓉填精益肾；石硫黄暖胃驱虫。

胡椒主去痰而除冷；秦椒主攻痛而治风。

吴茱萸疗心腹之冷气；灵砂定心脏之怔忡。

盖夫散肾冷、助脾胃，须荜澄茄；疗心痛、破积聚，用蓬莪术。

缩砂止吐泻安胎、化酒食之剂；附子疗虚寒反胃、壮元阳之力。

白豆蔻治冷泻，疗痈止痛于乳香；红豆蔻止吐酸，消血杀虫于干漆。

岂知鹿茸生精血，腰脊崩漏之均补；虎骨壮筋骨，寒湿毒风之并祛。

檀香定霍乱，而心气之痛愈；鹿角秘精髓，而腰脊之痛除。

消肿益血于米醋；下气散寒于紫苏。

扁豆助脾，则酒有行药破结之用；麝香开窍，则葱为通中发汗之需。

尝观五灵脂治崩漏，理血气之刺痛；麒麟竭止血出，疗金疮之伤折。

麋茸壮阳以助肾；当归补虚而养血。

乌贼骨止带下，且除崩漏目翳；鹿角胶住血崩，能补虚羸劳绝。

白花蛇治瘫痪，疗风痒之癣疹；乌梢蛇疗不仁，去疮疡之风热。

乌药有治冷气之理；禹余粮乃疗崩漏之因。

巴豆利痰水，能破寒积；独活疗诸风，不论新久。

山茱萸治头晕遗精之药；白石英医咳嗽吐脓之人。

厚朴温胃而去呕胀，消痰亦验；肉桂行血而疗心痛，止汗如神。

是则鲫鱼有温胃之功；代赭乃镇肝之剂。

沉香下气补肾，定霍乱之心痛；橘皮开胃去痰，导壅滞之逆气。

此六十种药性之热者也。

3. 温性药

温药总括，医家素谙。

木香理乎气滞；半夏主于痰湿。

苍术治目盲，燥脾去湿宜用；萝卜去膨胀，下气治面尤堪。

况夫钟乳粉补肺气，兼疗肺虚；青盐治腹痛，且滋肾水。

山药而腰湿能医；阿胶而痢嗽皆止。

赤石脂治精浊而止泄，兼补崩中；阳起石暖子宫以壮阳，更疗阴痿。

诚以紫菀治嗽，防风祛风，苍耳子透脑止涕，威灵仙宣风通气。

细辛去头风，止嗽而疗齿痛；艾叶治崩漏、安胎而医痢红。

羌活明目驱风，除湿毒肿痛；白芷止崩治肿，疗痔漏疮痈。

若乃红蓝花通经，治产后恶血之余；刘寄奴散血，疗烫火金疮之苦。

减风湿之痛则茵芋叶；疗折伤之症则骨碎补。

藿香叶辟恶气而定霍乱；草果仁温脾胃而止呕吐。

巴戟天治阴疝白浊，补肾尤滋；元胡索理气痛血凝，调经有助。

尝闻款冬花润肺，祛痰嗽以定喘；肉豆蔻温中，止霍乱而助脾。

抚芎走经络之痛；何首乌治疮疥之资。

姜黄能下气、破恶血之积；防己宜消肿、去风湿之施。

藁本除风，主妇人阴痛之用；仙茅益肾，扶元气虚弱之衰。

乃曰破故纸温肾，补精髓与劳伤；宣木瓜入肝，疗脚气并水肿。

杏仁润肺燥止嗽之剂；茴香治疝气肾痛之用。

诃子生精止渴，兼疗滑泄之疴；秦艽攻风逐水，又除肢节之痛。

槟榔豁痰而逐水，杀寸白虫；杜仲益肾而添精，去腰膝重。

当知紫石英疗惊悸崩中之疾，橘核仁治腰痛疝气之㿗。

金樱子兮涩遗精；紫苏子兮下气涎。

淡豆豉发伤寒之表；大小蓟除诸血之鲜。

益智安神，治小便之频数；麻仁润肺，利六腑之燥坚。

抑又闻补虚弱、排疮脓，莫若黄芪；强腰脚、壮筋骨，无如狗脊。

菟丝子补肾以明目；马蔺花治疝而有益。

此五十四种药性之温者也。

4. 平性药

详论药性，平和惟在。

以硇砂而去积；用龙齿以安魂。

青皮快膈除膨胀，且利脾胃；芡实益精治白浊，兼补真元。

原夫木贼草去目翳，崩漏亦医；花蕊石治金疮，血行则却。

决明和肝气，治眼之剂；天麻主头眩，祛风之药。

甘草和诸药而解百毒，盖以性平；石斛平胃气而补肾虚，更医脚弱。

观乎商陆治肿，覆盆益精。

琥珀安神而散血；朱砂镇心而有灵。

牛膝强足补精，兼疗腰痛；龙骨止汗住泄，更治血崩。

甘松理风气而痛止；蒺藜疗风疮而目明。

人参润肺宁心，开脾助胃；蒲黄止崩治衄，消瘀调经。

岂不以南星醒脾，去惊风痰吐之忧；三棱破积，除血块气滞之症。

没食主泄泻而神效；皂角治风痰而响应。

桑螵蛸疗遗精之泄；鸭头血医水肿之盛。

蛤蚧治痨嗽，牛蒡子疏风壅之痰；全蝎主风瘫，酸枣仁去怔忡之病。

尝闻桑寄生益血安胎，且止腰痛；大腹子去膨下气，亦令胃和。

小草、远志，俱有宁心之妙；木通、猪苓，尤为利水之多。

莲肉有清心醒脾之用；没药乃治疮散血之科。

郁李仁润肠宣水，去浮肿之疾；茯神宁心益智，除惊悸之疴。

白茯苓补虚劳，多在心脾之有眚；赤茯苓破结血，独利水道以无毒。

因知麦芽有助脾化食之功；小麦有止汗养心之力。

白附子去面风之游走；大腹皮治水肿之泛溢。

椿根白皮主泻血；桑根白皮主喘息。

桃仁破瘀血兼治腰痛；神曲健脾胃而进饮食。

五加皮坚筋骨以立行；柏子仁养心神而有益。

抑又闻安息香辟恶，且止心腹之痛；冬瓜仁醒脾，实为饮食之资。

僵蚕治诸风之喉闭；百合敛肺痨之嗽痿。

赤小豆解热毒，疮肿宜用；枇杷叶下逆气，哕呕可医。

连翘排疮脓与肿毒；石南叶利筋骨与毛皮。

谷芽养脾，阿魏除邪气而破积；紫河车补血，大枣和药性以开脾。

然而鳖甲治痨疟，兼破癥瘕；龟甲坚筋骨，更疗崩疾。

乌梅主便血疟疾之用；竹沥治中风声音之失。

此六十八种药性之平者也。

二、药性赋集注

1. 犀角（xī jiǎo）

犀牛角首见于《神农本草经》，又名乌角、生犀角、生犀。本品为脊椎动物犀科白犀牛 *R. simus Burchell*、黑犀牛 *Rhinoceros nicornis L.*、印度犀牛 *Rhinoceros unicornis*、爪哇犀牛 *Rhinoceros sondaicus*、苏门答腊犀牛 *Dicerorhinus sumatrensis* 等的角。根据种类的不同，长角的数量也不同。非洲的白犀牛和黑犀牛都有两只角，而亚洲只有苏门答腊犀牛有两只角，其余的两个品种都只有一只角，均系进口药材。一般锯成片，再分成筷状小条，名为犀角条，或锉为细末，名为犀角粉。现在临床中用水牛角代替犀牛角。

【原文解析】

《药性赋》曰："犀角解乎心热。"

犀角具有清心热、凉营血的作用，可治疗热邪入心经所致高热神昏、夜热早凉等症状。

其味苦、咸，性寒；归心、肝、胃经；具有凉血止血、清心安神、泻火解毒的功效。本品用于血热妄行的吐血、衄血；温热病，热入营血之神昏谵语，热毒炽盛证之全身发斑，其色紫暗；热毒壅盛所致疮疡肿毒或疔疮走黄等证。

【用法与用量】

1.5 ～ 9 克。本品多制成散剂冲服，每次 0.3 ～ 0.9 克。

【古今应用】

1.《神农本草经》："味苦寒。主百毒虫疰，杀邪气之虫。邪鬼灵气辟邪瘴气。郁热之毒。杀钩吻、鸩羽、蛇毒，除邪，一切草木虫鸟之毒皆除之。"

2.《药性论》："镇心神，解大热，散风毒。能治发背、痈疽、疮肿，化脓作水。主疗时疾热如火，烦闷，毒入心中，狂言妄语。"

3.《名医别录》："伤寒温疫，头痛寒热，诸热毒气。"

4.《药性本草》："镇心神，解大热……疗时热如火烦，毒入心，狂言妄语。"

5.《本草纲目》："治吐血、衄血、下血及伤寒蓄血，发狂谵语。"

6. 犀牛是国际上重点保护的濒危野生动物，国务院 1993 年 5 月 29 日发布《关于禁止犀牛角和虎骨贸易的通知》，禁止使用犀牛角。本品现为水牛角所代，水牛角与犀牛角功效相似，沿用已久，但用量需增大，15～30 克，宜先煎 3 小时以上。

7. 本品主要含有胆甾醇、肽类及多种氨基酸等。水牛角粉及提取液有明显的解热、镇静、抗惊厥作用。水牛角水解物能缩短出血时间，降低毛细血管通透性，升高血小板，还有降血脂和强心等作用。临床上以本品随证配伍，用于治疗原发性血小板减少性紫癜、过敏性紫癜、脑梗死等。

【使用注意】

本品畏川乌、草乌，孕妇慎用。

2. 羚羊角（líng yáng jiǎo）

羚羊角首见于《神农本草经》，又名泠角。本品来源于牛科动物赛加羚羊 *Saiga tatarica* Linnaeus 的角，主产于我国新疆、青海及俄罗斯等地。猎取后锯取其角，晒干。镑片或粉碎成细粉使用。

【原文解析】

《药性赋》曰:"羚羊清乎肺肝。"

羚羊角擅长清肝火、息风、镇痉,兼能治疗肺热引起的心烦发热。

其味咸,性寒;归肝、心经;具有平肝息风、清肝明目、散血解毒的功效。本品用于肝风内动,惊痫抽搐,妊娠子痫,高热痉厥,癫痫发狂,头痛眩晕,目赤翳障,温毒发斑,痈肿疮毒。

【用法与用量】

1~3克,宜另煎2小时以上;磨汁或研粉服,每次0.3~0.6克。

【古今应用】

1.《神农本草经》:"主明目,益气起阴,去恶血注下,辟蛊毒,恶鬼不祥,安心气,常不魇寐。"

2.《名医别录》:"疗伤寒时气寒热,热在肌肤,温风注毒伏在骨间。"

3.《本草纲目》:"平肝舒筋,定风安魂,散血下气,辟恶解毒,治子痫痉疾。"

4.《本草衍义补遗》:"主惊梦狂越、心神不宁、小儿卒热惊搐、产后败毒冲心,清心解毒,明目益气。"

5.羚羊为濒危物种,严禁狩猎,可用山羊角代替,功效与羚羊角相仿,用法、禁忌同羚羊角,但作用较弱,剂量酌情加大至10~15克。

6.本品含有角质蛋白,水解后可得到18种氨基酸以及多肽物质,对中枢神经有抑制作用,动物实验显示其有镇静、镇痛、抗惊厥、增强动物耐缺氧能力等作用。本品在临床上可用于治疗小儿外感发热、小儿肺炎、急性扁桃体炎、流感、麻疹、高血压、脑血栓、破伤风等。

【使用注意】

本品性寒，脾虚慢惊者忌用。

3. 泽泻（zé xiè）

泽泻首见于《神农本草经》，又名水泻、泽芝。本品为泽泻科植物泽泻 Alisma orientale（Sam.）Juzep. 的干燥块茎。冬季茎叶开始枯萎时采挖，洗净，干燥，除去须根和粗皮，生用或盐水炒用。

【原文解析】

《药性赋》曰："泽泻利水通淋而补阴不足。"

泽泻泻肾经之火以及浊气，清利膀胱之湿而治小便不通、水肿诸证。

其味甘、淡，性寒；归肾、膀胱经；具有利水渗湿、泄热、化浊降脂的功效。本品用于小便不利，水肿胀满，泄泻尿少，痰饮眩晕，热淋涩痛；肾阴不足、相火亢盛引起的遗精、眩晕；高脂血症。

【用法与用量】

煎服，6 ～ 10 克。

【古今应用】

1.《神农本草经》："主风寒湿痹，乳难，消水，养五脏，益气力，肥健。"

2.《名医别录》："补虚损五劳，除五脏痞满，起阴气，止泄精、消渴、淋沥，逐膀胱、三焦停水。"

3.《珍珠囊》："入肾经……利小便，消肿胀。"

4.《日华子本草》:"主头眩耳虚鸣,筋骨挛缩,通小肠,止遗沥尿血,主难产,补女人血海。"

5.本品主要含有泽泻萜醇 A、B、C,挥发油,生物碱,天门冬素等,有利尿、降血压、降血糖、抗脂肪肝作用,对金黄色葡萄球菌、肺炎双球菌、结核杆菌有抑制作用。

【使用注意】

无。

4. 海藻（hǎi zǎo）

海藻首见于《神农本草经》,又名落首、海萝。本品为马尾藻科植物海蒿子 *Sargassum pallidum*（Turn.）C. Ag. 或羊栖菜 *Sargassum fusiforme*（Harv.）Setch. 的干燥藻体。前者习称大叶海藻,后者习称小叶海藻。本品主产于辽宁、浙江、福建、广东等沿海地区。夏、秋二季采捞,除去杂质,洗净,晒干,生用。

【原文解析】

《药性赋》曰:"海藻散瘿破气而治疝何难。"

海藻软坚散结、破气消痰,能治疗瘿瘤肿块以及痰气互结引起的疝气。

其味苦、咸,性寒;归肝、胃、肾经;具有消痰软坚散结、利水消肿的功效。本品用于瘿瘤,瘰疬,睾丸肿痛,痰饮,水肿。

【用法与用量】

煎服,6～12克。

【古今应用】

1.《神农本草经》:"主瘿瘤气,颈下核,破散结气,痈肿癥瘕坚气,腹中上下鸣,下十二水肿。"

2.《名医别录》:"疗皮间积聚,暴癥,留气,热结,利小便。"

3.《药性论》:"治气疾结满,疗疝气下坠,疼痛核肿;去腹中雷鸣,幽幽作声。"

4.《本草纲目》:"能消瘿瘤结核阴癀之坚聚,而除浮肿、脚气、留饮、痰气之湿热。"

5.本品含有褐藻酸、甘露醇、钾、碘等成分,其中海蒿子还含马尾藻多糖、岩藻甾醇等;羊栖菜含有羊栖菜多糖A、B、C及海藻淀粉等。其所含的碘化物可纠正和预防缺碘引起的地方性甲状腺功能不足,抑制甲状腺功能亢进和基础代谢率增高,从而减轻症状。本品还有抗凝血、抗血栓、降低血黏度、改善微循环等作用。现代常用本品配伍他药或用海藻提取物治疗脑血栓、急性脑梗死、高脂血症、糖尿病、冠心病、慢性肺源性心脏病、血栓性静脉炎等。

7.本品虽有利水退肿的功效,但作用较弱,用于脚气浮肿、水肿时应与其他利水渗湿药同用。

【使用注意】

本品反甘草,不宜与甘草同用。

5. 菊花 (jú huā)

菊花首见于《神农本草经》,异名鞠。本品为菊科植物菊 *Chrysanthemum morifolium* Ramat. 的干燥头状花序。9 ~ 11 月花盛开时分批采收,阴干或焙干,或熏、蒸后晒干,生用。药材按产地和加工方法不同,名称亦不同,产于安徽亳州、涡阳及河南商丘者习称亳菊;产于安徽滁州者习称滁菊;产于安徽歙县、浙江德清者习称贡菊;产于浙江嘉兴、桐乡、吴兴多系茶菊;产于浙江海宁者多系黄菊，茶菊和黄菊又统称为杭菊。本品尤以亳菊、滁菊为佳。由于花的颜色不同，又有黄菊花和白菊花之别。

【原文解析】

《药性赋》曰："闻之菊花能明目而清头风。"

菊花疏散风热，善清上焦和肝经风热所致目疾、头痛、头晕等证。

其味甘、苦，性微寒；归肺、肝经；有散风清热、平肝明目、清热解毒的功效。本品用于外感风热，风温初起，目赤肿痛，眼目昏花，疮痈肿毒，肝阳上亢之头痛眩晕等。

【用法与用量】

煎服，5～10克。清热解毒，疏散风热多用黄菊花（杭菊）；平抑肝阳，清肝明目则多用白菊花（亳菊、滁菊、贡菊）。

【古今应用】

1.《神农本草经》："主风头眩肿痛，目欲脱，泪出，皮肤死肌，恶风，湿痹，久服利血气，轻生，耐老延年。"

2.《名医别录》："疗腰痛去来陶陶，除胸中烦热，安肠胃，利五脉，调四肢。"

3.《药性论》："治热头风眩倒地、脑骨疼痛、身上诸风令消散。"

4.《本草纲目》引《药性本草》："治头目风热、风旋倒地、脑骨疼痛、身上一切游风，令消散利血脉。"

5.《本草便读》："平肝疏肺，清上焦之邪热，治目祛风，益阴滋肾。"

6. 菊花清香质轻，发散肺经风热，微苦性寒，清泄肝经之热；但疏风之效果较清热之力弱。甘苦而微寒，能平肝火。故对外感风热、头痛目赤，或肝阳上亢头晕目眩证，菊花为常用之品。

7.本品含挥发油、菊苷、腺嘌呤、胆碱、黄酮类和氨基酸等成分。菊花水浸剂或煎剂对金黄色葡萄球菌、多种致病杆菌及皮肤真菌均有一定抗菌作用。本品对流感病毒 PR3 和钩端螺旋体也有抑制作用，并具有解热、抗炎、镇静、降压、缩短凝血时间的作用。临床常以本品配伍他药，治疗冠心病、脑梗死、慢性肾功能衰竭、溃疡性结肠炎、慢性肝炎、高脂血症、荨麻疹、扁平疣等疾病。

【使用注意】

无。

6. 射干（shè gān）

射干首见于《神农本草经》，异名乌扇、夜干。本品为鸢尾科植物射干 *Belamcanda chinensis*（L.）DC. 的干燥根茎。本品主产于湖北、江苏、河南、安徽。春初刚发芽或秋末茎叶枯萎时采挖，以秋季采收为佳。除去须根和泥沙，洗净，晒干，切片，生用。

【原文解析】

《药性赋》曰："射干疗咽闭而消痈毒。"

射干可以治疗咽喉肿痛、喉痹不通、肺热咳嗽痰多。

其味苦，性寒；归肺经；具有清热解毒、消痰、利咽的功效。本品用于热毒痰火郁结，咽喉肿痛，痰涎壅盛，咳嗽气喘。

【用法与用量】

煎服，3～10克。

【古今应用】

1.《神农本草经》："主咳逆上气，喉痹咽痛，不得消息。散结气，腹中邪逆，食饮大热。"

2.《名医别录》："疗老血在心脾间、咳唾、言语气臭；散胸中热气。"

3.《本草衍义》："治肺气、喉痹为佳。"

4.《药性论》："通女人月闭，治疰气，消瘀血。"

5.《本草纲目》："射干能降火，故古方治喉痹咽痛为要药。"

6.《滇南本草》："治咽喉肿痛，咽闭喉风，乳蛾，疔腮红肿，牙根肿烂。疗咽喉热毒，攻散疮痈，一切热毒等症。"

7.《本草正义》："射干之主治，虽似不一，实则降逆开痰，破结泄热二语，足以概之。"

8. 射干苦寒入肺，善降火解毒，行血消肿利咽，清肺祛痰平咳喘，故可用于喉咙肿痛及痰多咳喘之证。《本草纲目》载其"治喉痹咽痛为要药"。

9. 本品含有鸢尾黄酮、鸢尾黄酮苷、鸢苷、射干酮、紫檀素等，能抑制流感病毒、疱疹病毒，对致病性皮肤真菌有较强的抑制作用；射干醇提取物有一定的解热作用，能降低毛细血管通透性，抑制棉球肉芽组织增生而有抗炎作用，还有明显的祛痰作用。现代临床常以本品配伍他药，治疗支气管炎、哮喘、肺炎、咽炎、慢性鼻窦炎、乳糜尿等。

【使用注意】

本品苦寒，脾虚便溏者不宜使用，孕妇慎用。

7. 薏苡仁（yì yǐ rén）

薏苡仁首见于《神农本草经》。本品为禾本科植物薏苡 *Coix lacryma-jobi* L.var. *mayuen*（Roman.）Stapf 的干燥成熟种仁。本品主产于福建、河北、辽宁等地。秋季果实成熟时采割植株，晒干，打下果实，再晒干，除去外壳、黄褐色种皮和杂质，收集种仁，生用或炒用。

【原文解析】

《药性赋》曰："薏苡理脚气而除风湿。"

薏苡仁清补利湿，治湿痹拘挛、水肿、癃闭等证。

其味甘、淡，性凉；归脾、胃、肺经；具有利水渗湿、健脾止泻、除痹、排脓、解毒散结的功效。本品用于水肿，脚气，小便不利，脾虚泄泻，湿痹拘挛，肺痈，肠痈，赘疣，癌肿等。

【用法与用量】

煎服，9～30克。

【古今应用】

1.《神农本草经》："主筋急拘挛，不可屈伸，风湿痹，下气。"

2.《名医别录》："除筋骨邪气不仁，利肠胃，消水肿，令人能食。"

3.《药性论》："主肺痿肺气、吐脓血、咳嗽涕唾上气。煎服之破五溪毒肿。"

4.《药性本草》："治肺痿，肺气积脓血。"

5.《食疗本草》："去干湿脚气。"

6.《本草纲目》："健脾益气，补肺清热，去风胜湿……煎饮，利小便热淋。"

7.《本草备要》："补脾胃，通行水。"

8.脾为阴土，喜燥恶湿，薏苡仁味甘淡，既能渗脾之所恶，又能补脾之所喜，性寒而不伤胃，补脾而不滋腻，渗湿而不峻利，药性缓和，是清补渗淡之品。

9.本品含脂肪油，薏苡仁酯，薏苡仁内酯，薏苡多糖 A、B、C，氨基酸和维生素 B_1 等，其脂肪油能使血清钙、血糖量下降，并有解热、镇静、镇痛等作用。现代临床常以本品配伍他药或制成制剂，治疗扁平疣、尖锐湿疣、痤疮、带状疱疹、急慢性肝炎、痛风性关节炎、恶性肿瘤、病毒性心肌炎、慢性非特异性结肠炎、婴幼儿非感染性腹泻、痛经等。

【使用注意】

本品性质滑利，孕妇慎用。

8. 藕节（ǒu jié）

藕节首见于《药性论》。本品为睡莲科植物莲 *Nelumbo nucifera* Gaertn. 的干燥根茎节部。本品主产于浙江、安徽、江苏。秋、冬二季采挖根茎（藕），切取节部，洗净，晒干，除去须根，生用或炒炭用。

【原文解析】

《药性赋》曰："藕节消瘀血而止吐衄。"

藕节能化瘀止血，能治疗吐血、衄血。

其味甘、涩，性平；归肝、肺、胃经；具有收敛止血、化瘀的功效。本品用于吐血，咯血，衄血，尿血，崩漏。

【用法与用量】

煎服，9～15克。

【古今应用】

1.《本草经集注》："藕汁，解射罔毒、蟹毒。"

2.《食经》："主烦热，鼻血不止。"

3.《药性论》："藕汁能消瘀血不散。"

4.《新修本草》："《别录》云：藕主热渴，散血生肌，久服令人心欢。"

5.《食疗本草》："生食则主治霍乱后虚渴、烦闷、不能食。又蒸食甚补五脏，实下焦。"

6.《本草拾遗》："消食止泄，除烦，解酒毒，压食及病热渴。"

7.《日华子本草》："止霍乱，开胃消食，除烦止闷，口干渴疾。"

8.藕节干涩性平，药力和平，长于收敛止血，兼能化瘀，故能止血而不留瘀，除鲜品捣汁单用外，作为多种内出血证常用药，临床多用于吐血、咯血之证。

9.本品含鞣质、淀粉、维生素、氨基酸和蛋白质等，能缩短凝血时间。现代临床常用本品治疗鼻出血、鼻息肉、顽固性膈肌痉挛、急性上消化道出血等疾病。

【使用注意】

无。

9. 瓜蒌子（guā lóu zǐ）

瓜蒌首见于《神农本草经》。瓜蒌分为全栝楼、瓜蒌皮（壳）、瓜蒌仁（子）。瓜蒌既能清热化痰、宽胸散结，又能润肠通便；瓜蒌皮，功效偏于清肺化痰，宽胸利气；瓜蒌仁（子）质润多脂，功偏润燥化痰、通便；瓜蒌霜功效同瓜蒌仁，但性较缓和。本品为葫芦科植物栝楼 *Trichosanthes kirilowii* Maxim. 或双边栝楼 *Trichosanthes rosthornii* Harms 的干燥成熟种子。本品主产于山东、浙江、河南。秋季采摘成熟果实，剖开，取出种子，洗净，晒干，生用。

【原文解析】

《药性赋》曰："瓜蒌子下气润肺喘兮，又且宽中。"

瓜蒌子能通理三焦而治咳嗽气喘、胸闷胸痹等证。

其味甘，性寒；归肺、胃、大肠经；瓜蒌子有润肺化痰、滑肠通便的功效。本品用于燥咳痰黏，肠燥便秘。

【用法与用量】

煎服或入丸散，9～15克。外用：研末调敷。

【古今应用】

1.《名医别录》："主胸痹，悦泽人面。"

2.《本草纲目》："润肺燥，降火，治咳嗽，涤痰结，利咽喉，止消渴，利大肠，消痈肿疮毒。"

3.《本草汇言》："专主心肺胸胃，一切燥热郁热逆于气分，食痰积垢滞于中脘。凡属有形无形，在上者可降，在下者可行。其甘寒而润，寒可以下气降痰，润可以通便利结。"

4.本品含三萜皂苷、有机酸、盐类、糖类等成分；种子含脂肪油、皂苷等。从中分离得到的氨基酸具有良好的祛痰效果，所含天门冬氨酸能促进细胞免疫，有利于减轻炎症，减少分泌物，并使痰液黏度下降而易于咳出。煎剂或浸剂对多种革兰阳性和革兰阴性致病菌均有抑制作用。现代临床常以本品为主，随证配伍，治疗消化性溃疡、慢性胃炎、急慢性呼吸道感染、慢性气管炎、外阴瘙痒、前列腺肥大、急性尿潴留、肋软骨炎等。

【使用注意】

本品不宜与川乌、制川乌、草乌、制草乌、附子同用。

10. 车前子（chē qián zǐ）

车前子首见于《神农本草经》。本品为车前科植物车前 *Plantago asiatica* L. 或平车前 *Plantago depressa* Willd. 的干燥成熟种子。全国大部分地区均产。夏、秋二季种子成熟时采收果穗，晒干，搓出种子，除去杂质，生用或盐水炙用。

【原文解析】

《药性赋》曰："车前子止泻利小便兮，尤能明目。"

车前子能降泻滑利、清肝而治疗泄泻、小便不利以及眼部疾患。

其味甘，性寒；归肝、肾、肺、小肠经；具有清热利尿通淋、渗湿止泻、明目、祛痰的功效。本品用于热淋涩痛，水肿胀满，暑湿泄泻，目赤肿痛，痰热咳嗽。

【用法与用量】

9～15克，包煎。

【古今应用】

1.《神农本草经》："主气癃，止痛，利水道小便，除湿痹。久服轻身耐老。"

2.《名医别录》："男子伤中，女子淋沥，不欲食。养肺，强阴益精，令人有子，明目，疗赤痛。"

3.《药性论》："能去风毒，肝中风热，毒风冲眼目，赤痛障翳，脑痛泪出，去心胸烦热。"

4.《本草纲目》："导小肠热，止暑湿泻痢。"

5.《本草从新》："清肺肝风热，渗膀胱湿热。"

6.车前子甘寒滑利，性专降泄，有通利水道、渗湿泄热之功，能使湿热从小便而解。用治泄泻，是取其利水道分清浊，小便利，泄泻止。至于明目之功，在于清肝经之热，故可治疗肝火上炎之目赤肿痛；亦可用于肝肾不足之眼目昏花，但需与地黄、枸杞子等补肝肾之药同用。

7.本品含黏液质、琥珀酸、二氢黄酮苷、车前烯醇、腺嘌吟、胆碱、车前子碱、脂肪油、维生素 A 样物质、B 族维生素等，有显著的利尿作用，能促进呼吸道黏液分泌，稀释痰液而有祛痰的作用。其对各种杆菌和葡萄球菌均有抑制作用。提取液还有预防肾结石形成的作用。

【使用注意】

肾虚精滑者及孕妇慎用本品。

11. 黄柏（huáng bò）

黄柏首见于《神农本草经》。本品为芸香科植物黄皮树 *Phellodendron chinense* Schneid. 的干燥树皮。本品主产于四川、贵州、湖北、云南等地，以四川产者质佳，习称川黄柏，为道地药材。主产于辽宁、吉林、河北者，习称关黄柏。于清明前后剥取树皮后，除去粗皮，晒干压平，切片生用或盐炒用。

【原文解析】

《药性赋》曰：**"是以黄柏疮用。"**

黄柏泻火解毒，可治疗各种湿热所致疮痈肿毒。

其味苦，性寒；归肾、膀胱经；具有清热燥湿、泻火除蒸、解毒疗疮的功效。本品用于湿热泻痢、黄疸尿赤、带下阴痒、热淋涩痛、脚气痿躄、骨蒸劳热、盗汗、遗精、疮痈肿毒、湿疹湿疮。盐黄柏滋阴降火，用于阴虚火旺、盗汗骨蒸。

【用法与用量】

3～12 克。外用适量。清热燥湿、泻火解毒宜生用，滋阴降火宜盐炙用。

【古今应用】

1.《神农本草经》："主五脏肠胃中结热、黄疸、肠痔、止泄痢、女子漏下赤白、阴阳蚀疮。"

2.《名医别录》:"目热赤痛,口疮。"

3.《日华子本草》:"治骨蒸,清肝,明目,多泪,口干心热,杀疳虫,治蛔心痛、疥癣,蜜炙治鼻洪。"

4.《珍珠囊》:"黄柏之用有六:泻膀胱火,一也;利小便结,二也;除下焦湿肿,三也;痢疾先见血,四也;脐中痛,五也;补肾不足,壮骨髓,六也。"

5.《本草衍义补遗》:"得知母滋阴降火,得苍术除湿清热,为治痿要药;得细辛泻膀胱火,治口舌生疮。"

6.《长沙药解》:"黄柏,泄己土之湿热,清乙木之郁蒸,调热利下重,理黄疸、腹满、伤寒。"

7. 黄柏苦寒沉降,长于泻肾火,清下焦湿热,治疗湿热所引起的泻痢、黄疸、淋证、带下、足肿以及湿热疮毒等证。本品还可退虚热除骨蒸,是取其以泻为补之意,使火去不复伤阴,并非有滋阴的功效,黄柏生用降火力大,盐水炒可增强入肾泻火的功效,唯苦寒之品,易伤阴败胃,若非火旺胃强者慎用。

8. 本品含小檗碱、木兰花碱、黄柏碱、掌叶防己碱等多种生物碱和菜油甾醇等成分。

9. 现代临床常以本品随证配伍,治疗急慢性细菌性痢疾、慢性结肠炎、淋球菌性慢性前列腺炎、支气管炎、流行性脑脊髓膜炎、咽炎、中耳炎、脓疱疮等;外用可治疗烧伤、下肢溃疡、带状疱疹、中耳炎脓疱疮及闭合性软组织损伤等。

【使用注意】

本品苦寒伤胃,脾胃虚寒者忌用。

12. 马兜铃（mǎ dōu líng）

马兜铃首见于《药性论》。本品为马兜铃科植物北马兜铃 *Aristolochia contorta* Bunge. 或马兜铃 *Aristolochia debilis* Sieb. et Zucc. 的干燥成熟果实。本品主产于河北、山西、陕西。秋季果实由绿变黄时采收，干燥，生用或蜜炙用。

【原文解析】

《药性赋》曰："兜铃嗽医。"

马兜铃能凉肺降气，止咳平喘，擅长治疗各种肺热所致咳、痰、喘证。

其味苦，性微寒；归肺、大肠经；具有清肺降气、止咳平喘、清肠消痔的功效。本品用于肺热咳喘，痰中带血，肠热痔血，痔疮肿痛。

【用法与用量】

煎服，3～10克。外用适量，煎汤熏洗。

【古今应用】

1.《药性论》："主肺气上急，坐息不得，咳逆连连不可。"

2.《开宝本草》："主肺热咳嗽，痰结喘促，血痔瘘疮。"

3.《珍珠囊》："利小便。主肺热，安（一作清）肺气，补肺。"

4.《本草经疏》："马兜铃，入肺除热，而使气下降。咳嗽者，气升之病，气降热除，嗽自平矣。痰结喘促，亦肺热病也，宜并主之。血痔瘘疮，无非血热。况痔病属大肠，大肠与肺相表里，清脏热则腑热亦清矣，故亦主之。"

5. 马兜铃辛苦气寒，辛寒散肺热，苦寒降肺气，清肃之中又有开泄之功，故能清肺降气，止咳平喘。

6.本品主要含有马兜铃酸类成分：马兜铃酸 A–E、7– 甲氧基 –8– 羟基马兜铃酸等，以及木兰花碱、轮环藤酚碱、马兜铃酮、马兜铃烯等。马兜铃提取物有镇咳、平喘和镇痛等作用，但其所含马兜铃酸有较强的肾毒性，可引起急性肾衰竭。

【使用注意】

本品含马兜铃酸，可引起肾脏损害等不良反应；儿童及老年人慎用；孕妇、婴幼儿及肾功能不全者禁用；虚寒喘咳及脾虚便溏者禁服；胃弱者慎服。

13. 地骨皮（dì gǔ pí）

地骨皮首见于《神农本草经》。本品为茄科植物枸杞 *Lycium chinense* Mill. 或宁夏枸杞 *Lycium barbarum* L. 的干燥根皮。本品主产于宁夏、甘肃、青海、内蒙古等地。春初或秋后采挖根部，洗净，剥取根皮，晒干，切段，生用。

【原文解析】

《药性赋》曰：“地骨皮有退热除蒸之效。”

地骨皮补阴退虚热，能治疗阴虚发热、骨蒸潮热等证。

其味甘，性寒；归肺、肝、肾经；具有凉血除蒸、清肺降火的功效。本品用于阴虚潮热，骨蒸盗汗，肺热咳嗽，咯血，衄血，内热消渴。

【用法与用量】

9 ～ 15 克。

【古今应用】

1.《神农本草经》：“主治五内邪气，热中，消渴，周痹。”“久服坚筋骨，轻身不老。”

2.《名医别录》："主风湿，下胸胁气，客热头痛，补内伤大劳嘘吸，坚筋骨，强阴，利大小肠。"

3.《珍珠囊》："解骨蒸肌热，消渴，风湿痹，坚筋骨，凉血。"

4.《本草纲目》："治斑疹痘毒，活血凉血，利大肠。"

5.《汤液本草》："泻肾火，降肺中伏火，去胞中火，退热，补正气。"

6. 地骨皮降肺火、退虚热，是退热除蒸之良药，适用于邪热袭肺、肺失肃降、咳嗽气喘或阴虚发热、久热不退，以及消渴证。此外，其还有凉血作用，常用于吐衄、尿血等。

7. 本品主要含有桂皮酸、多酚类物质、甜菜碱、β-谷甾醇、亚油酸、亚麻酸、地骨皮甲素等。乙醇提取物、水提取物及乙醚残渣水提取物等均具有显著的解热作用。其煎剂、浸膏有降血压、降血糖、降血脂作用，对多种细菌、真菌及病毒有抑制作用。

【使用注意】

本品性寒，外感风寒发热或脾虚便溏者不宜用。

14. 薄荷（bò he）

薄荷首见于《新修本草》。本品为唇形科植物薄荷 *Mentha haplocalyx* Briq. 的干燥地上部分。主产于江苏、浙江，传统以江苏太仓所产者质量最佳。夏、秋二季茎叶茂盛或花开至三轮时，选晴天，分次采割，晒干或阴干，切段，生用。

【原文解析】

《药性赋》曰："薄荷叶宜消风清肿之施。"

薄荷叶能宣上焦热，透上焦邪实，治疗外感发热、头痛、目赤、咽喉肿痛等证。

其味辛，性凉；归肺、肝经；具有疏散风热、清利头目、利咽、透疹、疏肝行气的功效。本品用于风热感冒，风温初起，头痛，目赤，喉痹，口疮，风疹，麻疹，胸胁胀闷。

【用法与用量】

3～6克，后下。薄荷叶长于发汗解表，薄荷梗偏于行气和中。

【古今应用】

1.《新修本草》："主贼风伤寒，发汗。恶气心腹胀满，霍乱，宿食不消，下气。煮汁服，亦堪生食。人家种之，饮汁发汗，大解劳乏。"

2.《用药法象》："清头风，除风热。"

3.《本草纲目》："利咽喉、口齿诸病，治瘰疬，疗疮，风瘙瘾疹。"

4.《本草备要》："消散风热，清利头目，头风头痛，失音痰嗽，眼耳咽喉口齿诸痛；皮肤瘾疹，瘰疬疥疮。"

5. 薄荷性辛凉，质轻气香，轻清凉散，善于疏散上焦风热，清头目而利咽喉，又能疏肝气，辟秽恶。

6. 本品主要含挥发油：薄荷脑（薄荷醇）、薄荷酮、异薄荷酮、胡薄荷酮、α-蒎烯、柠檬烯等。内服薄荷油可通过兴奋中枢神经系统，使皮肤毛细血管扩张，促进汗腺分泌，增加散热，起到发汗解热的作用，薄荷油能抑制胃肠平滑肌收缩，对抗乙酰胆碱而发挥解痉作用。外用有抗炎、镇痛、止痒的作用。

【使用注意】

本品芳香辛散，发汗耗气，故体虚多汗者不宜使用。

15. 枳壳（zhǐ qiào）

枳壳首见于《雷公炮炙论》，为芸香科植物酸橙 *Citrus aurantium* L. 及其栽培变种的干燥未成熟果实。7月果皮尚绿时采收，自中部横切为两半，晒干或低温干燥。

【原文解析】

《药性赋》曰："宽中下气，枳壳缓而枳实速也。"

枳实、枳壳都能苦寒清降，辛香行散，行脾胃气分，功专降气，能治疗食积痰滞、胸腹痞满胀痛、食少便秘等证，但枳实功效胜于枳壳。

本品味苦、辛、酸，性微寒；归脾、胃经；具有理气宽中、行滞消胀的功效。本品用于胸胁气滞，胀满疼痛，食积不化，痰饮内停，脏器下垂。

【用法与用量】

3～10克。

【古今应用】

1.《药性论》："治遍身风疹，肌中如麻豆恶痒，主肠风痔疾，心腹结气，两胁胀虚，关膈壅塞。"

2.《日华子本草》："健脾开胃，调五脏，下气，止呕逆，消痰，治反胃，霍乱泻痢，消食，破癥结痃癖，五膈气，除风明目及肺气水肿，利大小肠，皮肤痒，痔肿可炙熨。"

3.《开宝本草》："主风痒麻痹，通利关节，劳气咳嗽，背膊闷倦，散留结胸膈痰滞，逐水，消胀满，大肠风，安胃，止风痛。"

4.《本草纲目》引《日华子本草》："枳壳健脾开胃，调五脏，下气，止呕逆，消痰，治反胃，霍乱、泻痢，消食，破癥结疬癣。"

5. 枳实与枳壳同为一物，枳壳是近成熟的果实，枳实是幼果。枳壳性味、归经与枳实相同，枳实破气作用较强，枳壳作用缓和，所以消积除痞、导滞通便多用枳实；理气宽中、消除胀满多用枳壳。枳实或枳壳近年来常用于胃下垂、胃扩张、子宫脱垂、脱肛及疝气等证，与补中益气等药配伍应用，取得了较好的疗效。

【使用注意】

孕妇慎用。

16. 枳实（zhǐ shí）

枳实首见于《神农本草经》。本品为芸香科植物酸橙 *Citrus aurantium* L. 及其栽培变种或甜橙 *Citrus sinensis* Osbeck 的干燥幼果。本品主产于四川、江西、福建、江苏等地。5～6月收集自落的果实，除去杂质，自中部横切为两半，晒干或低温干燥，较小者直接晒干或低温干燥，生用或麸炒用。

【原文解析】

《药性赋》曰："宽中下气，枳壳缓而枳实速也。"

枳实、枳壳都能苦寒清降，辛香行散，行脾胃气分，功专降气，能治疗食积痰滞、胸腹痞满胀痛、食少便秘等证，但是枳实功效胜于枳壳。

其味苦、辛、酸，性微寒；归脾、胃经；具有破气消积、化痰散痞的功效。本品用于积滞内停，痞满胀痛，泻痢后重，大便不通，痰滞气阻，胸痹，结胸，脏器下垂。

【用法与用量】

3～10 克。

【古今应用】

1.《神农本草经》："主大风在皮肤中，如麻豆苦痒，除寒热结，止痢，长肌肉，利五脏，益气轻身。"

2.《名医别录》："除胸胁痰癖，逐停水，破结实，消胀满，心下急痞痛，逆气，胁风痛，安胃气，止溏泄，明目。"

3.《本草纲目》："枳实、枳壳大抵其功皆能利气，气下则痰喘止，气行则痰满消，气通则痛刺止，气利则后重除。"

4.《本草纲目》引《药性本草》："解伤寒结胸，主上气喘咳。"又云："枳壳主心腹结气、两胁胀虚、关膈壅塞。"

5.《珍珠囊》："去胃中湿热，消心下疼痞。"

6. 枳实苦寒，苦泄力大，行气力强，为破气消积之要药，凡积滞内停，气机受阻，而见痞满胀痛、便秘，以及泻痢后重之证，不论气血痰食，皆可配伍。唯破气作用较强，能伤正气，若非邪实之证，则不宜应用。本品生用，作用猛烈，麦麸炒后能缓和其烈性。

7. 本品含有黄酮类成分如橙皮苷、橙皮素、柚皮素、新橙皮苷；生物碱类成分如辛弗林、N-甲基酪胺、乙酰去甲辛弗林等；挥发油如 α-水茴香萜、柠檬烯。本品能调节胃肠运动；小剂量对肠平滑肌有抑制作用；能缓解乙酰胆碱或氯化钡所致的小肠痉挛；对胃肠平滑肌有兴奋作用，可使胃底平滑肌的张力升高，促进胃运动，加速胃排空。

【使用注意】

孕妇慎用。

17. 干葛（gān gě）

干葛即葛根，首见于《神农本草经》。本品为豆科植物野葛

Pueraria lobata（Willd.）Ohwi 的干燥根，习称野葛。我国南北各地均产。秋、冬二季采挖，趁鲜切成厚片或小块；干燥，生用或煨用。

【原文解析】

《药性赋》曰："疗肌解表，干葛先而柴胡次之。"

葛根能解肌退热，发表透疹，能治疗无汗头痛、项背强痛，以及麻疹不透等证，如果外感热病尚未见到少阳经主证当先用葛根而不应当先用柴胡。

其味甘、辛，性凉；归脾、胃、肺经；具有解肌退热、生津止渴、透疹、升阳止泻、通经活络、解酒毒的功效。本品用于外感发热头痛，项背强痛，口渴，消渴，麻疹不透，热痢，泄泻，眩晕头痛，中风偏瘫，胸痹心痛，酒毒伤中。

【用法与用量】

煎服，10～15克。解肌退热、生津止渴、透疹、通经活络、解酒毒宜生用，升阳止泻宜煨用。

【古今应用】

1.《神农本草经》："主消渴，身大热，呕吐，诸痹，起阴气，解诸毒。"

2.《名医别录》："疗伤寒中风头痛，解肌发表出汗，开腠理，疗金疮，止痛、胁风痛。"又谓："生根汁，大寒，治消渴、伤寒壮热。"

3.《珍珠囊》："升阳生津，脾虚作渴者，非此不除。"

4.《药性论》："开胃下食，主解酒毒，止烦渴。熬屑治金疮，治时疾寒热。"

5.《日华子本草》："止血痢。"

6.《本草纲目》："散郁火。"

7.《本草图解》："宣斑发痘，消毒解醒。"

8.葛根甘辛性平，具有辛散之性，入脾胃经，而以阳明胃经为主。阳明主肌肉，故有解肌退热、透发斑疹之功，又能鼓舞脾胃清阳之气上行，而有生津止渴和止泻的作用，故凡邪郁于肌表，身热不退，不论口渴或不渴、有汗无汗皆可运用，尤其是表证而有项背强者最适宜。

9.本品的化学成分主要为黄酮类和苷类化合物，如大豆素、大豆苷、葛根素等成分。本品所含的总黄酮能扩张冠脉血管和脑血管，增加血流量，降低心肌耗氧量，抗心律失常，有明显的降压效果；葛根素能抑制血小板凝集。本品对胃肠平滑肌有松弛作用；有轻微降血糖作用。

【使用注意】

无。

18. 柴胡（chái hú）

柴胡首见于《神农本草经》。本品为伞形科植物柴胡 *Bupleurum chinense* DC. 或狭叶柴胡 *Bupleurum scorzonerifolium* Willd. 的干燥根。按性状不同，分别习称北柴胡和南柴胡。前者主产于辽宁、甘肃、河北、河南等地；后者主产于湖北、江苏、四川等地。春、秋二季采挖，除去茎叶和泥沙，干燥，切段，生用或醋炙用。

【原文解析】

《药性赋》曰："疗肌解表，干葛先而柴胡次之。"

柴胡能和解退热，升阳兼解郁，能治疗口苦、胸胁胀满、往来寒热等证，如果外感热病尚未见到少阳经主证当先用葛根而不应当先用柴胡。

其味辛、苦，性微寒；归肝、胆、肺经；具有疏散退热、疏肝解郁、升举阳气的功效。本品用于感冒发热，寒热往来，胸胁胀痛，月经不调，子宫脱垂，脱肛。

【用法与用量】

煎服，3～10克。疏散退热宜生用；疏肝解郁宜醋炙；升举阳气可生用或酒炙。

【古今应用】

1.《神农本草经》："主心腹，去肠胃中结气，饮食积聚，寒热邪气，推陈致新，久服轻身明目益精。"

2.《本草纲目》："治阳气下陷，平肝、胆、三焦、包络相火，及头痛眩晕，目昏赤痛障翳，耳聋鸣，诸疟，及肥气寒热，妇人热入血室、经水不调，小儿痘疹余热，五疳羸热。"

3.《本草备要》："散十二经疮疽血凝气聚。"

4.《本草正义》："约而言之，柴胡主治，止有二层：一为邪实，则为外邪之在半表半里者，引而出之，使达于表而外邪自散；一为正虚，则为清气之陷于阳分者，举而升之，返其宅而中气自振。"

5.《药性论》："治热劳骨节烦疼，热气，肩背疼痛。"

6.柴胡辛苦微寒，气香质轻，具有轻清升发疏泄之性，有较好的退热作用，善于疏散少阳半表半里之邪，升清阳之气而举陷，条达肝气而解郁，所以是治邪在少阳、寒热往来、阳气下陷、久泻脱肛、肝气郁结、胸胁胀痛以及妇女月经不调等证的常用之品。本品既可用于实证，亦可用于虚证。

7.本品含柴胡皂苷a、c、d及柴胡多糖、挥发油等成分，有明显的镇静、镇痛、解热、镇咳等广泛的中枢抑制作用；所含皂苷有抗炎作用，能降低血浆胆固醇；有较好的抗脂肪肝、抗肝损伤、利胆、降低转氨酶等作用；所含挥发油能抗流感病毒，增强机体免疫功能；煎剂对结核杆菌有抑制作用。

【使用注意】

大叶柴胡 *Bupleurum longiradiatum* Turcz. 的干燥根茎，表面密生环节，有毒，不可当柴胡用。

19. 百部（bǎi bù）

百部首见于《名医别录》。本品为百部科植物直立百部 *Stemona sessilifolia*（Miq.）Miq.、蔓生百部 *Stemona japonica*（Bl.）Miq, 或对叶百部 *Stemona tuberosa* Lour. 的干燥块根。春、秋二季采挖，除去须根，洗净，置沸水中略烫或蒸至无白心，取出，晒干，切厚片生用，或蜜炙用。

【原文解析】

《药性赋》曰："百部治肺热，咳嗽可止。"

百部擅清肺热，养肺阴，擅长治疗新久诸般咳嗽。

其味甘、苦，性微温；归肺经；具有润肺下气止咳、杀虫灭虱的功效。本品用于新久咳嗽，肺痨咳嗽，顿咳；外用于头虱，体虱，蛲虫病，阴痒。蜜百部润肺止咳，用于阴虚劳嗽。

【用法与用量】

3～9克。外用适量，水煎或酒浸。久咳宜蜜炙用，杀虫灭虱宜生用。

【古今应用】

1.《名医别录》："主咳嗽上气。"

2.《本草经集注》："疗咳嗽，亦主去虱。"

3.《日华子本草》："治疳蛔及传尸骨蒸劳，杀蛔虫、寸白、蛲虫。"

4.《本草纲目》："气温而不寒，寒嗽宜之。"

5.《本草备要》："能润肺，治肺热咳嗽，杀蛔、蛲、蝇、虱。"

6. 百部甘润苦降，性平不燥，具有较好的润肺止咳作用，是治疗肺痨咳嗽的要药。用于新久咳嗽、寒热咳嗽、百日咳等，亦无不宜，尤其以久咳疗效更好，又能灭虱杀虫。

7. 本品含多种生物碱，如百部碱、百部定碱、原百部碱、次百部碱、直立百部碱、对叶百部碱等；另含糖类、脂类、蛋白质等成分。

8. 现代临床以本品为主配伍应用，治疗肺结核、百日咳、足癣、梨形鞭毛虫、酒渣鼻等。

【使用注意】

无。

20. 栀子（zhī zǐ）

栀子首见于《神农本草经》。本品为茜草科植物栀子 *Gardenia jasminoides* Ellis 的干燥成熟果实。本品主产于浙江、江西、湖北、福建等地。9～11月果实成熟呈红黄色时采收，除去果梗和杂质，蒸至上气或置沸水中略烫，取出，干燥，生用或炒焦用。

【原文解析】

《药性赋》曰："栀子凉心肾，鼻衄最宜。"

栀子通泻三焦实火可用于治疗心烦、胸中懊恼、躁扰不眠、吐血、衄血、黄疸、目赤肿痛、血淋尿血等证。

其味苦，性寒；归心、肺、三焦经；具有泻火除烦、清热利湿、凉血解毒的功效；外用有消肿止痛的功效。本品用于热病心烦，湿热黄疸，淋证涩痛，血热吐衄，目赤肿痛，火毒疮疡；外治扭挫伤痛。

【用法与用量】

6～10克。外用生品适量，研末调敷。

【古今应用】

1.《神农本草经》："主五内邪气，胃中热气，面赤，酒疱皶鼻，白癞赤癞，疮疡。"

2.《药性论》："利五淋，主中恶，通小便，解五种黄病，明目。治时疾，除热及消渴口干、目赤肿病（痛）。"

3.《本草纲目》："治吐血衄血，血痢下血、血淋、损伤瘀血、及伤寒劳复，热厥头痛，疝气，汤火伤。"

4.《本草纲目》引《名医别录》："疗心中烦闷。"

5.《本草纲目》引《药性本草》："解五种黄病。"

6.《本草正》："栀子，若用佐使，治有不同：加茵陈除湿热黄疸，加豆豉除心火烦躁，加厚朴、枳实可除烦满，加生姜、陈皮可除呕秽，同元胡破热滞瘀血腹痛。"

7. 栀子轻清上行，善泄心肺胸膈之热，邪热清，则心胸烦热可解，躁扰不宁自除，故有泻火除烦之效；本品苦寒清降，泻三焦之火而利小便，故有清热利湿之功；栀子入心肝经，并有凉血止血作用。故凡一切热病，热蕴胸膈，心烦懊侬，或热郁血分，吐衄下血，以及湿热蕴结之黄疸、淋闭、小便不利等证，皆为要药。

8.本品含栀子苷、都桷子苷、都桷子素1-龙胆双糖苷、山栀苷、栀子酮苷、去乙酰车叶草苷酸等成分，对金黄色葡萄球菌、脑膜炎双球菌、卡他球菌、腹股沟表皮癣菌等有抑制作用，同时还具有保肝、利胆、降胰酶、降压、镇静等作用。

9.现代临床以本品随证配伍，内服或外用，可治疗急性黄疸型肝炎、急性水肿性胰腺炎、冠心病、腮腺炎、闭合性软组织损伤等。

【使用注意】

本品苦寒伤胃，脾虚便溏者慎用。

21. 玄参（xuán shēn）

玄参首见于《神农本草经》。本品为玄参科植物玄参 *Scrophularia ningpoensis* Hemsl. 的干燥根。本品主产于浙江、四川、陕西等地，以浙江产者至优，称浙玄参，为道地药材。冬季茎叶枯萎时采挖，除去根茎、幼芽、须根及泥沙，晒或烘至半干，堆放 3～6 天，反复数次至干燥，生用。

【原文解析】

《药性赋》曰："玄参治结热毒痈，清利咽膈。"

玄参能泻能凉，可治疗热邪所引起的疮痈肿毒、咽喉肿痛。

其味甘、苦、咸，性微寒；归肺、胃、肾经；具有清热凉血、滋阴降火、解毒散结的功效。本品用于热入营血，温毒发斑，热病伤阴，舌绛烦渴，津伤便秘，骨蒸劳嗽，目赤，咽痛，白喉，瘰疬，痈肿疮毒。

【用法与用量】

煎服，9～15 克。

【古今应用】

1.《神农本草经》："主治腹中寒热积聚，女子产乳余疾，补肾气，令人明目。"

2.《名医别录》："下水，止烦渴，散颈下核，痈肿。"

3.《本草纲目》:"滋阴降火,解斑毒,利咽喉,通小便血滞。"

4.《本草品汇精要》:"消咽喉之肿,泻无根之火。"

5.《日华子本草》:"消肿毒。"

6.《本草正义》:"《本经》言其惟入肾经,而不知其尤走肺脏,故能退无根浮游之火,散周身痰结热痈。"

7. 玄参甘苦咸寒,苦寒相合则泻火解毒,甘寒相合则滋水养阴,咸寒质润,又能软坚润燥。本品主入肾经,能壮肾水以制浮游之火,具有清上彻下之功,为滋阴降火之要药,具有润燥、软坚解毒之效。故凡阴虚证、热毒证均可应用。尤其是热邪内盛、肾阴不足之证,更为必用之品。

8. 本品含哈巴苷、哈巴酯苷、哈巴俄苷、桃叶珊瑚苷、梓醇等环烯醚萜类,以及斩龙剑苷 A、安格洛苷等苯丙素苷类。此外尚含生物碱和挥发油。本品对金黄色葡萄球菌、白喉杆菌、伤寒杆菌、乙型溶血性链球菌、绿脓杆菌、大肠杆菌等有一定抑制作用,对多种炎症反应也有抑制作用。此外还有扩张冠状动脉、降压、保肝、抗氧化等作用。

9. 现代临床以本品为主,随证配伍,可治疗小儿高热、慢性咽炎、习惯性便秘、慢性前列腺炎、淋巴结肿大、乳腺增生等。

【使用注意】

脾胃虚寒,食少便溏者不宜服用。本品不宜与藜芦同用。

22. 升麻（shēng má）

本品为毛茛科植物大三叶升麻 *Cimicifuga heracleifolia* Kom.、兴安升麻 *Cimicifuga dahurica*（Turcz.）Maxim. 或升麻 *Cimicifuga foetida* L. 的干燥根茎。大三叶升麻主产于东北各地,兴安升麻主

产于黑龙江、河北、山西等地；升麻主产于四川、陕西、青海等地，依次为关升麻、北升麻、西升麻。古时以四川产者为佳，称"川升麻"，为道地药材。秋季采挖，除去泥沙，晒至须根干时，燎去或除去须根，晒干，切片，生用或蜜炙用。

【原文解析】

*《药性赋》*曰："升麻清风热肿毒，发散疮痍。"

升麻解毒升透，能治疗疮肿初起，表邪明显的头痛疮痈。

其味辛、微甘，性微寒；归肺、脾、胃、大肠经；具有发表透疹、清热解毒、升举阳气的功效。本品用于风热头痛，齿痛，口疮，咽喉肿痛，麻疹不透，阳毒发斑，脱肛，子宫脱垂。

【用法与用量】

煎服，3～10克。发表透疹、清热解毒宜生用，升阳举陷宜炙用。

【古今应用】

1.《神农本草经》："主解百毒……辟温疾、瘴气邪气，蛊毒。"

2.《名医别录》："主中恶腹痛，时气毒疠，头痛寒热，风肿诸毒，喉痛，口疮，久服轻身长年。"

3.《本草纲目》："消斑疹，行瘀血。治阳陷眩运，胸胁虚痛，久泄下痢后重，遗浊，带下，崩中，血淋，下血，阴痿足寒。"

4.《本草纲目》引《药性本草》："小儿惊痫，热壅不通。疗痈肿、豌豆疮，水煎棉沾，拭疮上。"

5.升麻甘辛微寒，轻浮上行，为升散之品，善能升举清阳之气，以治气虚下陷之证。又长于解肺胃热毒，而有透疹解毒之功，其升举、透发作用与柴胡、葛根相近而力较强，配柴胡则用以提升，配葛根则主以透疹。本品尤以解毒之功颇强，故配石膏又可用治胃火齿痛；配大青叶，可用治热病发斑。

6.本品含升麻碱、水杨酸、咖啡酸、阿魏酸、鞣质等；大三叶升麻含生物碱；兴安升麻含升麻素、升麻苦味素、皂苷等。提取物具有解热、抗炎、解痉作用；煎剂有镇痛、镇静、抗惊厥、减缓心率和抗压作用；生药及炭药均能缩短凝血时间。

【使用注意】

本品升散力强，阴虚火旺，麻疹已见点、肝阳上升及气逆不降等证，均当忌用。

23. 轻粉（qīng fěn）

轻粉又名腻粉，首见于《本草拾遗》。本品为氯化亚汞（Hg_2Cl_2），是以升华法制成的水银粉，为水银、明矾、食盐等经烧炼而成的汞化合物。本品主含氯化亚汞，为白色有光泽的鳞片状或雪花状结晶，或结晶性粉末，遇光颜色缓缓变暗。避光保存，研细末用。

【原文解析】

《药性赋》曰："尝闻腻粉抑肺而敛肛门。"

轻粉内服能治痰水而制止肺气上逆，平痰喘；外用有极强的杀虫作用，用于疳疮糜烂、肛门腐浊等病证。

其味辛，性寒，燥烈有毒；无特殊归经；具有镇心、安神、解毒的功效。本品治惊痫，癫狂，心悸，疮毒。

《药性赋》文中轻粉有降肺平喘之功，与临床不符，待考证。

【用法与用量】

外用适量，研末掺敷患处。内服每次 0.1 ～ 0.2 克，1 日 1 ～ 2 次，多入丸剂或装胶囊服，服后漱口。

【古今应用】

1.《本草拾遗》："通大肠，转小儿疳并瘰疬，杀疮疥癣虫及鼻上酒皶，风疮瘙痒。"

2.《本草衍义》："下涎药并小儿涎潮、瘛疭多用。"

3.《医学入门》："消水肿，止血痢，吐风涎。"

4.《本草纲目》："治痰涎积滞，水肿臌胀，毒疮。"

5.《本草正》："尤治瘰疬诸毒疮，去腐肉，生新肉。"

6.《玉楸药解》："搽疥癣，涂杨梅。"

7.《医林纂要》："劫顽痰，风痰，消坚积，热毒。"

8. 轻粉主要含氯化亚汞（Hg_2Cl_2）。本品对多种革兰阳性、阴性菌及致病性皮肤真菌均有良好抑制效果。口服本品有一定泻下和利尿作用。轻粉大量口服可致汞中毒。汞是一种原浆毒，可损害肾、肝等器官及组织，也可引起中枢神经和自主神经功能紊乱，并可抑制多种酶的活性。

9. 轻粉攻毒杀虫力强，并能止痒，素为外科要药，以治疥癣、梅毒之证，内服能通二便而有逐水退肿之功，故可用于水肿鼓胀、二便秘结之实证。但本品毒性强烈，多主外用。

【使用注意】

本品有毒，不可过量；内服宜慎，服后应及时漱口，以免口腔糜烂或损伤牙齿；孕妇禁服。本品服后经肾脏排泄，刺激肾脏而促进排尿，过量能引起急性肾炎、肾衰竭。

24. 金箔（jīn bó）

金箔始见于《本草蒙筌》，为用黄金锤成的纸状薄片。本品主要为自然金（Au），常含有少量银（Ag）、铜（Cu）等其他金属元素。本品通常呈正方形薄片状，夹于面积相同的薄纸层中，淡金黄色，表面平坦，但具微细皱纹，不透明，具强金属光泽，质薄，易漂浮，并易皱折而破裂。本品气、味皆无，以完整、色亮黄、质菲薄、易漂浮者为佳。

【原文解析】

《药性赋》曰："金箔镇心而安魂魄。"

金箔镇惊退热，能治疗心肝实热或惊恐所引起的神魂不安。

其味辛、苦，性平；归心、肝经；有镇心、平肝、安神、解毒的功效。本品用于惊痫、癫狂、心悸、疮毒等。

【用法与用量】

内服：0.9～1.5克，入丸、散。一般多作丸药挂衣。外用：研末撒。

【古今应用】

1.金供药用始见于《名医别录》，原名"金屑"。古人有"假其气尔"（《本草衍义》）之说。唐《药性论》改用"金薄"。至明，《本草蒙筌》始有"金箔"之名。箔，为击成极薄的金属片。

2.《海药本草》："主癫痫风热，上气咳嗽，伤寒肺损吐血，骨蒸劳极渴。主利五脏邪气，补心。"

3.《本草蒙筌》："除邪杀毒，却热驱烦，安魂魄，养精神，坚骨髓，和血脉，禁癫疾狂走，止惊悸风痫。幼科药作锭丸，必资此以为衣饰。"

4.《本草经疏》："磨细屑，挑开疗疮头上，没入，能拔疗根。"

5.《本草再新》："舒肝气，定心智，安魂魄，滋肾水，行经络，利关节，破积消疸，治小儿惊痫、痘疮诸毒。"

6.本品主要含自然金，常含有少量银、铜等其他金属元素。

7.临床运用：①心脏风邪，恍惚狂言，意志不定：金箔二百片，轻粉半两。用新小锉子，中先布金箔，逐重用粉隔之，然后下牛乳一小盏，用文火煎至乳尽，金箔如泥，即于火上焙干，研为末，蒸饼和丸如小豆大。每服五丸，食后新汲水下（《证治准绳》金箔丸）。②治中风邪发狂，及肝心风热，气虚不足，惊恚瘛疭：金箔一百片，轻粉半两，人参（为末）三分。上三味，于银石器内，先将金箔逐重用轻粉渗隔布尽，入黄牛乳五合，于金箔上淋溅，用物密盖定，煮尽乳，取研如膏，以人参末渐渐入同研，丸如赤小豆大。空心日午、临卧，新汲水下三丸，渐加至五丸（《圣济总录》守神丸）。③治小儿食痫，坠痰涎：金箔五片（细研），轻粉三钱，甘遂一分（煨微黄，捣为末）。上药相和研令匀，以枣瓤和作剂子，以五片金箔裹上，更著湿纸裹，煻灰火煨匀热，候冷，取研，丸如绿豆大。每服以人参汤下二丸，量儿大小，以意加减（《圣惠方》金箔丸）。④治聤耳脓水：加白矾、胭脂各半两，金箔七片。上同研细，日三度掺在耳内，每用半字（《补要袖珍小儿方论》金箔散）。

【使用注意】

阳虚气陷、下利清冷者忌服。

25. 茵陈（yīn chén）

茵陈首见于《神农本草经》。本品为菊科植物滨蒿 *Artemisia scoparia* Waldst. et Kit. 或茵陈蒿 *Artemisia capillaris* Thunb. 的干燥地上部分。春季幼苗高 6～10cm 时采收或秋季花蕾长成至花初开时采割，除去杂质和老茎，晒干。春季采收的习称绵茵陈，秋季采割的称花茵陈。生用。

【原文解析】

《药性赋》曰："茵陈主黄疸而利水。"

茵陈清热利湿，擅长治疗湿热黄疸、疮痍、热淋等病证。

其味苦、辛，性微寒；归脾、胃、肝、胆经；具有清利湿热、利胆退黄的功效。本品用于黄疸尿少，湿温暑湿，湿疮瘙痒。

【用法与用量】

6～15 克。外用适量，煎汤熏洗。

【古今应用】

1.《神农本草经》："主风湿寒热邪气，热结黄疸。"

2.《名医别录》："通身发黄，小便不利，除头热，去伏瘕。"

3.《本草图经》："治发黄，驱湿热，利小便，除头热，通关节。"又云："发黄有阴阳二种……总之，茵陈为君，随佐使之寒热而理黄证之阴阳也。"

4.《日华子本草》："治天行时疾、热狂、头痛头旋、风眼疼、瘴疟，女人癥瘕，并闪损乏绝。"

5.《本草备要》："利湿热，治诸黄，发汗，利水。"

6.《医学衷中参西录》："茵陈善清肝胆之热，兼理肝胆之郁。"

7. 茵陈中含有 β - 蒎烯、茵陈二炔烃、茵陈炔酮等多种挥发油成分。全草还含香豆素、黄酮、有机酸、呋喃类等成分。茵陈有显著的利胆作用，并有解热、保肝、抗肿瘤和降压作用。煎剂对人型结核杆菌有抑制作用。乙醇提取物对流感病毒有抑制作用。

【使用注意】

蓄血发黄者及血虚萎黄者慎用本品。

26. 瞿麦 (qú mài)

瞿麦首见于《神农本草经》。本品为石竹科植物瞿麦 *Dianthus superbus* L. 或石竹 *Dianthus chinensis* L. 的干燥地上部分。本品主产于河北、辽宁。夏、秋二季花果期采割，除去杂质，干燥，切段，生用。

【原文解析】

《**药性赋**》曰："瞿麦治热淋之有血。"

瞿麦清降凉血，可以治疗血热湿胜所致热淋、血淋。

其味苦，性寒；归心、小肠经；具有利尿通淋、活血通经的功效。本品用于热淋，血淋，石淋，小便不通，淋沥涩痛，经闭瘀阻。

【用法与用量】

9～15克。

【古今应用】

1.《神农本草经》："主关格诸癃结，小便不通，出刺，决痈肿，明目去翳，破胎堕子，下闭血。"

2.《本草备要》："降心火，利小肠，逐膀胱邪热，为治淋要药。"

3.《本草正义》："瞿麦性阴寒，泄降利水，除导湿逐热外，无他用……然必实有湿热重滞者为宜。"

4.《日华子本草》："治痔漏，并泻血……治月经不通，破血块，排脓。"

5.《日华子本草》："催生，治月经不通，破血块，排脓。"

6.瞿麦味苦性寒，为降泄之品，能利小便而导热下行，故有清热利尿通淋作用，为治淋之常用药，用治多种淋证，属热者尤为适宜。入心经，能破血通经，故孕妇忌用。

7.瞿麦含花色苷、水杨酸甲酯、丁香油酚、维生素A样物质、皂苷、糖类。瞿麦煎剂有利尿作用，其穗作用较茎强，还有兴奋肠管、抑制心脏、降低血压及影响肾血容积的作用，对杆菌和葡萄球菌均有抑制作用。

【使用注意】

孕妇慎用。

27. 朴硝（pò xiāo）

朴硝首见于《神农本草经》。本品为硫酸盐类矿物芒硝族芒硝，经加工精制而成的结晶体，主含含水硫酸钠（$Na_2SO_4 \cdot 10H_2O$）。本品主产于沿海各产盐区及四川、内蒙古、新疆等内陆盐湖。将天然芒硝（朴硝）用热水溶解，滤过放冷析出结晶，通称皮硝。取适量鲜萝卜，洗净，切成片，置锅中，加适量水煮透，捞出萝卜，再投入天然芒硝共煮，至全部溶化，取出过滤或澄清以后取上清液，放冷，待结晶大部分析出，取出置避风处适当干燥，即为芒硝，其结晶母液经浓缩后可继续析出结晶直至不再析出结晶为止。芒硝经风化失去结晶水而成白色粉末称玄明粉（元明粉）。

【原文解析】

《药性赋》曰："朴硝通大肠，破血而止痰癖。"

朴硝苦寒清泄，能治疗热结便秘，瘀血肿块，痰饮癖结。

其味咸、苦，性寒；归胃、大肠经；具有泻下通便、润燥软坚、清火消肿的功效。本品用于实热积滞，腹满胀痛，大便燥结，肠痈肿痛；外治乳痈，痔疮肿痛。

【用法与用量】

6～12克。一般不入煎剂，待汤剂煎得后，溶入汤液中服用。外用适量。

【古今应用】

1.《神农本草经》："主百病，除寒热邪气，逐六腑积聚、结固、留癖，能化七十二种石，炼饵服之轻身神仙。"

2.《名医别录》:"主胃中食饮热结,破留血闭绝,停痰痞满,推陈致新。"

3.《药性论》:"通女子月闭癥瘕,下瘰疬,黄疸病,主堕胎。患漆疮汁敷之。主时疾热壅,能散恶血。"

4.《珍珠囊》:"其用有三:去实热,一也;涤肠中宿垢,二也;破坚积热块,三也。

5. 芒硝咸以软坚,苦以泄降,寒可胜热,故可荡涤肠胃实热而除燥屎,以治实热积滞、大便燥结之证。本品常与大黄相须为用,以增泄热通便之效。本品泄热推荡之力较强,孕妇忌用。又外敷儿童腹部,可消食积;哺乳妇女断奶,可用本品外敷乳房,有回乳作用。

6. 本品主要含硫酸钠,尚含少量氯化钠、硫酸镁、硫酸钙等无机盐。芒硝所含的主要成分硫酸钠,其硫酸根离子不易被肠壁吸收,存留肠内形成高渗溶液,阻止肠内水分的吸收,使肠内容积增大,引起机械刺激,促进肠蠕动而致泻。

7. 本药有朴硝、芒硝、玄明粉之分,三者功用大致相同,但朴硝杂质较多,芒硝质较纯,泻下作用较强;玄明粉是与甘草再煎而炼成,质最纯,泻下力缓,多作口腔、眼科外用药。

【使用注意】

本品不宜与硫黄、三棱同用;孕妇慎用。密闭,在30℃以下保存,防风化。

28. 石膏(shí gāo)

石膏首见于《神农本草经》。本品为硫酸盐类矿物硬石膏族石膏,主含含水硫酸钙($CaSO_4 \cdot 2H_2O$),主产于湖北、河南、西藏、安徽等地，以湖北应城产者品质最佳，为道地药材。全年均可采。采挖后，除去杂石及泥沙。研细生用或煅用。内服生用，外用火煅，煅石膏为无水硫酸钙（$CaSO_4$）。

【原文解析】

《药性赋》曰："石膏治头痛，解肌而消烦渴。"

石膏能达表清解，清胃生津，能治疗肺胃燥热上攻的头痛烦躁、汗出、口渴咳嗽等病证。

其味甘、辛，性大寒；归肺、胃经；具有清热泻火、除烦止渴的功效。本品用于外感热病，高热烦渴，肺热喘咳，胃火亢盛，头痛，牙痛。

【用法与用量】

15～60克，先煎。煅石膏外用适量，研末外撒患处。

【古今应用】

1.《神农本草经》："主中风寒热……口干舌焦。"

2.《名医别录》："除时气，头痛身热，三焦大热、皮肤热，肠胃中膈热，解肌发汗，止消渴烦逆，腹胀暴气喘息，咽热。"

3.《医学启源》："治足阳明经中热，发热，恶热，燥热，日晡潮热，自汗，小便浊赤，大渴引饮，身体肌肉壮热，苦头痛之药。"

4.《珍珠囊》："止阳明头痛，止消渴，中暑，潮热。"

5.《用药心法》："润肺除热，发散阴邪，缓脾益气。"

6.《本草衍义补遗》："研为末，醋研丸如绿豆大，以泻胃火、痰火、食积。"

7.《本草纲目》："止阳明经头痛、发热恶寒、日晡潮热、大渴引饮、中暑潮热、牙痛。"

8.石膏辛甘大寒，入肺胃二经。味辛能散，大寒清热，能清肺胃之火，热退津生，又能除烦止渴，故为清解肺胃气分实热之要药。凡热在气分而见壮热烦渴、脉洪大或肺热喘急等证，皆为主药。前人说："斑为阳明热毒，疹为太阴风热。"病发斑疹均与肺胃郁热有关，石膏既能清解肺胃气分之热，又能助血药凉血解毒，故又可用于邪热郁肺之发疹，以及邪热波及营血之发斑。因能清泻胃火，使火去则痛止，所以亦常用于胃火引起的头痛、齿痛等证。

9. 本品主要含二水合硫酸钙（$CaSO_4 \cdot 2H_2O$），含量不少于95%，尚含有机物、硫化物，以及元素钛、铝、硅等。石膏对实验性发热动物有明显的解热作用。石膏上清液能明显减少口渴大鼠的饮水量；促进血液凝固，缩短血凝时间；并有抑制神经应激能力、减轻骨骼肌兴奋性、降低毛细血管通透性、促进胆汁排泄、增强巨噬细胞吞噬能力、抗病毒、抗炎、提高免疫、利尿、降血糖等作用。煅石膏粉外敷可见创口成纤维细胞数、肉芽组织中毛细血管数和毛细血管面积明显增加。

【使用注意】

脾胃虚寒及阴虚内热者忌用本品。

29. 前胡（qián hú）

前胡首见于《名医别录》。本品为伞形科植物白花前胡 *Peucedanum praeruptorum* Dunn 的干燥根。本品主产于浙江、河南、湖南、四川等地，浙江产者为道地药材。冬季至次春茎叶枯萎或未抽花茎时采挖，除去须根，洗净，晒干或低温干燥，切片，生用或蜜炙用。

【原文解析】

《药性赋》曰："前胡除内外之痰实。"

前胡能清泻肺火，降气化痰，既能治（外）风热郁肺，肺气不降之痰稠喘满；又能治（内）痰热郁结、气不通降之胸膈不利、胸痞呕逆等病证。

其味苦、辛，性微寒；归肺经；具有降气化痰、散风清热的功效。本品用于痰热喘满，咳痰黄稠，风热咳嗽痰多。

【用法与用量】

3～10克。

【古今应用】

1.《名医别录》："主疗痰满，胸胁中痞，心腹结气，风头痛，去痰实，下气。治伤寒寒热，推陈致新，明目益睛。"

2.《本草纲目》："清肺热，化痰热，散风邪。"

3.《药义明辨》："其功先在散结，结散则气下，而痰亦降，所以为痰气要药。"

4.前胡辛散苦降，性质平和，能祛痰以除肺气之壅塞，止咳可制肺气之上逆，微寒又可清热，兼有宣散肺金风热之功。故凡肺气不降，痰热咳嗽，以及风热郁肺、咳逆喘满之证，均常应用本品。临床用于外感初起之痰多咳嗽，每与表散化痰药同用，效果颇为显著。但阴虚火嗽、寒饮咳嗽，均不宜用。

5.前胡含多种类型的香豆素及其糖苷，其主要成分为前胡醇、前胡苷等，尚含柠檬烯等挥发油。前胡能明显降低心肌梗死5小时后血清中乳酸脱氢酶、肌酸激酶及其同工酶的活性；所含总香豆素组分具有较好的解热镇痛抗炎作用。

6.现代临床应用常以本品为主，随证配伍，治疗细菌性痢疾、慢性肠炎、小儿腹泻、慢性阻塞性肺疾病合并继发性肺动脉高压等。

【使用注意】

前胡与柴胡皆能发散风热，常相须为用，其功效更强。但前胡治在肺经而主下降，柴胡治在肝胆而主上升，这是二药不同之点。

30. 滑石（huá shí）

滑石首见于《神农本草经》。本品为硅酸盐类矿物滑石族滑石，主含含水硅酸镁 $[Mg_3(Si_4O_{10})(OH)_2]$。本品主产于山东、辽宁、陕西、江西、广西等地。采挖后，除去泥沙和杂石，洗净，砸成碎块，粉碎成细粉用，或水飞晾干用。

【原文解析】

《药性赋》曰："滑石利六腑之涩结。"

滑石渗湿利窍，清解暑热，能导利"胆、胃、大肠、小肠、三焦和膀胱"六腑积滞所致的小便涩赤、淋涩热痛、湿热黄疸、暑湿泻痢、中暑烦渴及皮肤湿疮等病证。

其味甘、淡，性寒；归膀胱、肺、胃经；具有利尿通淋、清热解暑的功效；外用祛湿敛疮。本品用于热淋，石淋，尿热涩痛，暑湿烦渴，湿热水泻；外治湿疹，湿疮，痱子。

【用法与用量】

10～20克，滑石块先煎，滑石粉包煎。外用适量。

【古今应用】

1.《神农本草经》："主身热泄澼，女子乳难，癃闭，利小便，荡胃中积聚寒热，益精气。久服轻身，耐饥，长年。"

2.《本草衍义补遗》："燥湿、分水道、实大肠……降心火之要药。"

3.《本草纲目》："滑石利窍，不独小便也。上能利毛腠之窍，下能利精溺之窍。盖甘淡之味，先入于胃，渗走经络，游溢精气，上输于肺，下通膀胱。肺主皮毛，为水之上源。膀胱司津液，气化则能出。故滑石上能发表，下利水道，为荡热燥湿之剂。"

4.《本草备要》："治中暑积热，呕吐烦渴，黄疸水肿，脚气淋闭。"

5. 滑石味淡性寒，质重而滑。淡能渗湿，寒能清热，滑能利窍，重能清降，既能利水渗湿，又能清热解暑，为暑令常用之药，内服外用皆可。内服能泄膀胱之热而通利小便，以治湿热下注之淋病、尿闭等证。寒滑通利，清解暑热而利湿，以治暑热烦渴、湿温胸闷等证，对暑湿泄泻尤为适用。外用治湿疹、痱子等。无湿热者不宜用。

6. 滑石含硅酸镁、氧化铝、氧化镍等成分，有吸附和收敛作用，内服能保护肠壁而有镇吐、止泻作用；有保护创面、吸收分泌物、促进结痂的作用；对伤寒杆菌、副伤寒杆菌、脑膜炎球菌有抑制作用。

7. 滑石粉系滑石经精选净制、粉碎、干燥制成，为白色或类白色、微细、无砂性的粉末，手摸有滑腻感。气微，味淡。本品在水、稀盐酸或稀氢氧化钠溶液中均不溶解。

【使用注意】

滑石粉功效同滑石，10～20克，包煎。外用适量。脾虚、热病伤津及孕妇忌用。

31. 天冬（tiān dōng）

天冬首见于《神农本草经》。本品为百合科植物天冬 *Asparagus cochinchinensis*（Lour.）Merr. 的干燥块根，主产于贵州、四川、云南、广西等地。秋、冬二季采挖，洗净，除去茎基和须根，置沸水中煮或蒸至透心，趁热除去外皮，洗净，干燥，切薄片，生用。

【原文解析】

《药性赋》曰："天门冬止嗽，补血涸而润肝心。"

天冬清肺火，滋肾阴，润下焦，能治疗劳热咳嗽、咯血、烦渴、气喘、消渴等病证，及补养心肝之阴血。

其味甘、苦，性寒；归肺、肾经；具有养阴润燥、清肺生津的功效。本品用于肺燥干咳，顿咳痰黏，腰膝酸痛，骨蒸潮热，内热消渴，热病津伤，咽干口渴，肠燥便秘。

【用法与用量】

6～12 克。

【古今应用】

1.《神农本草经》："主诸暴风湿偏痹，强骨髓，杀三虫，去伏尸。久服轻身，益气延年。"

2.《名医别录》："保定肺气，去寒热，养肌肤，益气力，利小便，冷而能补。"

3.《药性论》："主肺气咳逆，喘息促急，除热，通肾气，疗肺痿生痈吐脓，治湿疥，止消渴，去热中风，宜久服。煮食之，令人肌体滑泽，除身中一切恶气，不清之疾，令人白净。"

4.《日华子本草》："镇心，润五脏，益皮肤，悦颜色，补五劳七伤。治肺气并嗽，消痰，风痹热毒，游风，烦闷吐血。"

5. 王好古："主心病，嗌干心痛，渴而欲饮，痿蹷嗜卧，足下热痛。"

6.《滇南本草》："润肺，止咳嗽、咳血，降肺气逆胀。生吃，治偏坠疝气，或左或右肾子肿大。"

7.《本草蒙筌》:"除热淋,止血溢妄行,润粪燥闭结。"

8.《本草纲目》:"润燥滋阴,清金降火。"

9. 天冬为甘寒清润之药,善治肺肾阴虚有热之证。本品用于肺热阴伤之燥咳咯血,能养肺阴而润肺止咳;用于阴虚内热、津伤消渴、肠燥便秘之证,能滋肾养阴,且可润燥滑肠。如属脾胃虚寒便溏者,则不宜使用。

10. 本品含天冬酰胺、β-谷甾醇及5-甲氧基甲基糖醛、甾体皂苷、多种氨基酸、糖类等成分。本品所含天冬酰胺有平喘镇咳祛痰作用。本品能升高外周白细胞,增强网状内皮系统吞噬能力及体液免疫功能;对急性淋巴细胞型白血病、慢性粒细胞型白血病及急性单核细胞型白血病患者的脱氢酶有一定作用,具有抗肿瘤活性等作用。

【使用注意】

脾胃虚寒、食少便溏及外感风寒咳嗽者忌服本品。

32. 麦冬（mài dōng）

麦冬首见于《神农本草经》。本品为百合科植物麦冬 Ophiopogon japonicus（L.f）Ker-Gawl. 的干燥块根。本品主产于四川、浙江、贵州、湖北等地,以浙江、四川、贵州产量大,质量好,为道地药材。夏季采挖,洗净,反复曝晒、堆置,至七八成干,除去须根,干燥,生用。

【原文解析】

《药性赋》曰:"麦门冬清心,解烦渴而除肺热。"

麦冬能养阴益胃、润肺清心,能治疗热传心营之心烦、不眠、心悸,以及热伤肺胃之阴的口渴。

其味甘、微苦，性微寒；归心、肺、胃经；具有养阴生津、润肺清心的功效。本品用于肺燥干咳，阴虚劳嗽，喉痹咽痛，津伤口渴，内热消渴，心烦失眠，肠燥便秘。

【用法与用量】

6 ～ 12 克。

【古今应用】

1.《神农本草经》："主心腹结气，伤中伤饱，胃络脉绝，羸瘦短气，久服轻身不老不饥。"

2.《本草纲目》引《名医别录》："疗虚劳客热、口干燥渴……保神定肺气，安五脏。"

3.《本草纲目》引《本草拾遗》："去心热，止烦热。"

4.《珍珠囊》："治肺中伏火，生脉，保神。"

5.《本草汇言》："清心润肺之药。主心气不足……或肺热肺燥……或虚劳客热……或脾胃燥涸，虚秘便难。"

6.《本草正义》："去心热，止烦热。"

7.《名医别录》："（主）身重目黄，心下支满，虚劳客热，口干燥渴，止呕吐，愈痿蹶，强阴益精，消谷调中，保神，定肺气，安五脏，令人肥健，美颜色，有子。"

8.《本草从新》："润肺清心，泄热除烦，化痰行水。"

9.麦冬甘寒质润，能养阴、生津、润燥，苦寒能清热，入肺、心、胃三经，功能清养肺胃之阴以生津润燥，且可清心以除烦热，故为虚劳咯血、干咳痰稠、心烦口渴及肠燥便秘等证的常用要药。唯性寒而润，故虚寒泄泻者忌用；外感咳嗽，外邪未解者亦不宜用。

10.本品含多种甾体皂苷、β－谷甾醇、豆甾醇、黄酮类、糖类、氨基酸、维生素 A 样物质、多种微量元素等成分。本品能增强网状内皮系统的吞噬能力，升高外周白细胞，提高免疫功能；能增强垂体–肾上腺皮质系统作用，提高机体适应性；能显著提高实验动物耐缺氧能力，增加冠脉流量，对心肌缺血有明显保护作用，并能抗心律失常，改善心肌收缩力。

【使用注意】

本品脾胃虚寒者忌用。

33. 竹茹（zhú rú）

竹茹首见于《本草经集注》。本品为禾本科植物青秆竹 *Bambusa tuldoides* Munro、大头典竹 *Sinocalamus beecheyanus*（Munro）McClure var. *pubescens* P. F. Li 或淡竹 *Phyllostachys nigra*（Lodd.）Munro var. *henonis*（Mitf.）Stapf ex Rendle 的茎秆的干燥中间层。本品主产于长江流域和南方各省。全年均可采制，取新鲜茎，除去外皮，将稍带绿色的中间层刮成丝条，或削成薄片，捆扎成束，阴干。前者称散竹茹，后者称齐竹茹。生用或姜汁炙用。

【原文解析】

《药性赋》曰："又闻治虚烦、除哕呕，须用竹茹。"

竹茹能清热化痰，用于治疗胃中无形热邪所致的频繁呕哕，或热病后期的呕哕烦闷、咳痰黄稠等证。

其味甘，性微寒；归肺、胃、心、胆经；具有清热化痰、除烦、止呕的功效。本品用于痰热咳嗽，胆火夹痰，惊悸不宁，心烦失眠，中风痰迷，舌强不语，胃热呕吐，妊娠恶阻，胎动不安。

【用法与用量】

5 ～ 10 克。生用偏于清化热痰，姜汁炙用偏于和胃止呕。

【古今应用】

1.《名医别录》："治呕哕，温气寒热，吐血，崩中，溢筋。"

2.《本草汇言》："竹茹，清热化痰，下气止呃之药也。如前古治肺热热甚，咳逆上气，呕哕寒热及血溢崩中诸证。此药甘寒而降，善除阳明一切火热痰气为疾，用之立安，如诸病非因胃热者勿用。"

3.《本经逢原》："清胃腑之热，为虚烦、烦渴、胃虚呕逆之要药。"

4.《药性本草》："止肺痿、吐血、鼻衄，治五痔。"

5.《本草纲目》："淡竹茹，治伤寒劳复，小儿热痫，妇人胎动。苦竹茹：水煎服，止尿血。薻竹茹：治劳热。"

6.竹茹味甘性寒，入肺、胃经，既能清肺化痰，又善清胃止呕，为治胃热呕逆之良药。故凡肺热咳嗽、微热呕哕以及痰热郁结之证，皆常应用；兼可凉血安胎，以治胎动不安。

7.青秆竹和大头典竹含多糖、氨基酸、酚类物质、树脂类及黄酮类成分。淡竹竿含 2,5- 二甲氧基对苯醌、对羟基苯甲酸、丁香醛、松柏醇酯醛等，还含有香荚兰酸、阿魏酸和对香豆酸。对白色葡萄球菌、枯草杆菌、大肠杆菌均有较强的抑制作用。

【使用注意】

脾胃虚寒者不宜服用本品。

34. 大黄（dà huáng）

大黄首见于《神农本草经》。本品为蓼科植物掌叶大黄 *Rheum palmatum* L.、唐古特大黄 *Rheum tanguticum* Maxim. ex Balf. 或药用大黄 *Rheum officinale* Baill. 的干燥根和根茎。药用大黄药材称南大黄，主产于四川。秋末茎叶枯萎或次春发芽前采挖，除去细根，刮去外皮，切瓣或段，绳穿成串干燥或直接干燥。生用、酒炙、酒蒸或炒炭用。

【原文解析】

《药性赋》曰："通秘结、导瘀血，必资大黄。"

大黄苦寒降泻，能治疗实热之大便秘结，瘀血阻滞之经闭、腹痛、壮热、谵语、吐血、衄血等病证。

其味苦，性寒；归脾、胃、大肠、肝、心包经；具有泻下攻积、清热泻火、凉血解毒、逐瘀通经、利湿退黄的功效。本品内服用于实热积滞便秘，血热吐衄，目赤咽肿，痈肿疔疮，肠痈腹痛，瘀血经闭，产后瘀阻，跌打损伤，湿热痢疾，黄疸尿赤，淋证，水肿；外治烧烫伤。酒大黄善清上焦血分热毒，用于目赤咽肿、齿龈肿痛。熟大黄泻下力缓，泻火解毒，用于火毒疮疡。大黄炭凉血化瘀止血，用于血热有瘀出血证。

【用法与用量】

3～15克；用于泻下不宜久煎。外用适量，研末敷于患处。

【古今应用】

1.《神农本草经》："下瘀血，血闭寒热，破癥瘕积聚，留饮宿食，荡涤肠胃，推陈致新，通利水谷，调中化食，安和五脏。"

2.《本草纲目》："主治下痢赤白，里急腹痛，小便淋沥，实热燥结，潮热谵语，黄疸，诸火疮。"

3.《日华子本草》："通宣一切气，调血脉，利关节。泄壅滞水气，四肢冷热不调，温瘴，热痰，利大小便，并敷一切疮疖、痈毒。"

4.大黄又称将军，因其苦寒沉降，力猛善行，能直达下焦，荡涤肠胃积滞。清泄血分实热。借其入血降泄之力，又有活血逐瘀之功，而为攻积、泻火、逐瘀要药。其性峻烈，能伤正气，如非实证，不可轻用。本品生用泻下力强，熟用泻下力缓；酒制可清上部之热，并增活血行瘀之功；炒炭则化瘀止血，可随病情使用。

5.大黄的主要成分为蒽醌类衍生物，包括大黄素，大黄酸，大黄酚，芦荟大黄素，大黄素甲醚，以及番泻苷 A、B、C、D、E、F 等，另含鞣质类物质、有机酸和雌激素样物质等。本品能增加肠蠕动，抑制肠内水分吸收，促进排便；对多种球菌、杆菌、真菌有抑制作用。由于鞣质具有收敛作用，大量服用本品产生导泻后，常出现便秘；服用小剂量大黄粉剂可促进胃液分泌而有健胃助消化作用。本品还有抗血栓形成、利胆、保肝、降压、止血、降低血清胆固醇等作用。

【使用注意】

本品苦寒，易伤胃气，脾胃虚弱者慎用；妇女月经期、妊娠期、哺乳期应慎用。

35. 黄连（huáng lián）

黄连首见于《神农本草经》。本品为毛茛科植物黄连 *Coptis chinensis* Franch.、三角叶黄连 *Coptis deltoidea* C. Y. Cheng et Hsiao 或云连 *Coptis teeta* Wall. 的干燥根茎。以上三种分别习称味连、雅连、云连。味连、雅连主产于四川、湖北；云连主产于云南。秋季采挖，除去须根和泥沙，干燥，撞去残留须根。生用或清炒、姜汁炙、酒炙、吴茱萸水炙用。

【原文解析】

《药性赋》曰："宣黄连治冷热之痢，又厚肠胃而止泻。"

黄连能泻积滞调和肠胃，又兼苦味健胃，故又能称"厚肠胃"，能治疗痢疾、泄泻、呕哕、吞酸、痞胀等病证。

其味苦，性寒；归心、脾、胃、肝、胆、大肠经；具有清热燥湿、泻火解毒的功效。本品内服用于湿热痞满，呕吐吞酸，泻痢，黄疸，高热神昏，心火亢盛，心烦不寐，心悸不宁，血热吐衄，目赤，牙痛，消渴，痈肿疔疮；外用治湿疹，湿疮，耳道流脓。酒黄连善清上焦火热，用于目赤、口疮。姜黄连清胃热，和胃止呕，用于寒热互结、湿热中阻、痞满呕吐。萸黄连舒肝和胃止呕，用于肝胃不和、呕吐吞酸。

【用法与用量】

2～5克。外用适量。

【古今应用】

1.《神农本草经》："主热气目痛，眦伤泣出、明目，肠澼腹痛下痢，妇人阴中肿痛。久服令人不忘。"

2.《珍珠囊》："其用有六：泻心脏火，一也；去中焦湿热，二也；诸疮必用，三也；去风湿，四也；治赤眼暴发，五也；止中部见血，六也。"

3.《本草纲目》："五脏六腑皆有火，平则治，动则病……黄连为治火之主药。"

4.《本草正义》："黄连大苦大寒，苦燥湿，寒胜热，能泄降一切有余之湿火，而心、脾、肝、肾之热，胆、胃、大小肠之火，无不治之。上以清风火之目病，中以平肝胃之呕吐，下以通腹痛之滞下，皆燥湿清热之效也。又苦先入心，清涤血热，故血家诸病，如吐血溲血、便血淋浊、痔漏崩带等证，及痈疡斑疹丹毒，并皆仰给于此。"

5.黄连大苦大寒，大寒能清，味苦性燥，具有泻火燥湿之功。

尤长于泻心火，清胃肠湿热，而为清心、除烦消痞、止痢，治湿火郁结之主药。故凡心火亢盛的烦热神昏，或心烦失眠，血热妄行的吐血衄血，以及肠胃湿热的痞满呕吐、泻痢腹痛等证，皆为要药。本品亦善于解热毒，故为外科疔毒痈肿、口舌赤烂等证的常用之品，不论内服外用，效均良好。

6. 黄连主要含小檗碱、黄连碱、药根碱、巴马亭（掌叶防己碱）、棕榈碱、非洲防己碱、木兰碱、表小檗碱等异喹啉类生物碱，尚含黄柏酮、黄柏内酯、阿魏酸、绿原酸等。对金黄色葡萄球菌、肺炎双球菌、痢疾杆菌、霍乱弧菌以及肺炎杆菌、百日咳杆菌、白喉杆菌均有一定的抑制作用；小檗碱、黄连碱、药根碱等均有显著抗炎作用及解热作用；有抗实验性胃溃疡、抑制胃液分泌、保护胃黏膜的作用。此外，本品还具有强心、抗心肌缺血、抗心律失常、降压、抗血小板聚集、抗肿瘤、降脂等作用。

【使用注意】

黄连若过量服用，则苦寒败胃，使消化不良。同时，本品性燥，多用易伤胃津，如火盛津伤者，应与养阴药同用。炒制后，虽可减缓苦寒之性，然究属伤胃之品，故脾胃虚寒非有实火者则不宜用。

36. 淫羊藿（yín yáng huò）

淫羊藿首见于《神农本草经》。本品为小檗科植物淫羊藿 *Epimedium brevicornum* Maxim.、箭叶淫羊藿 *Epimedium sagittatum*（Sieb. et Zucc.）Maxim.、柔毛淫羊藿 *Epimedium pubescens* Maxim. 或朝鲜淫羊藿 *Epimedium koreanum* Nakai 的干燥叶。本品主产于山西、陕西、四川、湖北等地。夏、秋季茎叶茂盛时采收，晒干

或阴干。切丝生用或羊脂油炙用。

【原文解析】

《药性赋》曰："淫羊藿疗风寒之痹，且补阴虚而助阳。"

淫羊藿能除风寒湿痹，补肝肾之阳，但无滋阴的作用。

其味辛、甘，性温；归肝、肾经；具有补肾阳、强筋骨、祛风湿的功效。本品用于肾阳虚衰，阳痿遗精，筋骨痿软，风湿痹痛，麻木拘挛。

【用法与用量】

6～10克。

【古今应用】

1.《神农本草经》："主阴痿绝伤，茎中痛。利小便，益气力，强志。"

2.《日华子本草》："治一切冷风劳气，补腰膝，强心力，丈夫绝阳不起，女子绝阴无子，筋骨挛急，四肢不任，老人昏耄，中年健忘。"

3.《本草纲目》引《名医别录》："坚筋骨。"

4.《本草纲目》引《日华子本草》："丈夫绝阳无子、女子绝阴无子、一切冷风劳气、筋骨挛急、四肢不仁，补腰膝，强心力。"

5.《本草备要》："补命门，益精气，坚筋骨，利小便。"

6.淫羊藿辛甘性温，甘温能温肾壮阳，辛温可祛风除湿，所以既能内壮肾阳而强筋健骨，又能外散风湿而通痹止痛。根据临床实践体会，本品温肾壮阳作用较强，对肾阳不足、男子阳痿、女子不孕以及风寒痹痛之证，应用较多，效亦较好。近年用治妇女更年期高血压及小儿麻痹急性期等，均取得较好的疗效。唯性较燥烈，易伤阳助火，故阴虚火旺，有梦遗精、阳强易举者忌用。

7.本品含淫羊藿苷、甾醇、生物碱、挥发油、多糖、维生素

E、鞣质、脂肪酸等成分，能增强机体免疫功能，特别是能改善肾虚患者免疫功能低下的病理状态，增强性机能；能够扩张外周血管，降低外周阻力，改善微循环，并能增加组织和冠脉血流量；具有强心、降压、抗心律失常作用；能祛痰、镇咳、平喘；还有降血糖、降血脂、抗炎、预防骨质疏松、抗衰老、抑制骨髓灰质炎病毒等作用。

【使用注意】

阴虚火旺者不宜服本品。

37. 白茅根（bái máo gēn）

白茅根首见于《神农本草经》。本品为禾本科植物白茅 *Imperata cylindrica* Beauv. var. *major*（Nees）C. E. Hubb. 的干燥根茎。全国大部分地区均产。春、秋二季采挖，洗净，晒干，除去须根和膜质叶鞘，捆成小把。切段，生用或炒炭用。

【原文解析】

《药性赋》曰："茅根止血与吐衄。"

白茅根可以凉血止血，治疗各种血热出血、吐血、衄血。

其味甘，性寒；归肺、胃、膀胱经；具有凉血止血、清热利尿的功效。本品用于血热吐血，衄血，尿血，热病烦渴，湿热黄疸，水肿尿少，热淋涩痛。

【用法与用量】

9～30克。

【古今应用】

1.《神农本草经》："主劳伤虚羸，补中益气，除瘀血、血闭寒热，利小便。"

2.《本草纲目》引《别录》:"下五淋,除客热在肠胃,止渴坚筋、妇人崩中。"

3.《本草纲目》:"止吐衄诸血、伤寒哕逆、肺热喘急、水肿黄疸,解酒毒。"

4.《本草备要》:"治淋沥崩中、内热烦渴。"

5.《本草求真》:"白茅根,和上下之阳,清脾胃伏热,生肺津以凉血,为热血妄行上下诸失血之要药。"

6. 白茅根味甘性寒,既能清心、肺、胃经之热,而有凉血生津之功,又能入膀胱而利尿,可导热下行。本品的优点是:味甘而不腻膈,性寒而不碍胃,利尿而不伤阴,故热证而津液不足者亦可用之。唯作用平和,用量宜大,鲜用功效尤佳。

7. 白茅根含淀粉及糖类、有机酸、白茅素、白头翁素等成分,能显著缩短出凝血时间;有利尿作用;对结核杆菌、肺炎球菌、卡他球菌等均有抑制作用。常以本品配伍他药,可治疗尿血、紫癜性肾炎、急性肾功能衰竭、肺结核咯血、癌症晚期发热、甲型肝炎等。

【使用注意】

本品清肺胃之功与芦根相似,均可用于胃热呕吐、烦热口渴及肺热咳嗽等证,但芦根偏于气分,以清热生津为主;白茅根偏于血分,以凉血止血为主,这是二药不同之处。

38. 石韦(shí wéi)

石韦首见于《神农本草经》。本品为水龙骨科植物庐山石韦 *Pyrrosia sheareri*(Bak.)Ching、石韦 *Pyrrosia lingua*(Thunb.)Farwell 或有柄石韦 *Pyrrosia petiolosa*(Christ)Ching 的干燥叶。全国大部

分地区均产。全年均可采收，除去根茎及根。切段，生用。

【原文解析】

《**药性赋**》曰:"**石韦通淋与小肠。**"

石韦利尿通淋，主要治疗小肠有热所致的淋病、血淋等证，而小肠之热上源于心，因此注明"与小肠"。

其气味甘、苦，性微寒；归肺、膀胱经；具有利尿通淋、清肺止咳、凉血止血的功效。本品用于热淋，血淋，石淋，小便不通，淋沥涩痛，肺热喘咳，吐血，衄血，尿血，崩漏。

【用法与用量】

煎服，6～12克。

【古今应用】

1.《神农本草经》:"主劳热邪气，五癃闭不通，利小便水道。"

2.《本草蒙筌》:"疗痈疽发背。"

3.《本草纲目》:"主崩漏，金疮，清肺气。"

4.《本草从新》:"清肺金以滋化源，通膀胱而利水道。"

5.《医林纂要》:"清肺降气，能生肾水，坚肾，缓肝，以利水道。"

6.石韦味苦微寒，上能清肺，下利膀胱，清肺金以滋化源，通膀胱而利小便，为清热、利水、通淋常用药。对于小便淋漓涩痛之淋证属于热者较为适宜，由于有凉血止血功效，故对血淋疗效更佳。

7.石韦含 β-谷甾醇、芒果苷、异芒果苷等。石韦煎剂对金黄色葡萄球菌、变形杆菌、大肠杆菌等有不同程度的抑制作用，有抗病毒、镇咳、祛痰作用。

【使用注意】

无。

39. 熟地黄（shú dì huáng）

熟地黄首见于《本草拾遗》。本品为生地黄的炮制加工品，通常以酒、砂仁、陈皮为辅料经反复蒸晒，至内外色黑油润，质地柔软黏腻。切片用，或炒炭用。

【原文解析】

《药性赋》曰："熟地黄补血且疗虚损。"

熟地黄填精补血，治疗各种阴虚、精血不足的虚证。

其味甘，性微温；归肝、肾经；具有补血滋阴、益精填髓的功效。本品用于血虚萎黄，心悸怔忡，月经不调，崩漏下血，肝肾阴虚，腰膝酸软，骨蒸潮热，盗汗遗精，内热消渴，眩晕，耳鸣，须发早白。

【用法与用量】

9～15克。

【古今应用】

1.《珍珠囊》："主补血气，滋肾水，益真阴。"

2.《本草纲目》："填骨髓，长肌肉，生精血，补五脏内伤不足，通血脉，利耳目，黑须发，男子五劳七伤，女子伤中胞漏，经候不调，胎产百病。"

3.《本草备要》："补肝肾，养血，滋阴，为补血之上药。"

4.《医学启源》："补血虚不足，虚损血衰之人须用，善黑须发。"

5.熟地黄甘温味厚，质润多液，既能补血，又善滋阴，且能生精益髓，为补益肝肾之要药。故对肾阴不足、心肝血虚诸证，均为常用之品。唯性较黏腻，易助湿碍胃，故处方时，每以砂仁拌用，可减轻其黏腻之性。

6. 本品主要含梓醇、地黄素、甘露醇、维生素 A 样物质、糖类及氨基酸等。水煎液能促进失血性贫血小鼠红细胞、血红蛋白的恢复。地黄煎剂具有对抗地塞米松对垂体 – 肾上腺皮质系统的抑制作用，并能促进肾上腺皮质激素的合成；醇提物能增强免疫功能，促进血凝和强心的作用。此外，本品还有防治骨质疏松、调节免疫、抗衰老、抗焦虑、改善学习记忆等作用。

【使用注意】

本品滋腻滞脾，有碍消化，脾虚少食及腹满便溏者不宜用。

40. 生地黄（shēng dì huáng）

生地黄首见于《神农本草经》。本品为玄参科植物地黄 *Rehmannia glutinosa* Libosch. 的新鲜或干燥块根。本品主产于河南，称怀地黄，为道地药材。秋季采挖，除去芦头、须根及泥沙，鲜用；或将地黄缓缓烘焙至约八成干。前者习称鲜地黄，后者习称生地黄。切片，生用。

【原文解析】

《药性赋》曰："生地黄宣血更医眼疮。"

生地黄能清热凉血，又因眼疮多因血热壅滞，治宜清热凉血。生地黄可治眼部红肿热痛的疾患以及血热妄行、月经因热不调、五心烦热等证。

鲜地黄味甘、苦，性寒；归心、肝、肾经；具有清热生津、凉血、止血的功效；用于热病伤阴，舌绛烦渴，温毒发斑，吐血，衄血，咽喉肿痛。生地黄：清热凉血，养阴生津；用于热入营血，温毒发斑，吐血衄血，热病伤阴，舌绛烦渴，津伤便秘，阴虚发热，骨蒸劳热，内热消渴。

【用法与用量】

鲜地黄 12～30 克。生地黄 10～15 克。

【古今应用】

1.《名医别录》："主妇人崩中血不止，及产后血上薄心闷绝，伤身胎动下血，胎不落，堕坠踠折，瘀血，留血，衄鼻，吐血，皆捣饮之。"

2.《药性论》："解诸热，破血，通利月水闭绝，亦利水道。捣薄心腹，能消瘀血。病人虚而多热，加而用之。"

3.《食疗本草》："主齿痛，吐血，折伤。"

4.《医学启源》："凉血补血，补肾水真阴不足。《主治秘要》云，其用有三：凉血一也；（除）皮肤燥二也；去诸湿（热）三也。"

5.《珍珠囊》："凉心火之血热，泻脾土之湿热，止鼻中之衄热，除五心之烦热。"

6. 生地黄甘寒质润，入肾经，能滋肾阴而润燥；苦寒入心肝血分，能清营凉血以泄邪热。故凡温热病，热入营血，或热伤阴津以及血热妄行等所致的各种病证，皆可用之。然寒润之药最易伤阳碍胃，脾虚有湿、食少便溏者忌用。

7. 生地黄包括鲜地黄和干地黄两种，均能养阴凉血。但鲜地黄苦重于甘，其气大寒，清热凉血效优；干地黄甘重于苦，滋阴养血功良。故凡急性热病以鲜者为好，慢性阴虚血少之证，以干者为宜。干地黄炒炭止血力强，专用于失血之证。

8. 地黄主要含梓醇、二氢梓醇、乙酰梓醇、地黄苷、桃叶珊瑚苷、密力特苷、单密力特苷、去羟栀子苷、筋骨草苷等环萜烯苷类。此外，其尚含 β-谷甾醇、多种氨基酸和糖类等。生地黄煎剂能抑制大剂量甲状腺素所致的 β–肾上腺素受体兴奋，增强M–胆碱受体–cGMP 系统功能，提高血浆 cAMP 含量水平，并显著拮抗地塞米松造成的肾上腺皮质萎缩及功能下降，提高血浆皮质酮水平。地黄浸剂、醇浸膏及地黄苷均有一定的降血糖作用。地黄苷、地黄低聚糖可增强体液免疫和细胞免疫功能。此外，生地黄还具有抗胃溃疡、促进造血、止血、降压等作用。

【使用注意】

脾虚湿滞、腹满便溏者不宜使用本品。

41. 赤芍（chì sháo）

赤芍首见于《开宝本草》。本品为毛茛科植物芍药 *Paeonia lactiflora* Pall. 或川赤芍 *Paeonia veitchii* Lynch 的干燥根。全国大部分地区均产。春、秋二季采挖，除去根茎、须根及泥沙，晒干，切片。生用或炒用。

【原文解析】

《药性赋》曰："**赤芍药破血而疗腹痛，烦热亦解。**"

赤芍活血破血清热凉血，善治瘀血腹痛和温邪入营烦躁身热。

其味苦，性微寒；归肝经；具有清热凉血、散瘀止痛之功。本品用于热入营血，温毒发斑，吐血衄血，目赤肿痛，肝郁胁痛，经闭痛经，癥瘕腹痛，跌仆损伤，痈肿疮疡，温邪入营，烦热，斑疹，以及一切因瘀血、邪热引起的疼痛和烦热的证候。

【用法与用量】

6～12 克。

【古今应用】

1.《神农本草经》："主邪气腹痛，除血痹，破坚积，寒热疝瘕，止痛，利小便，益气。"

2.《本草从新》："白芍药……白益脾，能于土中泻木，赤散邪，能行血中之滞。赤白各随花色，单瓣者入药。"

3.《名医别录》："通顺血脉，缓中，散恶血，逐贼血，去水气，利膀胱大小肠，消痈肿，时行寒热，中恶腹痛，腰痛。"

4.《药性论》："治肺邪气，腹中疞痛，血气积聚，通宣脏腑拥气，治邪痛败血，主时疾骨热，强五脏，补肾气，治心腹坚胀，妇人血闭不通，消瘀血，能蚀脓。"

5.《日华子本草》："治风补劳，主女人一切病并产前后诸疾，通月水，退热除烦，益气，天行热疾，瘟瘴惊狂，妇人血运，及肠风泻血，痔瘘，发背，疮疥，头痛，明目，目赤，胬肉。赤色者多补气。"

6.本品含有芍药苷、芍药内酯苷、氧化芍药苷、苯甲酰芍药苷、挥发油、脂肪油、树脂等。本品能扩张冠状动脉，增加冠脉血流量；芍药苷有镇静、抗炎止痛作用。芍药流浸膏、芍药苷有抗惊厥作用。赤芍、芍药苷有解痉作用；赤芍对肝细胞 DNA 的合成有明显的增强作用，对多种病原微生物有较强的抑制作用。

【使用注意】

本品不宜与藜芦同用。

42. 白芍（bái sháo）

白芍首见于《神农本草经》。本品为毛茛科植物芍药 *Paeonia lactiflora* Pall. 的干燥根，主产于浙江、安徽、四川等地。夏、秋二季采挖，洗净，除去头尾和细根，置沸水中煮后除去外皮或去皮后再煮，晒干，用时润透切片。一般生用或酒炒或清炒用。

【原文解析】

《药性赋》曰:"白芍药补虚而生新血,退热尤良。"

白芍养阴退热,祛瘀血,生新血。常用于治疗阴血不足证之月经不调、痛经、崩漏及自汗、盗汗、阴虚发热。

其味苦、酸,性微寒;归肝、脾经;有养血调经、生新血的功效,既能平肝止痛,又能敛阴止汗。本品用治血虚或阴虚有热的月经不调、崩漏下血;肝阴不足或阴虚阳亢之头晕、胁痛、四肢拘挛作痛;阴虚盗汗及表虚自汗等证。

【用法与用量】

6～15克。

【古今应用】

1.《神农本草经》:"主邪气腹痛,除血痹,破坚积,寒热,疝瘕,止痛,利小便,益气。"

2.《名医别录》:"主通顺血脉,缓中,散恶血,逐贼血,去水气,利膀胱大小肠,消痈肿,时行寒热,中恶,腹痛,腰痛。"

3.《新修本草》:"益好血。"

4.《日华子本草》:"治风补劳,主女人一切病,并产前后诸疾,通月水,退热除烦,益气,治天行热疾,瘟瘴惊狂,妇人血运及肠风泻血,痔瘘,发背,疮疥,头痛,明目,目赤,胬肉。白者治血。"

5.张元素:"泻肝,安脾肺,收胃气,止泻利,固腠理,和血脉,收阴气,敛逆气。"(引自《本草纲目》)

6.《滇南本草》:"泻脾热,止腹痛,止水泄,收肝气逆痛,调养心肝脾经血,舒肝降气,止肝气痛。"

7.《本草纲目》:"止下痢腹痛后重。"

8.《本草正》:"白者味甘,补性多,故入血分,补血热之虚,泻肝火之实，退虚热，缓三消。诸证因于热而致者为宜……止血虚之腹痛，敛血虚之发热，安胎热不宁。"

9. 本品含有芍药苷、牡丹酚、芍药花苷、芍药内酯、苯甲酸、挥发油、蛋白质和三萜类成分。芍药苷具有较好的解痉作用。

【使用注意】

本品不宜与藜芦同用。

43. 牵牛子（qiān niú zǐ）

牵牛子首见于《名医别录》，为旋花科植物裂叶牵牛 *Pharbitis nil*（L.）Choisy 或圆叶牵牛 *Pharbitis purpurea*（L.）Voigt 的干燥成熟种子。秋末果实成熟、果壳未开裂时采割植株，晒干，打下种子，除去杂质。

【原文解析】

《药性赋》曰："若乃消肿满逐水于牵牛。"

牵牛子通利二便，泄水的力量峻猛，善治水肿腹胀实证等水气肿。

本品味苦性寒，有小毒；归肺、肾、大肠经；具有泻下逐水、利大小便的功效，所以治水肿胀满、积滞便秘的疾病。此外，本品兼可去积，杀虫，用治虫积腹痛等证，还能泻肺气、逐痰饮，可治痰饮喘咳。

【用法与用量】

3～6克。入丸散服，每次1.5～3克。

【古今应用】

1.《名医别录》："主下气，疗脚满水肿，除风毒，利小便。"

2.《本草纲目》："逐痰消饮，通大肠气秘风秘，杀虫，达命门。"

3.《药性论》："治痃癖气块，利大小便，除水气虚肿。落胎。"

4.《日华子本草》："取腰痛，下冷脓，泻蛊毒药，并一切气壅滞。"

5.《本草汇言》："逐积追虫，行水消胀。"

6.《医林纂要》："（黑牵牛）补肝，润肾命，行水，破痃癖，去下焦积湿郁热。"

7. 本品主要含有牵牛子苷、牵牛子酸甲、没食子酸及生物碱麦角醇等成分。牵牛子苷在肠内遇胆汁及肠液分解出牵牛子素，刺激肠道，增进蠕动，导致强烈的泻下作用，尚有一定的驱虫效果。

【使用注意】

孕妇禁用；本品不宜与巴豆、巴豆霜同用。

44. 贯众（guàn zhòng）

贯众首见于《神农本草经》。本品为鳞毛蕨科植物粗茎鳞毛蕨 *Dryopteris crassirhizoma* Nakai 的干燥根茎和叶柄残基。本品主产于黑龙江、吉林、辽宁三省山区，习称东北贯众或绵马贯众。秋季采挖，削去叶柄、须根，除去泥沙，晒干。切片生用或炒炭用。

【原文解析】

《药性赋》曰："除毒热杀虫于贯众。"

贯众清热解毒、杀虫，对时疫之毒有较好的防治作用。

其味苦，性微寒，有小毒；归肝、胃经；有清热解毒、杀虫、凉血止血的功效。本品用治风热感冒，温毒发斑，疟腮，多种肠道寄生虫病，血热吐血，便血崩漏等。

【用法与用量】

4.5 ～ 9 克。

【古今应用】

1.《神农本草经》："腹中邪热气，诸毒，杀三虫。"

2.《名医别录》："去寸白，破癥瘕，除头风，止金疮。"

3.《本草图经》："止鼻衄。"

4.《宝庆本草折衷》："用贴风热疮疖，煎汁治骨鲠。"

5.《本草纲目》："治下血崩中带下，产后血气胀痛，斑疹毒，漆毒，骨鲠。"

6.《本草经疏》："疫气发时，以此药置水中，令人饮此水则不传染。"

7.《玉楸药解》："止血行瘀，破积杀虫，收敛营血，消化瘀蒸。治吐衄崩带，积聚疰癖，杀寸白诸虫。"

8.《本草从新》："泻热解毒，去瘀生新。"

9.《本经疏证》："治喉痹，解药毒，消顽肿。"

10. 本品主要含有绵马素、绵马次酸、挥发油、绵马鞣质等，有较强的驱虫作用，对绦虫有强烈毒性，可抑制流感病毒，对腺病毒、脊髓灰质炎病毒、乙脑病毒等亦有较强的抗病毒作用。本品外用有止血、镇痛、消炎作用。

【使用注意】

无。

45. 金铃子 (jīn líng zǐ)

金铃子即川楝子，首见于《神农本草经》。本品为楝科植物川楝 *Melia toosendan* Sieb. et Zucc. 的干燥成熟果实。冬季果实成熟时采收，除去杂质，干燥。用时打碎，生用或炒用。

【原文解析】

《药性赋》曰："金铃子治疝气而补精血。"

金铃子导利湿热，可治疗湿热下注之睾丸胀痛、湿热胃痛等病证。

本品味苦性寒，有小毒；归肝、小肠、膀胱经；有行气止痛、杀虫疗癣的功效。本品用治肝郁化火所致诸痛证，为治疗肝郁气滞且兼肝热疝气疼痛的良药。此外，还可用治虫积腹痛及头癣。

【用法与用量】

5～10克。外用适量，研末调涂。

【古今应用】

1.《本草纲目》："楝实，导小肠膀胱之热，因引心包相火下行，故心腹痛及疝气为要药。"

2.《本经逢原》："川楝，苦寒性降，能导湿热下走渗道，人但知其治疝之功，而不知其荡热止痛之用。"

3.本品主要含有川楝素、楝树碱、山柰醇及脂肪油等，能收缩胆囊，促进胆汁排泄；能兴奋肠管平滑肌，使其张力和收缩力增加；具有驱虫、抗炎、抗癌作用。

【使用注意】

无。

46. 萱草根（xuān cǎo gēn）

本品为百合科植物萱草 *Hemerocallis fulva*（L.）L.、北黄花菜 *Hemerocallis lilioasphodelus* L.、黄花菜 *Hemerocallis citrina* Baroni、小黄花菜 *Hemerocallis minor* Mill. 的根。

【原文解析】

《药性赋》曰:"萱草根治五淋而消乳肿。"

萱草根祛湿利水，除热痛淋，解郁消肿，可用于治疗淋证、乳结红肿硬痛、乳汁不通等。

本品味甘性凉；归脾、肝、膀胱经；有利水、凉血、消肿的功效。本品用治五淋，即石淋、劳淋、血淋、气淋、膏淋，水肿，小便不通，乳痈肿痛及便血、崩漏等证。

【用法与用量】

6 ～ 10 克。外用适量。

【古今应用】

1.《本草从新》:"小便不通，煎水频饮甚良；遍身水肿亦效。"

2.《本草拾遗》:"治沙淋，下水气，主酒疸黄色通身者，捣绞汁服。"

3.《本草衍义》:"治大热衄血。"

4.《滇南本草》:"治乳结红肿硬痛，乳汁不通，乳痈，乳岩，攻痈疮。滇中产者，其性补阴血，止腰疼，治崩漏，止大肠下血。"

5.《本草蒙筌》:"咀和酒煎，为破脑伤风要药。"

6.本品主要含大黄酚、大黄酸、萱草根素等，具有抗菌、利尿、抗血吸虫等作用。本品现代临床常用于治疗肾炎、扁桃体炎、腮腺炎、乳腺炎等。

【使用注意】

无。

47. 侧柏叶（cè bǎi yè）

侧柏叶首见于《名医别录》。本品为柏科植物侧柏 *Platycladus orientalis*（L.）Franco 的干燥枝梢和叶。全国各地均有产。多在夏、秋二季采收，阴干，生用或炒炭用。

【原文解析】

《药性赋》曰："侧柏叶治血山崩漏之疾。"

侧柏叶炒炭用有较好的止血功效，善治血热妄行的崩漏等各种出血证。

本品炒炭用治崩漏等各种出血证，尤以血热出血用之为宜。此外，本品又有化痰止咳、生发乌发的作用，用治肺热咳嗽有痰及血热脱发、斑秃等证。

其味苦、涩，性寒，有小毒；归肺、肝、脾经；具有凉血止血、化痰止咳、生发乌发之功。本品用于吐血，咯血，便血，崩漏下血，肺热咳嗽，血热脱发，须发早白。

【用法与用量】

6～12克。外用适量。

【古今应用】

1.《名医别录》："主吐血、衄血、痢血、崩中赤白。轻身益气，令人耐寒暑，去湿痹，止肌（一作'生肌'）。"

2.《药性论》："止尿血。能治冷风历节疼痛。"

3.《本草图经》："杀五脏虫。"

4.《本草正》："善清血凉血，去湿热湿痹，骨节疼痛。捣烂可敷火丹，散疔腮肿痛热毒。"

5.《分部本草妙用》："伏砒、硝。"

6.《生草药性备要》:"散血敷疮,同片糖捶敷。亦治跌打。"

7.《医林纂要》:"泄肺逆,泻心火,平肝热,清血分之热。"

8. 本品主要含有侧柏烯、小茴香酮、黄酮类成分,临床上主要用于止血,有镇咳、祛痰、平喘、镇静等作用。

【使用注意】

无。

48. 香附子（xiāng fù zǐ）

香附子首见于《名医别录》。本品为莎草科植物莎草 *Cyperus rotundus* L. 的干燥根茎。全国大部分地区均产,主产于广东、河南、四川、浙江、山东等地。秋季采挖,燎去毛须,置沸水中略煮或蒸透后晒干,或燎后直接晒干。生用或醋炙用,用时碾碎。

【原文解析】

《药性赋》曰:"香附子理血气妇人之用。"

香附辛散肝郁,苦降肝逆,甘缓肝急,善调和肝气、理气解郁,可用于治疗胸胁疼痛、乳房胀痛、月经不调、痛经等妇科病证。

本品味辛、甘、微苦,性平;归肝、脾、三焦经;有疏肝理气、调经止痛的功效。本品用治妇女月经不调、痛经、胸腹胀痛、胁肋疼痛等证,有"气病之总司,女科之主帅"之称,为妇科调经止痛的要药。

【用法与用量】

6～10克。

【古今应用】

1.《本草纲目》:"散时气寒疫,利三焦,解六郁,消饮食积聚,痰饮痞满,胕肿,腹胀,脚气,止心腹、肢体、头、目、齿、耳诸痛，痈疽疮疡，吐血，下血，尿血，妇人崩漏带下，月经不调，胎前产后百病。"

2.《本草衍义补遗》："香附子，必用童便浸，凡血气药必用之，引至气分而生血，此阳生阴长之义也。"

3.《汤液本草》："治崩漏。"

4.《滇南本草》："调血中之气，开郁气而调诸气，宽中消食，止呕吐，和中养胃，进食。"

5.《药性能毒》："开郁快气，（治）头痛、上气、胸塞、吞酸、虫积、妇人气病、带下，发汗。"

6.《医林纂要》："补肝，破郁，宣达气血，肝家主药，兼利三焦。""治疟、痢。"

7. 本品主要含有挥发油、生物碱、黄酮类及三萜类等成分，现代临床用于痛经、慢性胃炎等。

【使用注意】

无。

49. 地肤子（dì fū zǐ）

地肤子首见于《神农本草经》。本品为藜科植物地肤 *Kochia scoparia*（L.）Schrad. 的干燥成熟果实。全国大部分地区有产。秋季果实成熟时采收植株，晒干，打下果实，除去杂质，生用。

【原文解析】

《药性赋》曰："地肤子利膀胱，可洗皮肤之风。"

地肤子外散皮肤之风，内清膀胱湿热。能治疗皮肤瘙痒、风疹、湿疹、荨麻疹、疥癣以及小便不利、赤涩热痛等证。

其味辛、苦，性寒，有小毒；归肾、膀胱经；具有清热利湿、祛风止痒之功。本品用于小便涩痛，阴痒带下，风疹，湿疹，皮肤瘙痒。

【用法与用量】

9～15 克。外用适量，煎汤熏洗。

【古今应用】

1.《神农本草经》："主膀胱热，利小便。补中、益精气。久服耳目聪明，轻身耐老。"

2.《名医别录》："去皮肤中热气，散恶疮、疝瘕，强阴，使人润泽。"

3.《药性论》："治阴卵癫疾，去热风，可作汤沐浴。"

4.《日华子本草》："治客热丹肿。"

5.《滇南本草》："利膀胱小便积热，洗皮肤之风，疗妇人诸经客热，清利胎热，妇人湿热带下用之良。"

6.《本草蒙筌》："多服益精强阴，久服明目聪耳，浴身却皮肤瘙痒热疹，洗眼除热暗、雀盲涩痛。"

7.《医林纂要》："补肾、坚肾，利膀胱水。"

8. 本品主要含有三萜皂苷、脂肪油、维生素 A 样物质，临床应用于真菌引起的皮肤瘙痒。

【使用注意】

无。

50. 山豆根（shān dòu gēn）

山豆根首见于《开宝本草》。本品为豆科植物越南槐 *Sophora tonkinensis* Gagnep. 的干燥根和根茎，主产于广东、广西、江西、贵州等地。秋季采挖为佳，除去杂质，洗净，干燥。切片，生用。

【原文解析】

《药性赋》曰:"山豆根解热毒,能止咽喉之痛。"

山豆根擅长解热毒,利咽消肿,善治热毒蕴结,咽喉肿痛。

其味苦、性寒,有毒;归肺、胃经;具有清热解毒、消肿利咽之功。本品用于火毒蕴结,乳蛾喉痹,咽喉肿痛,齿龈肿痛,口舌生疮。

【用法与用量】

3～6克。

【古今应用】

1.《开宝本草》:"主解诸药毒,止痛。消疮肿毒,急黄发热咳嗽,杀小虫。"

2.《本草图经》:"采根用,今人寸截含之,以解咽喉肿痛极妙。"

3.《本草备要》:"泻热解毒,去肺大肠风热,含之咽汁,止喉痛、齿肿、齿痛。"

4.《珍珠囊补遗药性赋》:"疗咽痛、头疮、五痔,止咳嗽。"

5.《本草纲目》:"治腹胀喘满,女人血气腹胀,又下寸白诸虫,止下痢,止卒患热厥心腹痛,五种痔痛,诸热肿秃疮,蛇狗蜘蛛伤。"

6.《本草经疏》:"入散乳毒药中,能消乳岩。"

7.本品主要含有槐果碱、苦参碱、氧化苦参碱等生物碱,具有抗癌及抑制白血病细胞作用;能增加心肌收缩力,显著增加冠脉流量;还有升高白细胞、抗感染、保肝等作用。本品现代临床用于治疗肿瘤、咽喉肿痛等疾患。

【使用注意】

无。

51. 白鲜皮（bái xiǎn pí）

白鲜皮首见于《神农本草经》。本品为芸香科植物白鲜 *Dictamnus dasycarpus* Turcz. 的干燥根皮。春、秋二季采挖根部，除去泥沙和粗皮，剥取根皮，干燥。

【原文解析】

《药性赋》曰:"白鲜皮去风治筋弱，而疗足顽痹。"

白鲜皮清热解毒，善除湿祛风，能治疗顽固性风湿痹痛、麻木不仁、筋弱拘挛。

其味苦、性寒，有毒；归脾、胃、膀胱经；具有清热燥湿、祛风解毒之功。本品用于湿热疮毒，黄水淋漓，湿疹，风疹，疥癣疮癞，风湿热痹，黄疸尿赤。

【用法与用量】

5～10克。外用适量，煎汤洗或研粉敷。

【古今应用】

1.《神农本草经》:"主头风，黄疸，咳逆，淋沥，女子阴中肿痛，湿痹死肌，不可屈伸、起止、行步。"

2.《药性论》:"治一切热毒风，恶风，风疮，疥癣赤烂……主解热黄、酒黄、急黄、谷黄、劳黄等。"

3.《本草纲目》:"白鲜皮，气寒善行，味苦性燥，足太阴、阳明经去湿热药也。兼入手太阴、阳明，为诸黄风痹要药。世医止施之疮科，浅矣！"

4.《日华子本草》:"通关节，利九窍及血脉，并一切风痹筋骨弱乏。通小肠水气，天行时疾，头痛眼疼。"

5.《药性纂要》:"主风瘫手足不举。"

6.《得宜本草》:"主治风湿痛痹，鼠瘘已破者，服之最效。"

7. 本品主要含有白鲜碱、白鲜内酯、葫芦巴碱、胆碱等，对多种致病性真菌有不同程度的抑制作用，并有解热作用，对子宫平滑肌有较强的收缩作用，并具有强心和抗炎作用。本品现代临床用于疥癣、皮肤痒疹、风湿痹痛、肝炎等疾患。

【使用注意】

无。

52. 旋覆花（xuán fù huā）

旋覆花首见于《神农本草经》。本品为菊科植物旋覆花 *Inula japonica* Thunb. 或欧亚旋覆花 *Inula britannica* L. 的干燥头状花序，主要产于河南、河北、江苏、浙江、安徽等地。夏、秋二季花开放时采收，除去杂质，阴干或晒干。生用或蜜炙用。

【原文解析】

《药性赋》曰:"旋覆花明目治头风，而消痰嗽壅。"

旋覆花善于宣肺行水、降气消痰，能治疗痰壅喘嗽、呕恶、噫气等。

其味苦、辛、咸，性微温；归肺、脾、胃、大肠经；具有降气、消痰、行水、止呕的功效。本品用于风寒咳嗽，痰饮蓄结，胸膈痞闷，喘咳痰多，呕吐噫气，心下痞硬。

【用法与用量】

3～9克，包煎。

【古今应用】

1.《本草汇言》:"旋覆花，消痰逐水，利气下行之药也。主心肺结气，胁下虚满，胸中结痰，呕吐，痞坚噫气，或心脾伏饮，膀胱留饮，宿水等证。大抵此剂微咸以软坚散痞，性利下气行痰水，实消伐之药也。"

2.《神农本草经》："主结气胁下满，惊悸，除水。去五脏间寒热，补中，下气。"

3.《药性论》："主肋胁气，下寒热水肿，主治膀胱宿水，去逐大腹，开胃，止呕逆不下食。"

4.《日华子本草》："明目，治头风，通血脉。"

5.《汤液本草》："发汗、吐、下后，心下痞，噫气不除者宜此。"

6.《医学入门》："逐水、消痰、止呕噎。"

7.本品主要含有大花旋覆花内酯、杜鹃黄素、胡萝卜苷、肉豆蔻酸、异槲皮苷、咖啡酸、绿原酸等，有明显的镇咳、祛痰、抗支气管痉挛、抑菌、增加胃酸分泌、提高胃肠平滑肌张力等作用。本品现代临床常配伍其他药，治疗咳嗽、老年食道癌、慢性肝炎、早期牙龈炎及手术后顽固性呃逆等。

【使用注意】

无。

53. 荆芥穗（jīng jiè suì）

荆芥首见于《神农本草经》。本品为唇形科植物荆芥 *Schizonepeta tenuifolia* Briq. 的干燥地上部分，主要产于江苏、浙江等地。夏、秋二季花开到顶、穗绿时采割，除去杂质，晒干，切断。生用或炒炭用。

【原文解析】

《药性赋》曰："又况荆芥穗清头目便血，疏风散疮之用。"

荆芥穗善于疏散风邪，清利头目，可用于外感发热、风疹瘙痒等病证；此外亦可炒炭止血，善治便血。

其味辛，性微温；归肺、肝经；具有解表散风、透疹、消疮之功。本品用于感冒，头痛，麻疹，风疹，疮疡初起。

【用法与用量】

5 ～ 10 克。

【古今应用】

1.《神农本草经》：主寒热，鼠瘘，瘰疬生疮，破结聚气，下瘀血，除湿痹。

2.《药性论》："治恶风贼风，口面㖞邪，遍身顽痹，心虚忘事，益力添精。主辟邪毒气，除劳，治丁肿。"

3.《本草图经》："治头风，虚劳，疮疥，妇人血风。"

4.《滇南本草》："治跌打损伤，并敷毒疮。治吐血。""荆芥穗，上清头目诸风，止头痛，明目，解肺、肝、咽喉热痛，消肿，除诸毒，发散疮痈。治便血，止女子暴崩，消风热，通肺气鼻窍塞闭。"

5.《本草纲目》："散风热，清头目，利咽喉，消疮肿。治项强、目中黑花，及生疮、阴颓、吐血、衄血、下血、血痢、崩中、痔漏。"

6.本品主要含有挥发油，其主要成分为右旋薄荷酮、消旋薄荷酮及右旋柠檬烯。荆芥水煎剂可增强皮肤血液循环，增加汗腺分泌，有微弱解热作用，对金黄色葡萄球菌、白喉杆菌、伤寒杆菌有较强的抑制作用。荆芥炭则能使出血时间缩短。本品现代临床常用于感冒、小儿咳嗽、偏头痛等。

【使用注意】

无。

54. 天花粉（tiān huā fěn）

天花粉即瓜蒌根，首见于《雷公炮炙论》。本品为葫芦科植物栝楼 *Trichosanthes kirilowii* Maxim. 或双边栝楼 *Trichosanthes rosthornii* Harms 的干燥根。全国各地均产，以河南安阳产者为佳。秋、冬二季采挖，洗净，除去外皮，切段或纵剖成瓣，干燥。鲜用或干燥用。

【原文解析】

《药性赋》曰："瓜蒌根疗黄疸毒痈，消渴解痰之忧。"

天花粉擅长清热泻火，生津止渴，善于治疗黄疸、热毒痈肿、消渴证，以及咳嗽痰多。

其味甘、微苦，性微寒；归肺、胃经；具有清热泻火、生津止渴、消肿排脓之功。本品用于热病烦渴，肺热燥咳，内热消渴，疮疡肿毒。

【用法与用量】

10 ～ 15 克。

【古今应用】

1.《本草汇言》："天花粉，退五脏郁热，如心火盛而舌干口燥，肺火盛而咽肿喉痹，脾火盛而口舌齿肿，痰火盛而咳嗽不宁。若肝火之胁胀走注，肾火之骨蒸烦热，或痈疽已溃未溃，而热毒不散，或五疸身目俱黄，而小水若淋若涩，是皆火热郁结所致，惟此剂能开郁结，降痰火，并能治之。又其性甘寒，善能治渴，从补药而治虚渴，从凉药而治火渴，从气药而治郁渴，从血药而治烦渴，乃治渴之要药也。"

2.《神农本草经》："主消渴，身热，烦满大热，补虚，安中，续绝伤。"

3.《本草求真》:"天花粉,较之栝楼,其性稍平,不似萎性急迫,而有推墙倒壁之功也。至《经》有言安中续绝,似非正说,不过云其热除自安之意。"

4.《滇南本草》:"治痈疮肿毒,并止咳嗽带血。"

5.《本草蒙筌》:"治偏疝。"

6. 本品主要含有淀粉、皂苷、多糖类、氨基酸类、酶类和天花粉蛋白等。具有抗早孕、致流产、抑制蛋白质生物合成、降血糖、抗菌等作用。现代用于妊娠中期引产、恶性滋养细胞肿瘤、葡萄胎、绒毛膜上皮癌等疾患。

【使用注意】

本品孕妇慎用;不宜与川乌、制川乌、草乌、制草乌、附子同用。

55. 地榆（dì yú）

地榆首见于《神农本草经》。本品为蔷薇科植物地榆 *Sanguisorba officinalis* L. 或长叶地榆 *Sanguisorba officinalis* L. var. *longifolia*（Bert.）Yü et Li 的干燥根。后者习称绵地榆。本品主要产于安徽、浙江、江苏等地。春季将发芽时或秋季植株枯萎后采挖,除去须根,洗净,干燥,晒干生用或炒炭用。

【原文解析】

《药性赋》曰:"地榆疗崩漏,止血止痢。"

地榆苦寒酸涩而清降,性善下行,能凉血止血,用于治疗崩漏、便血、血痔、血痢等下部出血病证,亦能清热解毒,凉血涩肠止痢。

其味苦、酸、涩，性微寒；归肝、大肠经；具有凉血止血、解毒敛疮之功。本品用于便血，痔血，血痢，崩漏，水火烫伤，痈肿疮毒。

【用法与用量】

9～15克。外用适量，研末涂敷患处。

【古今应用】

1.《神农本草经》：“主妇人乳痓痛、七伤、带下病，止痛，除恶肉，止汗，疗金疮。”

2.《名医别录》：“止脓血、诸瘘、恶疮、热疮，消酒，除消渴，补绝伤，产后内塞，可作金疮膏。”“主内漏不止，血不足。”

3.《药性论》：“能治产后余瘀、疹痛、七伤，治金创，止血痢，蚀脓。”

4.《日华子本草》：“排脓，止吐血、鼻洪、月经不止、血崩、产前后诸血疾，赤白痢并水泻，浓煎止肠风。”

5.《本草纲目》：“地榆，除下焦热，治大小便血证。止血，取上截切片炒用，其梢则能行血，不可不知。杨士瀛云：诸疮痛者加地榆，痒者加黄芩。”

6.本品主要含有鞣质、地榆皂苷、没食子酸等。具有止血、促进伤口愈合及抑菌、止泻、抗溃疡等作用。临床用于烧烫伤、上消化道出血、慢性前列腺炎、溃疡性结肠炎、白细胞减少症等。

【使用注意】

无。

56. 昆布（kūn bù）

昆布首见于《名医别录》。本品为海带科植物海带 Laminaria

japonica Aresch. 或翅藻科植物昆布 *Ecklonia kurome* Okam. 的干燥叶状体。本品主要产于山东、辽宁等地。夏、秋二季采捞，晒干。

【原文解析】

《药性赋》曰：“昆布破疝气，散瘿散瘤。”

昆布能清热泻火、消痰软坚，用于治疗痰火凝结之瘿瘤瘰疬、水肿、疝气。

其味咸，性寒；归肝、胃、肾经；具有消痰软坚散结、利水消肿的功效。本品用于瘿瘤，瘰疬，睾丸肿痛，痰饮水肿。

【用法与用量】

6～12 克。

【古今应用】

1.《名医别录》：“主十二种水肿，瘿瘤聚结气，瘘疮。”

2.《药性论》：“利水道，去面肿，去恶疮鼠瘘。”

3.《现代实用中药》：“治水肿、淋疾、湿性脚气，又治甲状腺肿、慢性气管炎、咳嗽。”

4.本品主要含有藻胶酸，昆布素，维生素，胡萝卜素，以及碘、钾等无机盐，半乳聚糖等多糖类，海带氨酸等氨基酸。本品具有降血脂、降血糖、抗肿瘤、抗氧化等作用，现代临床常用于视网膜震荡、玻璃体混浊、便秘等疾病。

【使用注意】

无。

57. 淡竹叶（dàn zhú yè）

淡竹叶首见于《神农本草经》。本品为禾本科植物淡竹叶 *Lophatherum gracile* Brongn. 的干燥茎叶。主要产于长江流域至华南各地。夏季末抽花穗前采割，晒干切段生用。

【原文解析】

《药性赋》曰："疗伤寒、解虚烦，淡竹叶之功倍。"

淡竹叶清心利尿，用于伤寒温热病、大热已去、余热未清出现虚烦口渴之证，以及心经有热所致的口舌糜烂生疮、小便赤涩。

其味甘、淡，性寒；归心、胃、小肠经；具有清热泻火、除烦止渴、利尿通淋之功。本品用于热病烦渴，小便短赤涩痛，口舌生疮。

【用法与用量】

6～10克。

【古今应用】

1.《本草纲目》："去烦热，利小便，清心。"

2.《滇南本草》："治肺热咳嗽，肺气上逆，治虚烦，发热不眠。退虚热，止烦热，煎点童便服。"

3.《生草药性备要》："凉心，消痰止渴，除上焦火，明眼目，利小便，治白浊，退热，散痔疮毒。"

4.《握灵本草》："去胃热。"

5.《玉楸药解》："去湿，解热。"

6.《医林纂要》："治小儿惊痫。"

7.《药性考》："散结。"

8.《本草再新》："（治）小儿痘毒，外症恶毒。"

9.本品主要含有三萜类化合物，主要成分为芦竹素、印白茅素、蒲公英赛醇等，主要有解热、利尿及催产作用。本品现代临床用于口腔溃疡、感冒发热、咽喉疼痛、病毒性心肌炎等疾患。

【使用注意】

无。

58. 牡丹皮 (mǔ dān pí)

牡丹皮首见于《神农本草经》。本品为毛茛科植物牡丹 *Paeonia suffruticosa* Andr. 的干燥根皮，产于安徽、山东等地。秋季采挖根部，除去细根和泥沙，剥取根皮，晒干，生用或酒炙用。

【原文解析】

《药性赋》曰："除结气、破瘀血，牡丹皮之用同。"

牡丹皮擅清血分之伏火、散瘀血、消气血凝结，治惊厥邪气、无汗骨蒸。在治疗跌仆损伤、瘀血作痛、吐衄时，用法与淡竹叶相同。

其味苦、辛，性微寒；归心、肝、肾经；具有清热凉血、活血化瘀之功。本品用于热入营血，温毒发斑，吐血，夜热早凉，无汗骨蒸，经闭痛经，跌仆伤痛，痈肿疮毒。

【用法与用量】

6～10 克。

【古今应用】

1.《本草纲目》："牡丹皮，治手足少阴、厥阴四经血分伏火。盖伏火即阴火也，阴火即相火也，古方惟以此治相火，故仲景肾气丸用之。后人乃专以黄柏治相火，不知丹皮之功更胜也。赤花者利，白花者补，人亦罕悟，宜分别之。"

2.《神农本草经》："主寒热，中风瘛疭、痉、惊痫邪气，除癥坚瘀血留舍肠胃，安五脏，疗痈疮。"

3.《药性论》："治冷气，散诸痛，治女子经脉不通，血沥腰疼。"

4.《珍珠囊》："治肠胃积血、衄血、吐血、无汗骨蒸。"

5.本品主要含有酚类化合物，其主要成分为丹皮酚、牡丹酚

原苷等，主要有抗菌、抗血栓、降压、抗炎、镇痛、镇静、解热
和利尿等作用。本品现代临床用于过敏性鼻炎、窦房结功能低下、
急慢性湿疹、高血压、血小板减少性紫癜等疾患。

【使用注意】

孕妇慎用。

59. 知母（zhī mǔ）

知母首见于《神农本草经》。本品为百合科植物知母 *Anemarrhena asphodeloides* Bge. 的干燥根茎，主产于河北、山西等地。春、秋
二季采挖，除去须根和泥沙，晒干，习称毛知母。除去外皮，晒
干。切片生用或盐水炙用。

【原文解析】

《药性赋》曰："知母止嗽而骨蒸退。"

知母质润且能清热，能清泻三焦之火，上能清润治疗肺热咳
嗽；中能清胃热，生津止渴，治壮热烦渴；下能泻肾经之火而滋
肾水，治骨蒸盗汗。

其味苦、甘，性寒；归肺、胃、肾经；具有清热泻火、滋阴
润燥之功。本品用于外感热病，高热烦渴，肺热燥咳，骨蒸潮热，
内热消渴，肠燥便秘。

【用法与用量】

6～12克。

【古今应用】

1.《神农本草经》："主消渴热中，除邪气，肢体浮肿，下水，
补不足，益气。"

2.《药性论》："主治心烦躁闷，骨热劳往来，生产后褥劳，肾

气劳，憎寒虚损，患人虚而口干，加而用之。"

3.《本草经疏》："阳痿及易举易痿，泄泻脾弱，饮食不消化，胃虚不思食，肾虚溏泄等证，法并禁用。"

4.《本经逢原》："外感表证未除、泻痢燥渴忌之。脾胃虚热人误服，令人作泻减食，故虚损大忌。"

5.《用药法象》："泻无根之肾火，疗有汗之骨蒸，止虚劳之热，滋化源之阴。"

6. 本品主要含有皂苷，主要为知母皂苷，药理研究表明其具有解热、抗炎、抗菌、利尿、祛痰、降低血糖、抗癌等作用。本品现代临床常用于治疗慢性前列腺炎、急性肾炎、急性痛风性关节炎、围绝经期综合征等疾患。

【使用注意】

无。

60. 牡蛎 (mǔ lì)

牡蛎首见于《神农本草经》。本品为牡蛎科动物长牡蛎 *Ostrea gigas* Thunberg、大连湾牡蛎 *Ostrea talienwhanensis* Crosse 或近江牡蛎 *Ostrea rivularis* Gould 的贝壳。我国沿海一带均有分布。全年均可捕捞，去肉，洗净，晒干。生用或煅用，用时打碎。

【原文解析】

《药性赋》曰："牡蛎涩精而虚汗收。"

牡蛎擅长收敛固涩，用于治疗肾虚精关不固之遗精尿频，及自汗、盗汗、虚汗不止，遗精、自汗。

其味咸，性微寒；归肝、胆、肾经；具有重镇安神、潜阳补阴、软坚散结的功效。本品用于惊悸失眠，眩晕耳鸣，瘰疬痰核，癥痕痞块。煅牡蛎收敛固涩，制酸止痛，用于自汗盗汗、遗精滑精、崩漏带下、胃痛吞酸。

【用法与用量】

9 ～ 30 克，先煎。

【古今应用】

1.《神农本草经》："主伤寒寒热，温疟洒洒，惊恚怒气，除拘缓鼠瘘，女子带下赤白。久服强骨节。"

2.《药性论》："主治女子崩中。止盗汗，除风热，止痛。治温疟。又和杜仲服止盗汗。病人虚而多热，加用地黄、小草。"

3.《本草拾遗》："捣为粉，粉身，主大人小儿盗汗；和麻黄根、蛇床子、干姜为粉，去阴汗。"

4.《海药本草》："主男子遗精，虚劳乏损，补肾正气，止盗汗，去烦热，治伤寒热痰，能补养安神，治孩子惊痫。"

5.《珍珠囊》："软痞积。又治带下、温疟、疮肿，为软坚收涩之剂。"

6.《本草纲目》："化痰软坚，清热除湿，止心脾气痛、痢下赤白浊，消疝瘕积块、瘿疾结核。"

7.本品主要含有碳酸钙、磷酸钙及硫酸钙，并含有铜、铁、锌、锰等微量元素及多种氨基酸，具有镇静、抗惊厥、镇痛等作用。本品现代临床常用于各种眩晕、肝脾肿大、慢性肝炎、肺结核盗汗、胃酸过多等。

【使用注意】

无。

61. 贝母（bèi mǔ）

贝母有浙贝母和川贝母之分。浙贝母首见于《轩岐救正论》，为百合科植物浙贝母 *Fritillaria thunbergii* Miq. 的干燥鳞茎，主产于浙江，江苏、安徽等地亦产。初夏植株枯萎时采挖，洗净。大小分开，大者除去芯芽，习称珠贝。分别撞擦，除去外皮，拌以煅过的贝壳粉，吸去擦出的浆汁，干燥；或取鳞茎，大小分开，洗净，除去芯芽，趁鲜切成厚片，洗净，干燥，习称浙贝片。用时切厚片或打成碎块。

【原文解析】

《药性赋》曰："贝母清痰止咳嗽而利心肺。"

浙贝母味苦，性寒；归肺、心经；具有清热化痰止咳、解毒散结消痈之功。本品用于风热咳嗽，痰火咳嗽，肺痈，乳痈，瘰疬，疮毒。

【用法与用量】

5～10克。

【古今应用】

1.《本草正》："大治肺痈、肺痿、咳喘、吐血、衄血，最降痰气，善开郁结，止疼痛，消胀满，清肝火，明耳目，除时气烦热、黄疸、淋闭、便血、溺血；解热毒，杀诸虫及疗喉痹、瘰疬、乳痈发背、一切痈疡肿毒……较之川贝母，清降之功，不啻数倍。"

2.《本经逢原》："治疝瘕积聚、喉痹、乳难、金疮、风痉、一切痈疡。"

3.《本草从新》："去时感风痰。"

4.《医林纂要》："治蛇虫毒。"

5.《本草纲目拾遗》:"解毒利痰,开宣肺气,凡肺家夹风火有痰者宜此。"

6.《本草求原》:"功专解毒,兼散痰滞。治吹乳作痛、乳痈、项下核及瘤瘿、一切结核、瘰疬、乳岩、妊娠尿难、便痛、紫白癜斑、人面疮、蜘蛛蛇蝎咬。"

7.《本经逢原》:"同青黛治人面恶疮,同连翘治项上结核。皆取其开郁散结,化痰解毒之功也。"

8.本品主要含有贝母甲素、贝母乙素、贝母辛、浙贝宁等,有镇咳、平喘、祛痰等作用。本品现代临床常用于消化性溃疡、慢性胃炎、慢性支气管炎、急慢性呼吸道感染、外阴瘙痒等。

【使用注意】

本品不宜与川乌、制川乌、草乌、制草乌、附子同用。

附:川贝母

川贝母首见于《神农本草经》。本品为百合科植物川贝母 *Fritillaria cirrhosa* D. Don,暗紫贝母 *F. unibracteata* Hsiao et K. C. Hsia,甘肃贝母 *F. przewalskii* Maxim. 或梭砂贝母 *F. delavayi* Franch. 的鳞茎。按性状不同分别习称松贝、青贝、炉贝和栽培品。本品主产于四川、云南、甘肃等地。夏、秋二季或积雪融化后采挖,除去须根、粗皮及泥沙,晒干或低温干燥,生用。

【原文解析】

《药性赋》曰:"贝母清痰止咳嗽而利心肺。"

川贝母味苦性微寒,具有润肺止咳之功,多治虚劳咳嗽、肺热燥咳。

其味苦、甘,性微寒;归肺、心经;具有清热润肺、化痰止咳、散结消痈的功效。本品用于肺热燥咳,干咳少痰,阴虚劳嗽,痰中带血，瘰疬，乳痈，肺痈。

【用法与用量】

3～10克；研粉冲服，一次1～2克。

【古今应用】

1.《神农本草经》："主伤寒烦热，淋沥邪气，疝瘕，喉痹，乳难，金疮，风痉。"

2.《名医别录》："疗腹中结实，心下满，洗洗恶风寒，目眩，项直，咳嗽上气，止烦热渴，出汗，安五脏，利骨髓。"

3.《药性论》："治虚热，主难产作末服之；兼治胞衣不出，取七枚末，酒下；末，点眼去肤翳；主胸胁逆气，疗时疾黄疸。"

4.《日华子本草》："消痰，润心肺。末，和砂糖为丸含，止嗽；烧灰油（调）敷人畜恶疮。"

5.《本草汇言》："贝母，开郁，下气，化痰之药也，润肺消痰，止咳定喘，则虚劳火结之证，贝母专司首剂。"

6.本品主要含有川贝碱、白炉贝素、西贝素、青贝碱等，具有祛痰、镇咳、降压、解痉、止泻、增加子宫张力等作用。本品现代临床常配伍他药，治急慢性支气管炎、上呼吸道感染、肝硬化腹水、婴幼儿消化不良、乳头皲裂等。

【使用注意】

本品不宜与川乌、制川乌、草乌、制草乌、附子同用。

62. 桔梗（jié gěng）

桔梗首见于《神农本草经》。本品为桔梗科植物桔梗 *Platycodon grandiflorum*（Jacq.）A. DC. 的干燥根。全国大部分地区均产。春、秋二季采挖，洗净，除去须根，趁鲜剥去外皮，清水中浸2～3

小时，切片，晒干生用或炒用。

【原文解析】

《药性赋》曰："桔梗开肺利胸膈而治咽喉。"

桔梗开宣肺气，通利胸膈，祛痰利咽，善治咽喉肿痛。功能宣肺化痰，利咽排脓。本品治肺气不宣，咳嗽痰多，胸闷不畅，咽喉肿痛，失声，以及肺痈初期、胸胁满痛。

其味苦、辛，性平；归肺经；具有宣肺、利咽、祛痰、排脓之功。本品用于咳嗽痰多，胸闷不畅，咽痛音哑，肺痈吐脓。

【用法与用量】

3～10克。

【古今应用】

1.《神农本草经》："主胸胁痛如刀刺，腹满肠鸣幽幽，惊恐悸气。"

2.《名医别录》："利五脏肠胃，补血气，除寒热风痹，温中消谷，疗喉咽痛，下蛊毒。"

3.《药性论》："治下痢，破血，去积气，消积聚、痰涎，主肺热气促嗽逆，除腹中冷痛，主中恶及小儿惊痫。"

4.《日华子本草》："下一切气，止霍乱转筋，心腹胀痛，补五劳，养气，除邪辟温，补虚消痰，破癥瘕，养血排脓，补内漏及喉痹。"

5.《珍珠囊补遗药性赋》："其用有四：止咽痛，兼除鼻塞；利膈气，仍治肺痈；一为诸药之舟楫；一为肺部之引经。"

6.本品含多种皂苷，主要为桔梗皂苷，多种混合皂苷经完全水解所产生的皂苷元有桔梗皂苷元、远志酸，以及少量的桔梗酸。另外还含菊糖、植物甾醇等。桔梗皂苷对口腔、咽喉部位、胃黏膜的直接刺激，能反射性地促使支气管黏膜分泌亢进，从而使痰液稀释，易于排出；桔梗有镇咳作用，有增强抗炎和免疫作用，其抗炎强度与阿司匹林相似；水提物能增强巨噬细胞的吞噬功能，增强中性白细胞的杀菌力，提高溶菌酶活性；对应激性溃疡有预防作用。桔梗粗皂苷有镇静、镇痛、解热作用，又能降血糖，降胆固醇，松弛平滑肌。桔梗皂苷具有很强的溶血作用，但口服能在消化道中分解破坏而失去溶血作用。本品现代临床常用于肺炎、急性咽炎、声带小结、小儿病毒性与消化不良性肠炎等。

【使用注意】

本品剂量过大，可引起轻度恶心，甚至呕吐。胃及十二指肠溃疡患者慎用，剂量也不宜过大。本品有较强的溶血作用，故只宜口服，不能注射。

63. 黄芩（huáng qín）

黄芩首见于《神农本草经》。本品为唇形科植物黄芩 Scutellaria baicalensis Georgi 的干燥根，主产于河北、山西、内蒙古、河南、陕西等地。春、秋两季采挖，除去须根及泥沙，晒后撞去粗皮，蒸透或开水润透切片，晒干。生用、酒炙或炒炭用。

【原文解析】

《药性赋》曰："若夫黄芩治诸热，兼主五淋。"

黄芩清热善治各种热性病证，兼治五淋、小便涩痛。有清热燥湿、泻火解毒的功效。主治一切湿热性的疾病，如湿温暑温、湿热痞满、黄疸泻痢、肺热咳嗽、痈肿疔疮。

其味苦，性寒；归肺、胆、脾、胃、大肠、小肠经；具有清热燥湿、泻火解毒、止血、安胎之功。本品用于湿温，暑温，胸闷呕恶，湿热痞满，黄疸泻痢；肺热咳嗽，高热烦渴；血热吐血；

痛肿疮毒；胎动不安。

【用法与用量】

3～10克。

【古今应用】

1.《神农本草经》："主诸热黄疸，肠澼泄痢，逐水，下血闭，恶疮疽蚀火疡。"

2.《名医别录》："疗痰热，胃中热，小腹绞痛，消谷，利小肠，女子血闭，淋露下血，小儿腹痛。"

3.陶弘景："治奔豚，脐下热痛。"（引自《汤液本草》）

4.《药性论》："能治热毒，骨蒸，寒热往来，肠胃不利，破壅气，治五淋，令人宣畅，去关节烦闷，解热渴，治热腹中疠痛，心腹坚胀。"

5.《本草正》："枯者清上焦之火，消痰利气，定喘咳，止失血，退往来寒热，风热湿热，头痛，解瘟疫，清咽，疗肺痿，乳痈发背，尤祛肌表之热，故治斑疹、鼠瘘、疮疡、赤眼；实者凉下焦之热，能除赤痢，热蓄膀胱，五淋涩痛，大肠闭结，便血，漏血。"

6.本品含黄酮类成分，主要成分为黄芩苷、黄芩苷元、汉黄芩苷、黄芩新素等，主要有抗菌、抑制流感病毒、镇静、降压、降血脂、保肝、利胆、抗凝血和抗血栓形成、抗肿瘤等作用。本品现代临床用于小儿病毒性肺炎、病毒肝炎、胆囊炎、睑腺炎、高血压等疾患。

【使用注意】

本品苦寒伤胃，脾胃虚寒者不宜使用。

64. 槐花（huái huā）

槐花首见于《日华子本草》。本品为豆科植物槐 *Sophora japonica* L. 的干燥花及花蕾。全国均产。夏季花开放或花蕾形成时采收，及时干燥，除去枝、梗及杂质。前者习称槐花，后者习称槐米。干燥，生用、炒用或炭用。

【原文解析】

《药性赋》曰："**槐花治肠风，亦医痔痢。**"

槐花为凉血止血药，善治一切出血，以止下焦出血的作用尤甚。对于大肠出血的疾患，本品更为专长，善治肠风便血（即大便下血，血在粪前，色多鲜红，多因外风侵袭或内风下乘大肠所致）、痔疮出血及赤白痢疾。

其味苦，性微寒；归肝、大肠经；具有凉血止血、清泻肝火之功。本品用于血热出血、目赤、头痛。

【用法与用量】

5～10克。

【古今应用】

1.《日华子本草》："治五痔、心痛、眼赤，杀腹脏虫及热，治皮肤风及肠风泻血、赤白痢。"

2.《珍珠囊》："凉大肠之热。"

3.《宝庆本草折衷》："炒末水调下，治中河豚毒。"

4.《本草纲目》："炒香频嚼，治失音及喉痹，又疗吐血、衄血、崩中漏下。"

5.《本草正》："清心、肺、肝、大肠之火，除五内烦热、心腹热疼，杀疳虫。治痈疽疮毒、阴疮湿痒、痔漏，解杨梅恶疮、下疳伏毒。"

6.《医林纂要》:"泄肺逆，泻心火，清肝火，坚肾水。"

7.《本草求真》:"治大、小便血，舌衄。"

8. 本品含黄酮类化合物，主要成分为芦丁和槲皮素等。近期研究表明槐花能降低毛细血管的通透性，增强毛细血管的抵抗力，还具有扩张冠状动脉、增强心肌收缩力、减慢心率、降低血压、防治动脉硬化等多种作用。本品现代临床常用于治疗高血压、糖尿病、银屑病等。

【使用注意】

脾胃虚寒及阴虚发热而无实火者慎用本品。

65. 常山（cháng shān）

常山首见于《神农本草经》。本品为虎耳草科植物常山 *Dichroa febrifuga* Lour. 的干燥根，主要产于四川、贵州等地。秋季采挖，除去须根，洗净，晒干生用，或酒炙或醋炙后用。

【原文解析】

《药性赋》曰:"常山理痰结而治温疟。"

中医有"无痰不成疟"之说，酒炒（去毒）常山能涌吐痰涎，祛痰散结，并善治先热后寒的温疟。

其味苦、辛，性寒，有毒；归肺、心、肝经；具有涌吐痰涎、截疟之功。本品用于痰饮停聚，胸膈痞塞，疟疾。

【用法与用量】

5～9克。

【古今应用】

1.《神农本草经》:"主伤寒寒热，温疟，鬼毒，胸中痰结，吐逆。"

2.《名医别录》："疗鬼蛊往来，水胀，洒洒恶寒，鼠瘘。"

3.《药性论》："治诸疟，吐痰涎。"治"项下瘤瘿"。

4.《医学入门》："截疟，吐痰，去水。治疟母及腹中积聚邪气痃结坚症。"

5.《本草正》："治狂、痫、癫、厥。"

6.《本草纲目》："常山、蜀漆有劫痰截疟之功，须在发散表邪及提出阳分之后，用之得宜，神效立见；用失其法，真气必伤。夫疟有六经疟、五脏疟、痰湿食积、瘴疫鬼邪诸疟，须分阴阳虚实，不可一概而论也。"

7. 本品含常山碱甲、乙、丙，总称常山碱，是抗疟的有效成分，其中常山碱丙抗疟作用最强，约为奎宁的100倍；常山碱甲、乙、丙通过刺激胃肠的迷走与交感神经末梢而反射性地引起呕吐。

【使用注意】

本品有毒，且能催吐，故用量不宜过大，体虚者及孕妇慎用。

66. 葶苈子 (tíng lì zǐ)

葶苈子首见于《神农本草经》。本品为十字花科植物独行菜 *Lepidium apetalum* Willd. 或播娘蒿 *Descurainia Sophia*（L.）Webb. ex Prantl. 的干燥成熟种子。全国均产。夏季果实成熟时采割植株，晒干，搓出种子。生用或炒用。

【原文解析】

《药性赋》曰："葶苈泻肺喘而通水气。"

葶苈子清泄肺热，治疗痰壅喘息，治疗水饮在肺，而见咳嗽喘促、胸满气逆、肋痛、不能平卧等病证。

其味苦、辛，性大寒；归肺、膀胱经；具有泻肺平喘、利水消肿之功。本品用于痰涎壅盛，喘息不得平卧，以及水肿、悬饮、胸腹积水、小便不利。

【用法与用量】

3～10克，包煎。

【古今应用】

1.《神农本草经》："主癥瘕积聚结气，饮食寒热，破坚逐邪，通利水道。"

2.《名医别录》："下膀胱水，伏留热气，皮间邪水上出，面目浮肿。身暴中风热痱痒，利小腹。"

3.《药性论》："能利小便，抽肺气上喘息急，止嗽。"

4.《开宝本草》："疗肺壅上气咳嗽，定喘促，除胸中痰饮。"

5.《伤寒类要》："除肾痒，唇干。"

6.《心印绀珠经》："除遍身之浮肿，逐膀胱之留热，定肺气之喘促，疗积饮之痰厥。"

7.《本草纲目》："通月经。"

8.本品含槲皮素、亚油酸、芥子苷、蛋白质、油脂、棕榈酸等，具有强心、利尿、降血压、抑菌、抗肿瘤等作用。本品现代临床常用于充血性心力衰竭、高血脂症、结核性渗出性胸膜炎、肝硬化腹水、尿路结石等。

【使用注意】

无。

67. 荜茇（bì bá）

荜茇首见于《开宝重定本草》，又称毕勃、荜茇、荜菝。本品

为胡椒科植物荜茇 *Piper longum* L. 的干燥近成熟或成熟果穗。本品产于云南、广东等地。9～10月间果穗由绿变黑时采收，除去杂质，晒干。生用。

【原文解析】

《药性赋》曰："欲温中以荜茇。"

荜茇温中散寒，下气止痛，可治疗因寒而致的脘腹冷痛、呕吐清涎、呃逆。

其味辛，性热；归胃、大肠经；具有温中散寒、下气止痛之功。本品用于胃寒脘腹冷痛、呕吐、呃逆、泄泻等。

【用法与用量】

1.5～3克，外用适量。

【古今应用】

1.《本草纲目》："荜茇，为头痛、鼻渊、牙痛要药，取其辛热能入阳明经散浮热也。"

2.《本草便读》："荜茇，大辛大热，味类胡椒，入胃与大肠，阳明药也。温中散寒，破滞气，开郁结，下气除痰，又能散上焦之浮热，凡一切牙痛、头风、吞酸等症，属于阳明湿火者，皆可用此以治之。"

3.《本草拾遗》："温中下气，补腰脚，消食，除胃冷，阴疝，痃癖。"

4.《海药本草》："主老冷心痛，水泻，虚痢，呕逆醋心，产后泄利，与阿魏和合良。亦滋食味。"

5.《日华子本草》："治霍乱，冷气，心痛血气。"

6.《本草衍义》："走肠胃中冷气，呕吐，心腹满痛。"

7.《本草图经》："治气痢神良。"

8.《医学入门》："消痰破积，治肾寒疝腰脚眚。"

9.本品含胡椒碱、棕榈酸、四氢胡椒酸等，能降低外源性和内源性总胆固醇，能对抗多种条件所致的缺氧及心肌缺血，能纠正动物实验性心律失常；有镇静、镇痛、解热等作用。

【使用注意】

无。

68. 生姜（shēng jiāng）

生姜首见于《名医别录》。本品为姜科植物姜 *Zingiber officinale* Rosc. 的新鲜根茎。各地均产。秋、冬二季采挖，除去须根和泥沙。切片，生用。

【原文解析】

《药性赋》曰:"用发散以生姜。"

生姜解表散寒，用于表邪侵袭所致头痛、鼻塞不通等证，因此有"用发散以生姜"一说。

其味辛，微温；归肺、脾、胃经；具有解表散寒、温中止呕、化痰止咳、解鱼蟹毒之功。本品用于风寒感冒，胃寒呕吐，寒痰咳嗽，鱼蟹中毒。

【用法与用量】

3～10克，外用适量。

【古今应用】

1.《名医别录》："主伤头痛鼻塞，咳逆上气。"

2.《药性论》："主痰水气满，下气；生与干并治嗽，疗时疾，止呕吐不下食。"

3.《本草经集注》："杀半夏、莨菪毒。去痰下气，止呕吐，除风邪寒热。"

4.《备急千金要方》:"通汗,去膈上臭气。"

5.《本草拾遗》:"汁,解毒药,破血调中,去冷除痰,开胃。"

6.《本草衍义》:"治暴逆气,嚼三两皂子大,下咽定,屡服屡定。初得寒热痰嗽,烧一块,冷啮之,终日间嗽自愈;暴赤眼无疮者,以古铜钱刮净姜上,取汁于钱唇点目,热泪出,今日点,来日愈。"

7.《医学启源》:"温中去湿。制厚朴毒。"

8.本品含挥发油,主要有姜醇、姜烯、姜辣素等,能促进消化液分泌,煎剂对胃黏膜有保护作用;具有抗炎、抗菌、镇痛、止吐作用。本品现代临床常用于感冒、腮腺炎、妊娠呕吐等。

【使用注意】

无。

69. 五味子 (wǔ wèi zǐ)

五味子首见于《神农本草经》。本品为木兰科植物华中五味子 Schisandra sphenanthera Rehd. et Wils. 的干燥成熟果实,主要产于东北、长江流域等地。秋季果实成熟时采摘,晒干,除去果梗和杂质。生用或经醋、蜜拌蒸晒干用。

【原文解析】

《药性赋》曰:"五味子止嗽痰,且滋肾水。"

五味子以酸为主,善于敛肺滋肾,用于久咳虚喘、自汗、盗汗、肾虚喘咳、梦遗滑精等。

其味酸,性温;归肺、心、肾经;具有收敛固涩、益气生津、补肾宁心之功。本品用于久嗽虚喘,梦遗滑精,遗尿尿频,久泻不止,自汗盗汗,津伤口渴,内热消渴,心悸失眠。

【用法与用量】

2～6 克。

【古今应用】

1.《神农本草经》:"主益气,咳逆上气,劳伤羸瘦,补不足,强阴,益男子精。"

2.《医林纂要》:"宁神,除烦渴,止吐衄,安梦寐。"

3.《日华子本草》:"明目,暖水脏,治风,下气,消食,霍乱转筋,痃癖奔豚冷气,消水肿,反胃,心腹气胀,止渴,除烦热,解酒毒,壮筋骨。"

4.《本草蒙筌》:"风寒咳嗽,南五味为奇;虚损劳伤,北五味最妙。"

5.《本草通玄》:"固精,敛汗。"

6. 本品含挥发油和木脂素类化合物,尚含有少量有机酸、鞣质、树脂等。药理研究表明五味子有祛痰镇咳、兴奋呼吸、抗病毒及对大脑皮层的双向调节作用等。本品现代临床用于治疗神经衰弱、肝炎、肠炎等疾病。

【使用注意】

凡表邪未解、内有实热、咳嗽初起、麻疹初起者不宜使用本品。

70. 海狗肾（hǎi gǒu shèn）

海狗肾又名腽肭脐,为海狮科动物海狗 *Callorhimus ursinus* Linnaeus、海豹科动物斑海豹 *Phoca largha* Pallas 或点斑海豹 *Phoca vitulina* Linnaeus 的阴茎和睾丸。

【原文解析】

《药性赋》曰:"腽肭脐疗痨瘵,更壮元阳。"

中医中"劳瘵"为虚损重证，诊断应首辨阴虚、阳虚。海狗肾治疗阳虚所致诸虚百损，因此原文提及更壮元阳。

其味咸，性热；归肾经；具有暖身壮阳、益精填髓之功。本品用于阳痿精冷，精少不育；夜尿频多，心腹冷痛，腰膝痿软。

【用法与用量】

6～9克。

【古今应用】

1.《本草经疏》："阴虚火炽及骨蒸劳嗽等候，咸在所忌。"

2.《本草求真》："脾胃挟有寒湿者，亦忌。"

3.《药性论》："治男子宿癥、气块、积冷，劳气羸瘦，肾精衰损，多色成肾劳，瘦悴。"

4.《本草拾遗》："主鬼气尸疰，梦与鬼交，鬼魅狐魅，心腹痛，中恶邪气，宿血结块，痃癖羸瘦。"

5.《海药本草》："主五劳七伤，阴痿少力，肾气衰弱，虚损，背膊劳闷，面黑精冷。"

6.《日华子本草》："补中，益肾气，暖腰膝，助阳气，破癥结，疗惊狂痫疾及心腹疼，破宿血。"

7.《本草再新》："壮阳补阴。"

8.《青岛中草药手册》："固精壮阳，暖肾，补肝，并有温补滋养之效。主治肾虚阳痿，体虚祛寒，腰膝软弱。"

9.《中国动物药》："益精补髓。治阳痿遗精。"

10. 本品含雄性激素、蛋白质及脂肪等。药理研究表明有雄性激素样作用，现代临床常用于不育等症。

【使用注意】

阴虚火旺及骨蒸劳嗽者忌用本品。

71. 川芎（chuān xiōng）

川芎首见于《神农本草经》。本品为伞形科植物川芎 *Ligusticum chuanxiong* Hort. 的干燥根茎。主产于云南、贵州、四川等地。夏季采挖，晒后烘干，切片。生用、醋炙或酒炙用。

【原文解析】

《药性赋》曰："原夫川芎祛风湿、补血清头。"

川芎为血分中的气药，通行周身，无处不到，它能通行血中之气，使气行血生，通过走窜达到祛风湿、散瘀血、养新血、清头风、止头痛之目的。

其味辛，性温；归肝、胆、心包经；具有活血行气、祛风止痛之功。本品用于血瘀气滞诸痛，如头痛、风湿痹痛、痛经等。

【用法与用量】

3～10克。

【古今应用】

1.《神农本草经》："主中风入脑头痛、寒痹，筋脉缓急，金创，妇人血闭无子。"

2.《本草汇言》："芎劳，上行头目，下调经水，中开郁结，血中气药……尝为当归所使，非第治血有功，而治气亦神验也……味辛性阳，气善走窜而无阴凝黏滞之态，虽入血分，又能去一切风，调一切气。"

3.《名医别录》："除脑中冷动，面上游风去来，目泪出，多涕唾，忽忽如醉，诸寒冷气，心腹坚痛，中恶，卒急脚痛，胁风痛，温中内寒。"

4.《本草经集注》："齿根出血者，含之多瘥。"

5.《药性论》:"治腰脚软弱,半身不遂,主胞衣不出,治腹内冷痛。"

6.《日华子本草》:"治一切风,一切气,一切劳损,一切血,补五劳,壮筋骨,调众脉,破癥结宿血,养新血,长肉,鼻洪、吐血及溺血,痔瘘,脑痛发背,瘰疬瘿赘,疮疥及排脓消瘀血。"

7.《珍珠囊》:"散诸经之风。""治头痛、颈痛。""上行头角,助清阳之气,止痛;下行血海,养新生之血调经。"

8.本品含挥发油、生物碱和有机酸等,具有清除氧自由基、钙拮抗、扩血管、抗血小板聚集和血栓形成、神经保护等多种药理作用。本品现代临床常用于心脑血管疾病、支气管哮喘、偏头痛、肾病综合征、糖尿病肾病等。

【使用注意】

阴虚火旺、多汗、热盛及无瘀滞之出血者和孕妇均应慎用本品。

72. 续断(xù duàn)

续断首见于《神农本草经》。本品为川续断科植物川续断 *Dipsacus asper* Wall. ex Henry 的干燥根,主要产于四川、云南、湖北等地。秋季采挖,除去根头和须根,用微火烘至半干,堆置"发汗"至内部变绿色时,再烘干,切片用。

【原文解析】

《药性赋》曰:"续断治崩漏、益筋强脚。"

续断能补肝肾,固冲任,治疗冲任不固的崩漏及妊娠下血、胎动不安;又能通经脉,续筋骨,治疗折伤及肝肾不足、血脉不利所致的腰膝酸痛、肢体疼痛。

其味苦辛,性微温;归肝、肾经;具有补肝肾、强筋骨、续折伤、止崩漏之功。本品用于肝肾不足，腰膝酸软，风湿痹痛，跌仆损伤，筋伤骨折，崩漏，胎漏。酒续断多用于风湿痹痛，跌仆损伤，筋伤骨折。盐续断多用于腰膝酸软。

【用法与用量】

9 ～ 15 克。

【古今应用】

1.《神农本草经》："主伤寒，补不足，金疮，痈疡、折跌，续筋骨，妇人乳难，久服益气力。"

2.《名医别录》："主崩中漏血，金疮血内漏，止痛，生肌肉，及踠伤，恶血，腰痛，关节缓急。"

3.《药性论》："主绝伤，去诸温毒，能宣通经脉。"

4.《日华子本草》："助气，调血脉，补五劳七伤，破癥结瘀血，消肿毒，肠风，痔瘘，乳痈，瘰疬，仆损，妇人产前后一切病，面黄虚肿，缩小便，治泄精，尿血，胎漏，子宫冷。"

5.《滇南本草》："补肝，强筋骨，走经络，止经中（筋骨）酸痛，安胎，治妇人白带，生新血，破瘀血，落死胎，止咳嗽，咳血，治赤白便浊。"

6.《滇南本草图说》："治一切无名肿毒、杨梅、天疱诸疮。"

7.《医林纂要》："坚肾，补肝，去伤，续断。"

8.《本草求原》："治肝肾病及心肺，骨蒸劳热，盗汗烦躁，气喘咳嗽脓血。"

9.本品含川续断皂苷Ⅵ、常春藤苷、喜树次碱、川续断碱、熊果酸、常春藤皂苷元等，有促进骨折损伤愈合、抗骨质疏松、抗维生素 E 缺乏、抗衰老、增强免疫等作用。

【使用注意】

无。

73. 麻黄（má huáng）

麻黄首见于《神农本草经》。本品为麻黄科植物草麻黄 *Ephedra sinica* Stapf、中麻黄 *Ephedra intermedia* Schrenk et C. A. Mey. 或木贼麻黄 *Ephedra equisetina* Bge. 的干燥草质茎，主产于北方等地。秋季采割绿色的草质茎，晒干，切段。生用、蜜炙或捣绒用。

【原文解析】

《药性赋》曰："麻黄表汗以疗咳逆。"

麻黄入肺达表，善能发汗散寒行表气，发汗解表，治疗伤寒表实、发热恶寒。

其味辛、微苦，性温；归肺、膀胱经；具有发汗散寒、宣肺平喘、利水消肿之功。本品用于风寒感冒，胸闷喘咳，风水浮肿。蜜麻黄润肺止咳。多用于表证已解，气喘咳嗽。

【用法与用量】

2～10 克。

【古今应用】

1.《神农本草经》："主中风，伤寒头痛，温疟。发表出汗，去邪热气，止咳逆上气，除寒热，破癥坚积聚。"

2.《本草纲目》："散目赤肿痛，水肿，风肿。""麻黄乃肺经专药，故治肺病多用之。张仲景治伤寒，无汗用麻黄，有汗用桂枝。"

3.《名医别录》："主五脏邪气缓急，风胁痛，字乳余疾。止好唾，通腠理，解肌，泄邪恶气，消赤黑斑毒。"

4.《药性论》："治身上毒风顽痹，皮肉不仁。主壮热，解肌发汗，温疟，治温疫。"

5.《日华子本草》:"通九窍,调血脉,开毛孔皮肤,逐风,破癥瘕积聚,逐五脏邪气,退热,御山岚瘴气。"

6.《珍珠囊》:"泄卫中实,去营中寒,发太阳、少阴之汗。"

7.《滇南本草》:"治鼻窍闭塞不通、香臭不闻,肺寒咳嗽。"

8.《本草蒙筌》:"劫咳逆、痿痹。"

9. 本品含麻黄碱,并含少量伪麻黄碱、挥发油等。挥发油有发汗作用,挥发油乳剂有解热作用。麻黄碱和伪麻黄碱均有缓解支气管平滑肌痉挛的作用。伪麻黄碱有明显的利尿作用。本品现代临床常用于感冒、上呼吸道感染、急慢性支气管哮喘、急性肾炎、过敏性鼻炎等疾病。

【使用注意】

本品宣肺力强,凡表虚自汗、阴虚盗汗及肺肾虚喘者均当慎用。

74. 韭子 (jiǔ zǐ)

韭菜子首见于《名医别录》。本品为百合科植物韭菜 *Allium tuberosum* Rottl. ex Spreng. 的干燥成熟种子。全国各地均产。秋季果实成熟时采收果序,晒干,搓出种子,除去杂质。生用或盐水炙用。

【原文解析】

《药性赋》曰:"韭子壮阳而医白浊。"

韭菜子温肾壮阳,治疗色欲过度及老年阳衰所致下元虚寒所引起的遗精、白浊,女子白带过多。

其味辛、甘,性温;归肾、肝经;具有温补肝肾、壮阳固精之功。本品用于肝肾亏虚,腰膝酸痛,阳痿遗精,遗尿尿频,白浊带下。

【用法与用量】

3～9克。

【古今应用】

1.《本草经集注》:"主梦泄精。溺白。"

2.《本草纲目》:"补肝及命门。治小便频数、遗尿,女人白淫白带。"

3.《日华子本草》:"暖腰膝。治鬼交甚效,入药炒用。"

4.《滇南本草》:"补肝肾,暖腰膝,兴阳道,治阳痿。"

5.《本草汇言》:"通淋浊,利小水。"

6.《本草正》:"(治)妇人阴寒,少腹疼痛。"

7.《本草再新》:"治筋骨疼痛,赤白带下。"

8.《岭南采药录》:"患鼻渊,烧烟熏之。内服能散跌打损伤积瘀。"

9.《现代实用中药》:"治疝痛。"

10.本品含生物碱及皂苷,具有强大的抗菌作用,能祛痰,但口服大量会引起红细胞溶解。本品现代临床常用于肝肾不足、腰膝痿软等证。

【使用注意】

本品阴虚火旺者忌服。

75. 川乌 (chuān wū)

川乌首见于《神农本草经》。本品为毛茛科植物乌头 *Aconitum carmichaelii* Debx. 的干燥母根,主要产于云南、四川、陕西等地。6月下旬至8月上旬采挖,除去子根、须根及泥沙,晒干。生用或水浸、煮透、切片,制后用。

【原文解析】

《药性赋》曰:"川乌破积,有消痰治风痹之功。"

川乌能破寒积、消寒痰凝滞、搜风胜寒湿,用于阳衰阴胜之沉寒冷结、腹痛坚积、风湿顽痹。

其味辛、苦,性热,大毒;归心、肝、肾、脾经;具有祛风除湿、温经止痛之功。本品用于风寒湿痹,关节疼痛,心腹冷痛,寒疝作痛及麻醉止痛。

【用法与用量】

1.5 ～ 3 克;宜先煎、久煎。外用适量。

【古今应用】

1.《神农本草经》:"主中风恶风,洗洗出汗,除寒湿痹,咳逆上气,破积聚寒热。"

2.《长沙药解》:"乌头,温燥下行,其性疏利迅速,开通关腠,驱逐寒湿之力甚捷,凡历节、脚气、寒疝、冷积、心腹冷痛之类并有良功。"

3.《药性论》:"乌头,能治恶风憎寒,湿痹,逆气,冷痰包心,肠腹疞痛,痃癖气块,益阳事,治齿痛,主强志。""乌喙,能治男子肾气衰弱,阴汗,主疗风温(应作'寒')湿邪痛,治寒热痈肿,岁月不消者。"

4.《珍珠囊》:"祛寒湿风痹、血痹。"

5.《医学启源》:"疗风痹半身不遂,引经药也。《主治秘要》云:其用有六:除寒一也;去心下坚痞二也;温养脏腑三也;治诸风四也;破聚滞气五也;感寒腹痛六也。"

6.《本草纲目》:"助阳退阴,功同附子而稍缓。"

7.《本经逢原》:"阴疽久不溃者,溃久疮寒,歹肉不敛者,并宜少加以通血脉。"

8.《本经逢原》:"入祛风药,同细辛、黑豆煮。"

9. 本品含生物碱,主要为乌头碱、次乌头碱、新乌头碱等。川乌有明显的抗炎、镇痛、镇静、局麻作用。本品现代临床常用于治疗风湿性关节炎、三叉神经痛、肩周炎、颈椎病、面瘫等疾病。

【使用注意】

本品生品内服慎用,孕妇忌用;制川乌孕妇慎用;不宜与半夏、川贝母、浙贝母、瓜蒌、天花粉、白及、白蔹同用。

76. 天雄 (tiān xióng)

天雄为毛茛科乌头属植物乌头 *Aconitum carmichaeli* Debx. 形长的块根。

【原文解析】

《药性赋》曰:"天雄散寒,为祛湿助精阳之药。"

天雄与川乌药物来源相同,但天雄为川乌不生新根的独生者。它的性味功效也与川乌略同,其气味较川芎雄烈,助阳作用更强,多用于补肾阳、散寒湿、益精气,治虚寒失精。

其味辛、苦,性热,大毒;归心、肾经;具有祛风散寒、益火助阳之功。本品用于风寒湿痹及肾阳虚衰之腰膝软弱、冷痛,力量强于川乌。

【用法与用量】

2～6克,外用适量,内服宜炮制后使用。

【古今应用】

1.《神农本草经》:"主大风,寒湿痹,历节痛,拘挛缓急,破积聚邪气,金疮,强筋骨,轻身健行。"

2.《名医别录》:"疗头面风去来疼痛,心腹结积,关节重,不能行步，除骨间痛，长阴气，强志，令人武勇，力作不倦。又堕胎。"

3.《药性论》："能治风痰，冷痹，软脚毒风，能止气喘促急。杀禽、虫毒。"

4.《日华子本草》："治一切风、一切气，助阳道，暖水脏，补腰膝，益精明目，通九窍，利皮肤，调血脉，四肢不遂，破瘀癖癥结，排脓止痛，续骨，消瘀血，补冷气虚损，霍乱转筋，背脊偻伛，消风痰，下胸膈水，发汗，止阴汗。炮含治喉痹。"

【使用注意】

阴虚阳盛者以及孕妇禁服本品。

77. 川椒（chuān jiāo）

川椒即花椒，首见于《神农本草经》。本品为芸香科植物青椒 *Zanthoxylum schinifolium* Sieb. et Zucc. 或花椒 *Zanthoxylum bungeanum* Maxim. 的干燥成熟果皮。我国大部分地区均产。秋季采收成熟果实，晒干，除去种子和杂质。生用或炒用。

【原文解析】

《药性赋》曰："观夫川椒达下。"

川椒（花椒）散寒逐湿、畅气止痛，散寒作用偏于下焦，因此，原文说"达下"，本品主要用于治疗寒证吐泻、虫痛、疝痛。

其味辛，性温，有毒；归脾、胃、肾经；具有温中止痛、杀虫止痒之功。本品内服用于中寒腹痛，寒湿吐泻；虫积腹痛，手足厥逆，烦闷吐蛔；湿疹。本品外用煎水洗，治阴部瘙痒。

【用法与用量】

3～6克；外用适量，煎汤熏洗。

【古今应用】

1.《神农本草经》："主邪气呃逆，温中，逐骨节皮肤死肌，寒湿痹痛，下气。"

2.《本草纲目》："椒，纯阳之物，其味辛而麻，其气温以热。入肺散寒，治咳嗽；入脾除湿，治风寒湿痹，水肿泻痢；入右肾补火，治阳衰溲数，足弱，久痢诸证。"

3.《名医别录》："秦椒，疗喉痹，吐逆，疝瘕；去老血，产后余疾，腹痛；出汗，利五脏。""蜀椒，除六腑寒冷，伤寒，温疟，大风，汗不出，心腹留饮，宿食，肠澼下利，泄精，女子字乳余疾。散风邪，瘕结，水肿，黄疸，鬼疰，蛊毒。杀虫、鱼毒。开腠理，通血脉，坚齿发，调关节，耐寒暑。"

4.《药性论》："秦椒，能治恶风，遍身四肢顽痹，齿浮肿摇动。主女人月闭不通，治产后恶血痢、多年痢。主生发，疗腹中冷痛。""蜀椒，能治冷风、顽头风，下泪，腰脚不遂，虚损留结，破血，下诸石水。能治嗽，除齿痛。"

5.《备急千金要方》："去心下冷气，除五脏六腑寒，百骨节中积冷。"

6.《食疗本草》："秦椒灭瘢，长毛去血，蜀椒下乳汁。"

7.《日华子本草》："蜀椒，破癥结，开胃，治天行时气，温疾，产后宿血，治心腹气，壮阳，疗阴汗，暖腰膝，缩小便。"

8.本品含挥发油，主要为柠檬烯、紫苏烯、芳樟醇、爱草脑、香草木宁碱、单叶芸香品碱、脱肠草素等。本品能镇痛抗炎，杀疥螨。现代药理研究证明花椒油具有麻醉、止痛、抗菌、抗肿瘤、驱虫等药理作用。

【使用注意】

无。

78. 干姜（gān jiāng）

干姜首见于《神农本草经》。本品为姜科植物姜 *Zingiber officinale* Rosc. 的干燥根茎。全国大部分均产。冬季采挖，除去须根和泥沙，晒干或低温干燥。生用。趁鲜切片晒干或低温干燥者称为"干姜片气"。

【原文解析】

《药性赋》曰："干姜暖中。"

干姜与川椒功效相似，也具有温通作用，但干姜偏于"温中"，治中阳不振之腹痛吐逆、下利、四肢厥冷。

其味辛，性热；归脾、胃、肾、心、肺经；具有温中散寒、回阳通脉、温肺化饮之功。本品用于脘腹冷痛，呕吐泄泻，肢冷脉微，寒饮喘咳。

【用法与用量】

3～10克。

【古今应用】

1.《珍珠囊》："干姜其用有四：通心阳，一也；去脏腑沉寒痼冷，二也；发诸经之寒气，三也；治感寒腹痛，四也。"

2.《本草求真》："干姜，大热无毒，守而不走，凡胃中虚冷，元阳欲绝，合以附子同投，则能回阳立效，故书有附子无姜不热之句。"

3.《本草经集注》："杀半夏、莨菪毒。"

4.《药性论》："治腰肾中疼冷，冷气，破血，去风，通四肢关节，开五脏六腑，去风毒冷痹，夜多小便。治嗽，温中，用秦艽为使，主霍乱不止，腹痛，消胀满冷痢，治血闭。病人虚而冷，宜加用之。"

5.《新修本草》:"治风,下气,止血,宣诸络脉,微汗。"

6.《日华子本草》:"消痰下气,治转筋吐泻,腹脏冷,反胃干呕,瘀血扑损,止鼻洪,解冷热毒,开胃,消宿食。"

7.《医学启源》:"《主治秘要》云:通心气,助阳,去脏腑沉寒,发诸经之寒气,治感寒腹痛。"

8.《长沙药解》:"燥湿温中,行郁降浊,下冲逆,平咳嗽,提脱陷,止滑泄。"

9.本品含挥发油,以及胡萝卜苷、棕榈酸、环丁二酸酐等非挥发性成分,具有镇静抗炎、抗菌、止泻、抗肿瘤、抗氧化、改善局部血液循环、抑制血栓等作用。本品现代临床常用治疗急性胃肠炎、慢性胃炎、急性肠梗阻、褥疮、肛裂、手足皲裂等。

【使用注意】

阴虚内热、血热妄行者忌用本品。

79. 胡芦巴（hú lú bā）

胡芦巴首见于《嘉祐本草》。本品为豆科植物胡芦巴 *Trigonella foenum-graecum* L. 的成熟种子,主产于河南、四川等地。果实成熟时割取全草,打下种子,晒干。生用或微炒用。

【原文解析】

《药性赋》曰:"胡芦巴治虚冷之疝气。"

胡芦巴入肾经走下焦,用于治疗虚寒久疝、阴囊收缩、局部冰冷、寒湿脚气、睾丸肿痛。

其味苦,性温;归脾、胃、肾经;具有温肾助阳、祛寒止痛的功效。本品用于肾阳不足、肾脏虚冷、寒湿凝滞下焦的阳痿、寒疝、经寒小腹冷痛、小肠疝气、寒湿脚气。

【用法与用量】

5～10 克。

【古今应用】

1.《本草纲目》："今医家治元脏虚冷为要药，而唐以前方不见用，本草不著，盖是近出。"

2.《证类本草》："元脏虚冷气。得附子、硫黄，治肾虚冷，腹胁胀满，面色青黑。得茴香子、桃仁，治膀胱气甚效。"

3.《本草便读》："补肾壮元阳，辛苦温通有效，入肝宣冷滞。疝瘕寒湿宜求。"

4.本品含葫芦巴碱、番木瓜碱、胆碱、牡荆素、脂肪油、蛋白质、糖类等。本品现代临床常用于降血糖、利尿、抗炎、改善血脂、抗肿瘤、提高免疫力等。

【使用注意】

本品阴虚火旺、湿热下注者忌用。

80. 卷柏（juǎn bǎi）

卷柏首见于《神农本草经》。本品为卷柏科植物卷柏 *Selaginella tamariscina*（Beauv.）Spring 或垫状卷柏 *Selaginella pulvinata*（Hook et Grev.）Maxim. 的干燥全草。全年均可采收，除去须根和泥沙，晒干。

【原文解析】

《药性赋》曰："生卷柏破癥瘕而血通。"

生卷柏破瘀血，通血脉，善治闭经、癥瘕积聚。

其味辛，性平；归肝、心经；具有活血通经之功。本品用于经闭痛经，癥瘕痞块，跌仆损伤。卷柏炭化瘀止血。用于吐血，崩漏，便血，脱肛。

【用法与用量】

5 ～ 10 克。

【古今应用】

1.《神农本草经》："主五脏邪气，女子阴中寒热痛、癥瘕、血闭绝子，久服轻身，和颜色。"

2.《本草求真》："卷柏，其治有分生熟。生则微寒，力能破血通经，故治癥瘕淋结等症；炙则辛温，能以止血，故治肠红脱肛等症。性与侧柏叶悬殊，治亦稍异，不可不辨。"

3.《名医别录》："止咳逆，治脱肛，散淋结，头中风眩，痿蹶，强阴益精。"

4.《本草纲目》："凡用，以盐水煮半日，再以井水煮半日，晒干焙用。"

【使用注意】

孕妇慎用本品。

81. 白术（bái zhú）

白术首见于《神农本草经》。本品为菊科植物白术 *Atractylodes macrocephala* Koidz. 的干燥根茎，主产于浙江、湖北等地。冬季下部叶枯黄、上部叶变脆时采挖，除去泥沙，烘干或晒干，再除去须根。生用或麸炒用。

【原文解析】

《药性赋》曰："白术消痰壅、温胃，兼止吐泻。"

白术补脾祛湿，可用于治疗中虚脾阳不运而致的痰饮、痞满、泄泻。

其味苦、甘，性温；归脾、胃经；具有健脾益气、燥湿利水、止汗、安胎之功。本品用于脾虚食少，腹胀泄泻，痰饮眩悸，水肿，自汗，胎动不安。

【用法与用量】

5～10 克。

【古今应用】

1.《神农本草经》："主风寒湿痹，死肌，痉，疸，止汗，除热，消食。作煎饵久服，轻身延年不饥。"

2.《名医别录》："主大风在身面，风眩头痛，目泪出。消痰水，逐皮间风水结肿，除心下急满及霍乱吐下不止。利腰脐间血，益津液，暖胃，消谷，嗜食。"

3.《药性论》："能主大风顽痹，多年气痢，心腹胀痛。破消宿食，开胃，去痰涎，除寒热，止下泄。主面光悦，驻颜，去䵟，治水肿满。止呕逆、腹内冷痛、吐泻不住及胃气虚冷痢。"

4.《新修本草》："利小便，及用苦酒渍之，用拭面䵟黵，极效。"

5.《日华子本草》："治一切风疾，五劳七伤，冷气腹胀。补腰膝，消痰，治水气，利小便，止反胃呕逆，及筋骨弱软，痃癖气块，妇人冷癥瘕，温疾，山岚瘴气，除烦长肌。"

6.《医学启源》："除湿益燥，和中益气。其用有九：温中一也；去脾胃中湿二也；除胃热三也；强脾胃，进饮食四也；和胃，生津液五也；主肌热六也；治四肢困倦，目不欲开，怠惰嗜卧，不思饮食七也；止渴八也；安胎九也。"

7.《本草通玄》："补脾胃之药，更无出其右者。土旺则能健运，故不能食者，食停滞者，有痞积者，皆用之也。土旺则能胜湿，故患痰饮者，肿满者，湿痹者，皆赖之也。土旺则清气善升，而精微上奉，浊气善降，而糟粕下输，故吐泻者，不可阙也。"

8.本品主要含有挥发油，主要有苍术酮、苍术醇、苍术醚、苍术内酯等，并含有果糖、白术多糖、多种氨基酸及维生素 A 样物质等成分。本品具有提高幼小动物体重、利尿、保肝、降血糖等作用，还具有抗肿瘤作用。本品现代临床常用于消化不良、厌食、便秘、慢性肠炎、肝硬化腹水等。

【使用注意】

本品温燥，阴虚内热或津亏燥渴者慎用。

82. 石菖蒲（shí chāng pǔ）

石菖蒲首见于《神农本草经》。本品为天南星科植物石菖蒲 *Acorus tatarinowii* Schott 的干燥根茎，主产于四川、浙江、江苏等地。秋、冬二季采挖，除去须根和泥沙，晒干。生用。

【原文解析】

《药性赋》曰："菖蒲开心气、散冷，更治耳聋。"

石菖蒲开通心窍，醒神清脑，散寒除浊，善于治疗神魂迷乱、痴呆、健忘、耳聋不聪。

其味辛、苦，性温；归心、胃经；具有开窍豁痰、醒神益智、化湿开胃的功效。本品用于神昏癫痫，健忘耳聋，耳鸣耳聋，脘痞不饥，噤口下痢。

【用法与用量】

3 ～ 10 克。

【古今应用】

1.《神农本草经》："主风寒湿痹，咳逆上气，开心孔，补五脏，通九窍，明耳目，出音声。久服轻身，不忘，不迷惑，延年。"

2.《本草纲目》："治中恶卒死，客忤癫痫，下血崩中，安胎漏，散痈肿。"

3.《名医别录》："主耳聋，痈疮，温肠胃，止小便利，四肢湿痹、不得屈伸，小儿温疟，身积热不解，可作浴汤。聪耳目，益心智，高志不老。"

4.《药性论》："治风湿顽痹，耳鸣，头风，泪下，杀诸虫，治恶疮疥瘙。"

5.《日华子本草》："除风下气，除烦闷，止心腹痛，霍乱转筋。治客风疮疥，涩小便，杀腹藏虫。耳痛，作末、炒，承热裹窨，甚验。"

6.《滇南本草》："治九种胃气，止疼痛。"

7.《本草备要》："补肝益心，去湿逐风，除痰消积，开胃宽中。疗噤口毒痢，风痹惊痫。"

8.《得宜本草》："功专开发心阳。"

9.《本草再新》："止鼻血，散牙。"

10. 本品主要含有挥发油，主要有石竹烯、石菖醚等。其具有镇静作用和抗惊厥作用；挥发油有平喘和减慢心率作用；煎剂可促进消化液分泌；浸出液可抑制皮肤真菌。本品现代临床常用于癫痫、老年性痴呆、健忘、慢性胃炎、儿童智力低下等。

【使用注意】

无。

83. 丁香（dīng xiāng）

丁香首见于《雷公炮炙论》。本品为桃金娘科植物丁香 *Eugenia caryophyllata* Thunb. 的干燥近成熟果实，主产于坦桑尼亚、马来西亚、印度尼西亚，我国主产于广东、海南等地。果将熟时采摘，晒干生用。

【原文解析】

《药性赋》曰："丁香快脾胃而止吐逆。"

丁香暖胃运脾，善于治疗寒凝气郁而致之心腹冷痛、呃逆。

其味甘，性平；归肺、胃、肝经；具有祛风、通络、活血、下乳的功效。本品用于痹痛拘挛，胸胁胀痛，乳汁不通，乳痈肿痛。

【用法与用量】

5～12克。

【古今应用】

1.《日华子本草》："治口气、反胃、鬼疰蛊毒，及疗肾气、奔豚气、阴痛，壮阳，暖腰膝，治冷气，杀酒毒，消痃癖，除冷劳。"

2.《本草正》："温中快气。治上焦呃逆，除胃寒泻痢、七情五郁。"

3.《海药本草》："主风疳䘌，骨槽劳臭。治气，乌髭发，杀虫，疗五痔，辟恶去邪。治奶头花，止五色毒痢，正气，止心腹痛。"

4.《开宝本草》："温脾胃，止霍乱壅胀、风毒诸肿、齿疳䘌。"

5.《本草蒙筌》："止气忒、气逆。"

6.《本草纲目》："治虚哕、小儿吐泻、痘疮胃虚灰白不发。"

7.本品主要含有丁香油酚、乙酰丁香油酚等挥发油，能促进胃液分泌，增强消化力，减轻恶心呕吐，缓解腹部气胀；有镇痛抗炎、抗菌、杀螨、抗血小板聚集等作用。本品现代临床用于治疗妊娠呕吐、口腔溃疡、头痛等。

【使用注意】

本品辛散，热证及阴虚火旺者慎用；畏郁金。

84. 高良姜（gāo liáng jiāng）

高良姜首见于《名医别录》。本品为姜科植物高良姜 *Alpinia officinarun* Hance 的干燥根茎，主产于广东、广西、海南等地。夏末秋初采挖生长 4 ～ 6 年的根茎，除去地上茎、须根及残留鳞片，洗净，切段，晒干。生用。

【原文解析】

《药性赋》曰："良姜止心气痛之攻冲。"

高良姜止心气痛中"心气痛"做"心下痛"解，心下即胃，因此高良姜治疗的是胃脘部的疼痛不适或微寒腹痛泄泻。因其药性辛热，凡属胃火作呕、湿热作泻、气虚作痛者不在此范围之内。

其性热，味辛；归脾、胃经；具有温胃散寒、消食止痛、温中止呕之功效。本品用于胃寒冷痛，亦可用于胃寒呕吐。此外，治突发性心腹绞痛如剧、两胁支满、烦闷不可忍者，常与厚朴、当归、桂心等配合使用。

【用法与用量】

3 ～ 6 克。水煎服，研末冲服一般每次 3 克。

【古今应用】

1.《名医别录》："主暴冷，胃中冷逆，霍乱腹痛。"

2.《药性论》："治腹内久冷，胃气逆，呕吐。治风，破气，腹冷气痛，去风冷痹弱，疗下气冷逆冲心，腹痛吐泻。"

3.《本草拾遗》："下气，益声，好颜色。煮作饮服之，止痢及霍乱。"

4.《日华子本草》："治转筋泻痢，反胃呕食，解酒毒，消宿食。"

5.《本草纲目》:"健脾胃，宽噎膈，破冷癖，除瘴疟。"

6. 姚可成《食物本草》:"去白睛翳膜，补肺气，益脾胃，理元气。"

7.《本草求原》:"治脚气欲吐，目卒赤，风冷痹痛。"

8.《本草汇言》:"高良姜，祛寒湿、温脾胃之药也。若老人脾肾虚寒，泄泻自利，妇人心胃暴痛，因气怒、因寒痰者，此药辛热纯阳，除一切沉寒痼冷，功与桂、附同等。苟非客寒犯胃，胃冷呕逆，及伤生冷饮食，致成霍乱吐泻者，不可轻用。"

9. 高良姜含挥发油 0.5% ～ 1.5%，油中主要成分为 1,8- 桉叶素、桂皮酸甲酯、丁香油酚、蒎烯、荜澄茄烯及辛辣成分高良姜酚等，尚含黄酮类高良姜素、山奈素、山奈酚、槲皮素、异鼠李素等。相关动物实验研究显示，高良姜有镇痛抗炎作用。此外本品煎液对炭疽杆菌、溶血性链球菌、白喉及类白喉杆菌、肺炎球菌、金黄色葡萄球菌、白色葡萄球菌等革兰阳性嗜气菌皆有抗菌作用。

【使用注意】

无。

85. 肉苁蓉 (ròu cōng róng)

肉苁蓉首见于《神农本草经》。本品为列当科植物肉苁蓉 *Cistanche deserticola* Y. C. Ma 的带鳞叶的肉质茎，主产于内蒙古、甘肃、新疆、青海等地。春季苗未出土或刚出土时采挖，除去花序。切片生用，或酒制用。

【原文解析】

《药性赋》曰:"肉苁蓉填精益肾。"

肉苁蓉善于填精补肾，属于缓和填补之药，对肾虚阳痿、遗精早泄、女子不孕、腰膝冷痛、筋骨痿弱等证，疗效较好。

其味甘、咸，性温；归肾、大肠经；能补肾助阳，用于肾阳亏虚、精血不足之阳痿早泄、宫冷不孕、腰膝酸痛、痿软无力，亦可用于肠燥津枯便秘。本品甘咸质润入大肠，可润肠通便，常与沉香、麻子仁同用，治发汗、津液耗伤而致大便秘结。

【用法与用量】

10 ～ 15 克。水煎服。

【古今应用】

1.《神农本草经》："主五劳七伤，补中，除茎中寒热痛，养五脏，强阴，益精气，多子，妇人癥瘕，久服轻身。"

2.《日华子本草》："治男绝阳不兴，女绝阴不产，润五脏，长肌肉，暖腰膝，男子泄精，尿血，遗沥，带下阴痛。"

3.《本草经疏》："白酒煮烂顿食，治老人便燥闭结。"

4. 肉苁蓉主要含脂溶性成分 6- 甲基吲哚、3- 甲基 −3 乙基己烷，水溶性成分 N, N− 二甲基甘氨酸甲酯和甜菜碱等。相关动物实验发现采用肉苁蓉水提液小鼠灌胃，能显著增加脾脏和胸腺重量，增强腹腔巨噬细胞吞噬能力，提高淋巴细胞转化率和迟发性超敏反应指数。

5. 临床运用中，肉苁蓉在子宫肌瘤等疾病的治疗上有一定疗效。

【使用注意】

本品能助阳、滑肠，故阴虚火旺及大便泄泻者不宜服。肠胃实热、大便秘结者亦不宜服。

86. 石硫黄（shí liú huáng）

石硫黄又称硫黄，首见于《神农本草经》。本品为自然元素类矿物硫族自然硫，主产于山西、山东、陕西、河南等地。采挖后加热熔化，除去杂质，或用含硫矿物经加工制得。生硫黄只作外用，内服常与豆腐同煮后阴干用。

【原文解析】

《药性赋》曰："石硫黄暖胃驱虫。"

硫黄为纯阳之品，能大补命门之火，又可暖胃、杀虫，可用于寒性泄泻、便溏、寒痹。

其味酸，性温，有毒；归肾、大肠经。其在用法上有内外之分，外用解毒杀虫疗疮；内服补火助阳通便。外用治疥癣、湿疹、阴疽疮疡；内服治阳痿、虚喘冷哮、虚寒便秘。

【用法与用量】

外用适量，研末敷或加油调敷患处。内服 1.5 ～ 3 克，炮制后入丸、散服。

【古今应用】

1.《神农本草经》："主妇人阴蚀，疽痔，恶血，坚筋骨，除头疮。"

2.《本草纲目》："主虚寒久痢，滑泄，霍乱，补命门不足，阳气暴绝，阴毒伤寒，小儿慢惊。"

3.《吴普本草》："治妇人血结。"

4.《名医别录》："主治心腹积聚，邪气，冷癖在胁，咳逆上气，脚冷疼弱无力，及鼻衄，恶疮，下部疮，止血，杀疥虫。"

5.《日华子本草》："壮阳道，治疟癖冷气，补筋骨劳损，风劳气，止嗽上气及下部痔瘘恶疮疥癣，杀腹脏虫。"

6.《玉楸药解》:"驱寒燥湿,补火壮阳。主治虚劳咳嗽,呕吐泄利,衄血便红,冷气寒瘕,腰软膝痛。敷女人阴痒,洗玉门宽冷,涂齇疣疔耳,消胬肉顽疮。"

7.《本草求真》:"主治老人一切风秘冷秘、气秘,为补虚助阳圣药。"

8.硫黄主要含硫(S),另杂有砷、硒、铁、碲等成分。相关药理实验表明,硫与皮肤接触,产生硫化氢及五硫黄酸,从而有溶解角质、杀疥虫、细菌、真菌的作用;对动物实验性炎症有治疗作用,能使支气管慢性炎症细胞浸润减轻,并可促进支气管分泌增加而祛痰;一部分硫黄在肠内形成硫化氢,刺激肠壁增加蠕动,而起缓泻作用。

【使用注意】

阴虚火旺及孕妇忌服本品。

87. 胡椒（hú jiāo）

胡椒首见于《新修本草》。本品为胡椒科植物胡椒 *Piper nigrum* L. 的干燥近成熟或成熟果实,主产于海南、广东、广西、云南等地。秋末至次春果实呈暗绿色时采收,晒干,为黑胡椒;果实变红时采收,水浸,擦去果肉,晒干,为白胡椒。

【原文解析】

《药性赋》曰:"胡椒主去痰而除冷。"

胡椒能温中祛寒、下气祛痰。治疗微寒呕吐、腹痛泄泻、反胃、冷痢。

其味辛,性热;归胃、大肠经;有温中散寒功效,本品用治胃寒脘腹冷痛、呕吐反胃、不思饮食、泄泻等症状,常与半夏、吴茱萸、白术等配伍使用。此外本品下气行滞，消痰宽胸，可用于治疗痰气郁滞、蒙蔽清窍的癫痫痰多证。本品在日常饮食中亦做调味品，有开胃进食的作用。

【用法与用量】

2～4克，水煎服；研末服，每次0.6～1.5克；外用适量。

【古今应用】

1.《新修本草》："主下气，温中，去痰，除脏腑中风冷。"

2.《本草经疏》："胡椒，其味辛，气大温，性虽无毒，然辛温太甚，过服未免有害，气味俱厚，阳中之阳也。其主下气、温中、去痰，除脏腑中风冷者，总因肠胃为寒冷所乘，以致脏腑不调，痰气逆上，辛温暖肠胃而散风冷，则痰气降，脏腑和，诸证瘳矣。"

3.《海药本草》："去胃口虚冷，宿食不消，霍乱气逆，心腹卒痛，冷气上冲。和气。"

4.《日华子本草》："调五脏，止霍乱、心腹冷痛；壮肾气，主冷痢，杀一切鱼、肉、鳖、蕈毒。"

5.《本草衍义》："去胃中寒痰，吐水，食已即吐，甚验。大肠寒滑亦用，须各以他药佐之。"

6.《本草蒙筌》："疗产后气血刺痛，治跌仆血滞肿痛。"

7.《医学入门》"消食下气宽胸。"

8.胡椒主要含挥发油，黑胡椒含1.2%～2.6%，白胡椒约含0.8%；油中主要成分为胡椒醛、二氢香芹醇、氧化石竹烯、隐品酮、顺式-3-己烯醇及反-松香芹醇，尚含胡椒碱、胡椒林碱、胡椒油A、B、C，胡椒新碱等。相关动物实验发现本品有一定抗惊厥、抗炎作用。

【使用注意】

无。

88. 秦椒（qín jiāo）

秦椒为花椒的一种。本品为灌木或小乔木植物花椒的干燥成熟果皮，主产于秦岭和泰山。具体内容详见川椒。

【原文解析】

《药性赋》曰："秦椒主攻痛而治风。"

秦椒善于温中散寒、除湿发散、祛风行血，善于治疗腰腿寒痛、冻疮及外伤瘀肿等。

【用法与用量】

3～6克，煎汤熏洗；外用适量。

【古今应用】

详参川椒。

【使用注意】

详参川椒。

89. 吴茱萸（wú zhū yú）

吴茱萸首见于《神农本草经》。本品为芸香科植物吴茱萸 *Evodia rutaecarpa*（Juss.）Benth.、石虎 *E. rutaecarpa*（Juss.）Benth. var. *officinalis*（Dode）Huang 或疏毛吴茱萸 *E. rutaecarpa*（Juss.）Benth. var. *bodinieri*（Dode）Huang 的干燥近成熟果实，主产于贵州、广西、湖南、云南、陕西、浙江、四川等地。8～11月果实尚未开裂时，剪下果枝，晒干或低温干燥，除去枝、叶、果梗等杂质，用甘草汤制过应用。

【原文解析】

《药性赋》曰："吴茱萸疗心腹之冷气。"

吴茱萸能治中焦阳虚、阴寒内盛之呕吐吞酸、脘腹疼痛、头痛。此外，又用于寒疝脚气、经寒腹痛和脾肾虚寒之五更泄泻。

其味辛、苦，性热，有小毒；归肝、脾、胃、肾经；有散寒止痛的功效，为治肝寒气滞诸痛之主药。本品治疗头顶痛（厥阴头痛）、寒疝腹痛、瘀血阻滞之痛经，或寒湿脚气肿痛，有止呕之功，用于治疗肝胃虚寒、阴浊上逆所致的头痛或胃脘疼痛、呕吐、泄泻等症状。

【用法与用量】

1.5 ～ 4.5 克，煎服；外用适量。

【古今应用】

1.《神农本草经》："主温中下气，止痛，咳逆寒热，除湿、血痹，逐风邪，开腠理。"

2.《本草纲目》："开郁化滞，治吞酸，厥阴痰涎头痛，阴毒腹痛，疝气血痢，喉舌口疮。"

3.《本草经疏》："吴茱萸，辛温暖脾胃而散寒邪，则中自温、气自下，而诸证悉除。"

4. 吴茱萸含挥发油，油中主要为吴茱萸烯、罗勒烯、月桂烯、吴茱萸内酯、吴茱萸内酯醇等，还含吴茱萸酸、吴茱萸碱、吴茱萸啶酮、吴茱萸精、吴茱萸苦素等化学成分。动物实验研究表明本品有抗动物实验性胃溃疡、抑制血小板聚集、抑制血小板血栓及纤维蛋白血栓形成等作用。

5. 吴茱萸研磨为细粉外敷神阙穴可治疗腹泻、小儿肠炎，局部外敷治疗牛皮癣。此外吴茱萸还运用于呃逆、小儿多涎证、小儿支气管肺炎、高血压病、腮腺炎、蛲虫病、疥疮、湿疹、复发性口腔溃疡等病证的治疗。

【使用注意】

本品辛热燥烈，易耗气动火，故不宜多用、久服，阴虚有热者忌用。

90. 灵砂（líng shā）

灵砂为汞和硫黄制成的人工制剂，主要含有硫化汞（HgS）。本品主产于黑龙江、广东、贵州、四川。

【原文解析】

《药性赋》曰："灵砂定心脏之怔忡。"

灵砂镇心清神，可治疗心悸怔忡、心神不安等证。

灵砂味甘，性温；归心、胃经；具有祛痰、降逆、安神、定惊的功效。本品主治头晕吐逆，反胃，小儿惊吐噎膈，心腹冷痛，心悸，怔忡，失眠，遗精。

【用法与用量】

内服：研末，0.3～1克，每日1次；或入丸、散。

【古今应用】

1.《本草经疏》："灵砂虽称水火既济，阴阳配合，然而硫汞有毒，性亦下坠，止可借其坠阳交阴，却病于一时，安能资其养神益气，通灵于平日哉。"

2.《本草求真》："盖水银性秉最阴，硫黄性秉纯阳，同此煎熬，合为一气，则火与水交，水与火合，而无亢腾飞越之弊矣。故凡阳邪上浮，下不交而至虚烦狂躁、寤寐不安、精神恍惚者，用此坠阳交阴，则精神镇摄，而诸病悉去。"

3.灵砂是人工合成之硫化汞。现今药材商品习称辰砂。朱砂是天然硫化物类矿物辰砂族辰砂，古称丹砂。辰州丹砂是以集散地辰州而得名，主成分均为硫化汞（HgS）。但由于两者来源不同，作用有别，不应混用或代用。

4.辰砂与银朱同称灵砂，有地区两者不分，系同名异物，应注意区别。灵砂多外用，内服慎用。在天然朱砂供不应求的情况下，曾有部分地区用灵砂代朱砂药用，目前药材市场天然朱砂少见，多以灵砂粉碎后混充朱砂，注意鉴别。

【使用注意】

本品不宜久服，不能过量。虚证者慎服。孕妇禁服。入药忌用火煅。

91. 荜澄茄（bì chéng qié）

荜澄茄首见于《雷公炮炙论》。本品为樟科植物山鸡椒 *Litsea cubeba*（Lour.）Pers. 的干燥成熟果实，主产于广西、广东、湖南、湖北、四川等地。秋季果实成熟时采收，晒干。生用。

【原文解析】

《药性赋》曰："盖夫散肾冷、助脾胃，须荜澄茄。"

荜澄茄用于治疗胃寒疼痛，食少呕逆，又可暖肾温下元治下焦虚寒、小便不利，前人认为它能治"肾和膀胱冷气"，故有"散肾冷"一说。

其味辛，性温；归脾、胃、肾、膀胱经。本品温中散寒，行气止痛，用于治疗胃寒腹痛、呕吐、呃逆以及寒疝腹痛等病证。此外，荜澄茄还用于下焦虚寒之小便不利或寒湿郁滞之小便混浊，常与萆薢、茯苓、乌药等同用。

【用法与用量】

1.5～3克,煎服。

【古今应用】

1.《海药本草》:"主心腹卒痛、霍乱吐泻、痰癖冷气。"

2.《本草纲目》:"暖脾胃,止呕吐哕逆。"

3.《要药分剂》:"散寒解结兼通。"

4.《万国药方》:"化痰行气,在溺管内发功力。主治白带、淋症、咽喉炎症。"(引自《药物图考》)

5.《应用本草分类辑要》:"利小便,治膀胱久炎及白浊。"

6.《本草用法研究》:"温中散逆,下气豁痰。"

7.《现代实用中药》:"用于痢疾及血吸虫病之下痢等。"

8. 荜澄茄果实含挥发油2%～6%,油中主要成分为柠檬醛、柠檬烯、香茅醛、莰烯、甲基庚烯酮、香叶醇、α-蒎烯、芋烯、对伞花烃、乙酸乙酯、β-蒎烯及甲基庚烯酮等。相关动物实验表明荜澄茄有抗动物实验性胃溃疡及小鼠实验性腹泻的作用;荜澄茄挥发油有抗心律失常、改善兔心肌缺血的作用;并能松弛豚鼠气管平滑肌而有平喘作用等。

【使用注意】

无。

92. 蓬莪术 (péng é zhú)

蓬莪术首见于《药性论》。本品为姜科植物蓬莪术 *Curcuma phaeocaulis* Val. 或温郁金 *C. wenyujin* Y. H. Chen et C. Ling、广西莪术 *C. kwangsiensis* S. lee et C. F. Liang 的根茎。野生。蓬莪术主产于四川、广东、广西;温郁金又称温莪术,主产于浙江温州;

广西莪术又称桂莪术，主产于广西。秋、冬两季茎叶枯萎后采挖。除去地上部分、须根、鳞叶，洗净蒸或煮至透心，晒干，切片生用或醋制用。

【原文解析】

《药性赋》曰："疗心痛、破积聚，用蓬莪术。"

蓬莪术攻坚破积，善治气滞血瘀心腹作痛及癥瘕积聚之证。

其味辛、苦，性温；归肝、脾经；有破血行气、消积止痛的功效。本品用于治疗癥瘕积聚、经闭及心腹瘀痛。本品常配合三棱、当归、香附、丹参、红花等药物，可治疗癥瘕痞块、经闭腹痛、血瘀经闭、痛经、胸痹心痛、食积不化之脘腹胀痛等病证。此外，本品亦可用于跌打损伤、瘀肿疼痛。

【用法与用量】

煎服，3～15克。醋制后可加强祛瘀止痛作用。外用适量。

【古今应用】

1.《日华子本草》："治一切气，开胃消食，通月经，消瘀血，止扑损痛，下血及内损恶血等。"

2.《本草经疏》："蓬莪术行气破血散结，是其功能之所长，若夫妇人小儿，气血两虚，脾胃素弱而无积滞者，用之反能损其真气，使食愈不消而脾胃益弱，即有血气凝结、饮食积滞，亦当与健脾开胃，补益元气药同用，乃无损耳。"

3.《药品化义》："蓬术味辛性烈，专攻气中之血，主破积消坚，去积聚癖块，经闭血瘀，扑损疼痛。与三棱功用颇同，亦勿过服。"

4. 莪术主要含挥发油类成分。其中温郁金含有 α-蒎烯、β-蒎烯、樟脑、1,8-桉叶醇、龙脑、莪术醇、异莪术烯醇等。广西莪术含有 α-蒎烯、β-蒎烯、柠檬烯、龙脑、樟脑、丁香酚、姜烯、莪术醇、莪术酮、芳姜酮、姜黄酮、去水莪术酮等。相关实验表明莪术挥发油制剂具有抗癌、抗菌抗胃溃疡等作用，对呼吸道合胞病毒有直接灭活作用。莪术水提液可抑制血小板聚集，抑制体内血栓形成。

【使用注意】

孕妇及月经过多者忌用本品。现代临床治疗中部分患者可见头晕、恶心、面部潮红、呼吸困难、胸闷等表现；个别患者有发热、发绀、心慌、乏力等或一过性谷丙转氨酶升高的不良反应。

93. 砂仁（shā rén）

缩砂即砂仁，首见于《药性论》。本品为姜科植物阳春砂 *Amomum villosum* Lour.、绿壳砂 *A. villosum* Lour. var. *xanthioides* T. L. Wu et Senjen 或海南砂 *A. longiligulare* T. L. Wu 的干燥成熟果实。阳春砂主产于广东、广西、云南、福建等地；绿壳砂主产于广东、云南等地；海南砂主产于海南及雷州半岛等地。于夏、秋间果实成熟时采收，晒干或低温干燥。用时打碎生用。

【原文解析】

《药性赋》曰："缩砂止吐泻安胎、化酒食之剂。"

砂仁善于行气温中、化湿醒脾、止呕止泻，临床多用于脾胃虚弱、食少不化，或内伤饮食之食欲不振、脘闷呕吐、腹痛泄泻、痢疾等证。又因其能健胃止呕，增进食欲而有安胎作用，治孕妇胃虚气逆、呕吐不食、胎动不安，并能帮助消化酒食。

其味辛，性温；归脾、胃、肾经；有化湿行气、温中止泻、安胎的功效。本品用于治疗湿阻或气滞所致之脘腹胀痛等脾胃不和诸证，尤其是寒湿气滞者最为适宜；亦可用于脾胃虚寒吐泻或妊娠呕逆不能食、胎动不安。

【用法与用量】

煎服，3～6克，入汤剂宜后下。

【古今应用】

1.《药性论》："主冷气腹痛，止休息气痢，劳损，消化水谷，温暖脾胃。"

2.《开宝本草》："治虚劳冷痢，宿食不消，赤白泻痢，腹中虚痛，下气。"

3.《医学启源》："治脾胃气结滞不散。"

4. 杨士瀛："和中，行气，止痛，安胎。"（引自《本草纲目》）

5.《本草纲目》："补肺醒脾，养胃益肾，理元气，通滞气，散寒饮胀痞，噎膈呕吐，止女子崩中，除咽喉齿浮热，化铜铁骨鲠。"

6.《明医指掌》："通经破滞。"

7.《痧胀玉衡》："顺气开郁，散痧。"

8.《药性通考》："祛痰逐冷，醒酒。"

9. 砂仁主要含挥发油，油中主要成分为右旋樟脑、龙脑、乙酸龙脑酯、柠檬烯、橙花叔醇等，并含皂苷。缩砂含挥发油，油中主要成分为樟脑、一种萜烯等。药理实验表明，砂仁煎剂可增强胃的功能，促进消化液的分泌，增进肠道运动，排出消化管内的积气，帮助消化，减轻胃肠胀气症状等。

【使用注意】

无。

94. 附子（fù zǐ）

附子首见于《神农本草经》。本品为毛茛科植物乌头 *Aconitum*

carmichaeli Debx. 的子根的加工品，主产于四川、湖北、湖南等地。6 月下旬至 8 月上旬采挖，除去母根、须根及泥沙，习称泥附子。加工炮制为盐附子、黑附片（黑顺片）、白附片、淡附片、炮附片。

【原文解析】

《药性赋》曰："附子疗虚寒反胃、壮元阳之力。"

附子用治虚寒性的呕恶反胃，并能补肾壮元阳，回阳救逆。临床多用于挽救虚脱危证，治疗亡阳厥逆、脉危欲绝、畏寒肢冷、腰膝冷痛、小便频数等肾阳不足证。此外，又能燥湿祛寒止痛，用治风寒湿痹、关节疼痛。

其味辛、甘，性大热，有毒；归心、肾、脾经；有回阳救逆、补火助阳、散寒止痛的功效。本品用于治疗亡阳证。能上助心阳、中温脾阳、下补肾阳，为"回阳救逆第一品药"，常与干姜、甘草同用，治吐利汗出，发热恶寒，四肢拘急，手足厥冷，或大汗、大吐、大泻所致亡阳证。本品配肉桂、山茱萸、熟地黄等，可治肾阳不足、命门火衰所致阳痿滑精、宫寒不孕、腰膝冷痛、夜尿频多；配党参、白术、干姜等，可治脾肾阳虚、寒湿内盛所致脘腹冷痛、大便溏泻等；与茯苓、白术等同用，可治脾肾阳虚、水气内停所致小便不利、肢体浮肿；亦可用于风寒湿痹周身骨节疼痛。

【用法与用量】

煎服，3 ～ 15 克。本品有毒，宜先煎 0.5 ～ 1 小时，至口尝无麻辣感为度。

【古今应用】

1.《神农本草经》："主风寒咳逆邪气，温中，金疮，破癥坚积聚，血瘕，寒湿踒躄，拘挛膝痛，不能行步。"

2.《本草汇言》："附子，回阳气，散阴寒，逐冷痰，通关节之猛药也。诸病真阳不足，虚火上升，咽喉不利，饮食不入，服寒药愈甚者，附子乃命门主药，能入其窟穴而招之，引火归原，则浮游之火自熄矣。凡属阳虚阴极之候，肺肾无热证者，服之有起死之殊功。"

3.《本草正义》："附子，本是辛温大热，其性善走，故为通十二经纯阳之要药，外则达皮毛而除表寒，里则达下元而温痼冷，彻内彻外，凡三焦经络，诸脏诸腑，果有真寒，无不可治。"

4. 附子含乌头碱、中乌头碱、次乌头碱、异飞燕草碱、新乌宁碱、乌胺及尿嘧啶等成分。相关动物实验表明，附子煎剂、水溶性部分等对蛙、蟾蜍及温血动物心脏，不论是正常状态或处于衰竭状态均有明显的强心作用。其正丁醇提取物、乙醇提取物及水提物对氯仿所致小鼠室颤有预防作用。附子有显著的抗炎作用，能抑制蛋清、角叉菜胶、甲醛等所致大鼠足跖肿胀，抑制醋酸所致毛细血管通透性亢进，抑制肉芽肿形成及佐剂性关节炎。中乌头碱、乌头碱及次乌头碱均有镇痛作用。

【使用注意】

孕妇及阴虚阳亢者忌用本品。本品反半夏、瓜蒌、贝母、白蔹、白及。生品外用，内服须炮制。

95. 白豆蔻（bái dòu kòu）

白豆蔻首见于《名医别录》。本品为姜科植物白豆蔻 *Amomun kravanh* Pierre ex Gagnep. 或瓜哇白豆蔻 *A. compactum* Soland ex Maton 的干燥成熟果实。又名白豆蔻，主产于泰国、柬埔寨、越南，我国云南、广东、广西等地亦有栽培；按产地不同分为"原豆蔻"和"印尼白蔻"。于秋季果实由绿色转成黄绿色时采收，晒干生用，用时捣碎。

【原文解析】

《药性赋》曰："白豆蔻治冷泻。"

白豆蔻用于治疗胸脘痞满、不思饮食、气逆呕吐、湿温胸闷不饥、舌苔浊腻之证，疗效颇佳。古人又用白豆蔻治冷泻下痢。

其味辛，性温；归肺、脾、胃经；有化湿行气、温中止呕的功效。本品用于湿阻中焦及脾胃气滞证导致的胸腹虚胀或湿温初起、胸闷不饥证；还可用于胃寒湿阻气滞的呕吐，若小儿胃寒、吐乳不食者，可与砂仁、甘草等药研细末服之。

【用法与用量】

煎服，3～6克，入汤剂宜后下。

【古今应用】

1.《开宝本草》："主积冷气，止吐逆反胃，消谷下气。"

2.《本草通玄》："白豆蔻，其功全在芳香之气，一经火炒，便减功力；即入汤液，但当研细，乘沸点服尤妙。"

3.《医学启源》："《主治秘要》云，其用有五：肺经本药，一也；散胸中滞气，二也；（治）感寒腹痛，三也；温暖脾胃，四也；赤眼暴发，白睛红者，五也。"

4.《珍珠囊补遗药性赋》："其用有四：破肺中滞气，退口中臭气，散胸中冷气，补上焦元气。"

5. 王好古："补肺气，益脾胃，理元气，收脱气。"（引自《本草纲目》）

6.《本草纲目》："治噎膈，除疟疾，寒热，解酒毒。"

7.《本草备要》："除寒燥湿，化食宽膨。"

8. 白豆蔻含挥发油，主要成分为1,4 桉叶素、α–樟脑、律草烯及其环氧化物等。相关动物实验表明，白豆蔻能促进胃液分泌，增进胃肠蠕动，制止肠内异常发酵，祛除胃肠积气，有良好的芳香健胃作用，并能止呕。临床上白豆蔻与石菖蒲、草果仁等配伍可用于治疗慢性肾功能衰竭。

【使用注意】

1. 阴虚血燥者慎用本品。

2. 豆蔻、砂仁同为化湿药，具有化湿行气、温中止呕、止泻之功，常相须为用，用治湿阻中焦及脾胃气滞证。但豆蔻化湿行气之力偏中上焦，而砂仁偏中下焦。故豆蔻临床上可用于湿温痞闷，且温中偏胃而善止呕；砂仁化湿行气力略胜，温中重在脾而善止泻。

96. 乳香（rǔ xiāng）

乳香首见于《名医别录》。本品为橄榄科植物乳香树 *Boswellia carterii* Birdw 及其同属植物皮部渗出的树脂，主产于非洲索马里、埃塞俄比亚等地。野生或栽培。春夏季采收。将树干的皮部由下向上顺序切伤，使树脂渗出，数天后凝成固体，即可采收。可打碎生用，内服多炒用。

【原文解析】

《药性赋》曰："疗痈止痛于乳香。"

乳香治疗疮痈肿痛，内服、外用皆效。

其味辛、苦，性温；归心、肝、脾经；有活血行气止痛、消肿生肌的功效。本品用于治疗跌打损伤、疮疡痈肿，为外伤科要药。本品亦可用于一切气滞血瘀之痛证。

【用法与用量】

煎服，3～10克，宜炒去油用。外用适量，生用或炒用，研末外敷。

【古今应用】

1.《名医别录》："疗风水毒肿，去恶气。""疗风瘾疹痒毒。"

2.《本草纲目》："消痈疽诸毒，托里护心，活血定痛，治妇人难产，折伤。""乳香香窜，能入心经，活血定痛，故为痈疽疮疡、心腹痛要药……产科诸方多用之，亦取其活血之功耳。"

3.《本草汇言》："乳香，活血祛风，舒筋止痛之药也……又跌仆斗打，折伤筋骨，又产后气血攻刺，心腹疼痛，恒用此，咸取其香辛走散，散血排脓，通气化滞为专功也。"

4.乳香主要含有树脂、树胶和挥发油。树脂的主要成分为游离 α-乳香酸、β-乳香酸、结合乳香酸、乳香树脂烃；树胶主要成分为阿糖酸的钙盐和镁盐、西黄芪胶黏素；挥发油含蒎烯、α-水芹烯、β-水芹烯等。相关药理实验表明乳香有镇痛、消炎、升高白细胞的作用，并能加速炎症渗出排泄，促进伤口愈合；其所含蒎烯有祛痰作用。乳香能明显减轻阿司匹林、保泰松、利血平所致胃黏膜损伤及应激性黏膜损伤，减低幽门结扎性溃疡指数及胃液游离酸度。

【使用注意】

1.胃弱者慎用本品，孕妇及无瘀滞者忌用本品。

2.本品对胃肠道有较强的刺激性，可引起呕吐、腹痛、腹泻等。此外，还可引起过敏反应，表现为胃脘不适、乏力、发热、卧寐不安、皮肤潮红、红疹瘙痒、烦躁不安、耳部红肿等。

97. 红豆蔻（hóng dòu kòu）

红豆蔻首见于《药性论》。本品为姜科植物大高良姜 *Alpinia galanga*（L.）willd 的果实，秋季果实变红时采收，除去杂质，阴干，分布于广西、广东、台湾、云南等地。

【原文解析】

《药性赋》曰："红豆蔻止吐酸。"

红豆蔻善祛脾胃二经寒湿，用于治疗寒湿腹痛，呕吐酸水之证。

其味辛，性温；归脾、肺经；有散寒燥湿、醒脾消食功效。本品用于脘腹冷痛，食积胀满，呕吐泄泻，饮酒过多。

【用法与用量】

3～6克，煎服。

【古今应用】

1.《本草纲目》："红豆蔻，李东垣脾胃药中常用之，亦取其辛热芳香，能醒脾温肺、散寒燥湿、消食之功尔。"

2.《本草逢原》："红豆蔻辛温，主水泻霍乱，心腹绞痛，止呕进食，大补命门相火，故正元丹中用之。然能动火伤目致衄，不宜久服。"

3.红豆蔻含挥发油，内有蒎烯、桉叶素、丁香油酚、芳樟醇等，又含乙酰氧基胡椒酚乙酸酯、乙酰氧基丁香油酚乙酸酯等成分。相关动物实验表明红豆蔻有抗实验性胃溃疡的作用。本品石油醚提取物给家兔灌服有祛痰作用。

4.红豆蔻为末搐鼻中治风寒牙痛或红豆蔻配伍香附、生姜治疗胃脘疼痛。

【使用注意】

红豆蔻含有的挥发油对皮肤和黏膜有刺激性。

98. 干漆（gān qī）

干漆首见于《神农本草经》。本品为漆树科漆树属植物漆树

Toxicodendron vernicifluum（Stokes）F. A. Barkl. 的树脂经加工后的干燥品，全国除黑龙江、吉林、内蒙古、新疆以外，各地均有分布。

【原文解析】

《药性赋》曰："消血杀虫于干漆。"

干漆能破瘀通经，消积杀虫。对妇女闭经、癥瘕、瘀血、虫积等症均有较好疗效。

其味辛，性温；归肝、脾经；有温中散寒、回阳通脉、温肺化饮的功效。本品用于脘腹冷痛，呕吐，泄泻，亡阳厥逆，寒饮喘咳，寒湿痹痛。

【用法与用量】

入丸、散，2～4.5 克。外用：烧烟熏。内服宜炒或煅后用。

【古今应用】

1.《本草经集注》："主绝伤，补中，续筋骨，填髓脑，安五脏，五缓六急，风寒湿痹。"

2.《名医别录》："疗咳嗽，消瘀血痞结腰痛，女子疝瘕，利小肠，去蛔虫。"

3.《药性论》："能杀三虫，主女人经脉不通。"

4.《日华子本草》："治传尸劳，除风。"

5.《本草原始》："妇人产后血运，多用干漆火烧熏鼻。"

6. 干漆是生漆中的漆酚在虫漆酶的作用下，在空气中氧化生成的黑色树脂状物质。相关药理实验表明干漆醇提取物对离体平滑肌具有拮抗组胺、5- 羟色胺、乙酰胆碱的作用，与抗组胺药 Antazoline、抗 5- 羟色胺药麦角酸二乙胺和抗胆碱药阿托品的性质相似，但强度较弱。小剂量干漆能使蛙、兔心脏收缩增强，搏动增快，舒张充分，搏出量增加，即强心作用，同时引起血管收缩、血压升高、瞳孔散大，有拟肾上腺素作用；而大剂量则抑制心脏血压下降，使瞳孔缩小，麻痹中枢神经系统。干漆炭能缩短出血和凝血时间，起促凝与止血作用。干漆配苦楝根皮、鹤虱、槟榔等治肠道寄生虫病。

【使用注意】

无。

99. 鹿茸（lù róng）

鹿茸首见于《神农本草经》。本品为脊椎动物鹿科梅花鹿 *Cervus nippon* Temminck 或马鹿 *Cervus elaphus* L. 等雄鹿头上尚未骨化而带茸毛的幼角，主产于吉林、黑龙江、辽宁、内蒙古、新疆、青海等地。其他地区也有人工饲养。夏秋两季雄鹿长出的新角尚未骨化时，将角锯下或用刀砍下，用时燎去毛，切片后阴干或烘干入药。

【原文解析】

《药性赋》曰："岂不知鹿茸生精血，腰脊崩漏之均补。"

鹿茸为血肉有情之物，能补养精血，强健腰脊，峻补肾阳以及命门之火，治疗元阳不足、生机迟缓、发育不良、肾阳虚之阳痿遗精尿频、腰痛乏力等证，有良好功效；能固冲任二脉，治下元虚寒、冲任不固之崩中漏下。

其味甘、咸，性温；归肾、肝经；有补肾阳、益精血、强筋骨、调冲任、托疮毒的功效。本品用于畏寒肢冷、阳痿早泄、宫冷不孕、小便频数、腰膝酸痛、头晕耳鸣、精神疲乏或小儿五迟等证。本品与海螵蛸、龙骨、川续断等同用，治崩漏不止，虚损羸瘦，此外鹿茸与当归、肉桂等配伍治疗疮疡久溃不敛，阴疽疮肿内陷不起。

【用法与用量】

研末吞服，1～2 克，或入丸、散。

【古今应用】

1.《神农本草经》："主漏下恶血，寒热惊痫，益气强志，生齿不老。"

2.《名医别录》："疗虚劳洒洒如疟，羸瘦，四肢酸痛，腰脊痛，小便利，泄精溺血。"

3.《本草纲目》："生精补髓，养血益阳，强筋健骨。治一切虚损，耳聋目暗，眩晕虚痢。"

4. 鹿茸的脂溶性成分中有雌二醇、胆固醇、氨基酸，以甘氨酸含量最丰富，还含有中性糖、葡萄糖胺；鹿茸灰分中含有钙、磷、镁等；水浸出物中含多量胶质。相关动物实验表明大剂量鹿茸精使心缩幅度缩小，心率减慢，并使外周血管扩张，血压降低；中等剂量鹿茸精引起离体心脏活动明显增强，心缩幅度增大，心率加快，结果使心搏输出量和百分输出量都增加。同时，鹿茸具有明显的抗脂质过氧化及抗应激作用。

【使用注意】

服用本品宜从小量开始，缓缓增加，不可骤用大量，以免阳升风动，头晕目赤，或伤阴动血。凡发热者均当忌服。

100. 虎骨（hǔ gǔ）

虎骨是猫科动物虎 *Panthera tigris* L. 的骨骼。虎骨是我国名贵珍稀动物药材之一，具有固肾益精、强筋健骨、益智延年、舒筋活血、通血脉、强筋健骨等功效。虎骨也可雕制成各种工艺饰品。中国于 1980 年加入了《濒危野生动植物国际贸易公约》，禁止一些濒于灭绝品种的国际间一切商业贸易，其中就包括因虎骨采集而濒临灭绝的老虎。中国自 1993 年 5 月 29 日起正式禁止出售、收购、运输、携带、邮寄虎骨，并取消虎骨药用标准，不得再用虎骨制药，与虎骨有关的所有中药成药停产，但鼓励虎骨代用品的药用开发研究。

【原文解析】

《药性赋》曰："虎骨壮筋骨，寒湿毒风之并祛。"

虎骨有追风定痛作用，又能强筋健骨、胜寒湿，治筋骨痿弱、肝肾虚弱而寒湿邪侵之足膝疼痛。

其味甘，性辛、温；归肝、肾经；有祛风通络、强筋健骨之功。本品用于风湿痹痛、风邪偏胜关节疼痛及肝肾亏损导致的腰膝痿软之证。虎骨与木瓜、牛膝、五加皮等浸酒服或与熟地黄、龟甲、锁阳等制成丸剂服。本品为搜风定痛常用药，是治历节痛风之药。

【用法与用量】

15 ～ 30 克，入丸剂或浸酒服。

【古今应用】

1.《名医别录》："止惊悸，疗恶疮鼠瘘，头骨尤良。"

2.《药性论》："杀犬咬毒。治筋骨毒风挛急，屈伸不得，走庄疼痛，温疟。疗伤寒温气。"

3.《食疗本草》："主腰膝急痛，煮作汤浴之或和醋浸亦良，主筋骨风急痛，胫骨尤妙。"

4.《本草拾遗》："煮汁浴小儿，去疮疥。（治）惊痫。"

5.《本草纲目》："追风定痛，健骨，止久痢脱肛，兽骨哽咽。"

6.《玉楸药解》："疗关节气冷，治膝胫肿痛。逐痹通关，强筋健骨，平历节肿痛，愈腰膝痿软。"

7. 现代药理研究表明，虎骨中含虎骨胶、脂肪、磷酸钙、磷酸镁等。相关动物实验表明虎骨粉混悬液灌胃，能明显抑制二甲苯所致家兔皮肤毛细血管通透性的增高及大鼠蛋清性或甲醛性脚肿，对注射甲醛所致脚肿大鼠外周血白细胞总数和淋巴细胞的增加以及中性淋巴细胞的降低均有抑制作用，对摘除肾上腺和用戊巴比妥钠麻醉的大鼠，虎骨的抗炎作用消失。这提示虎骨的抗炎作用可能是通过神经系统影响垂体－肾上腺皮质系统功能所引起。虎骨胶有良好的镇痛作用，用光热刺激大鼠尾法的实验结果表明：灌服虎骨胶能提高动物痛阈，延迟疼痛反应的发生时间。用虎骨胶给小鼠灌胃，能减少它的自发活动，显示其有一定的镇静作用等。

8. 虎骨配其他滋阴补肾药制丸治疗小儿麻痹后遗症、脊髓神经根炎恢复期，两下肢软弱无力，有较好疗效。虎胫骨配伍没药研磨吞服治疗历节风百骨节疼痛，虎骨（酥炙）配伍白龙骨、远志肉治疗健忘惊悸。此外，虎骨在四肢拘挛、腰脚不遂、惊悸癫痫、痔漏、脱肛等相关病症使用上亦可见相应记载。

【使用注意】

血虚火盛者慎服本品。

101. 檀香（tán xiāng）

檀香首见于《名医别录》。本品为檀香科植物檀香 *Santalum album* L. 的木质心材，主产于印度、澳大利亚、印度尼西亚，我国海南、广东、云南、台湾等地亦产。本品以夏季采收为佳，除去边材，镑片或劈碎后入药。生用。

【原文解析】

《**药性赋**》曰:"檀香定霍乱,而心气之痛愈。"

檀香能温中和胃、理气止痛,对吐利、脘腹冷痛有较好疗效。

其味辛,性温,无毒;入脾、胃、肺经;有行气止痛、散寒调中的功效。本品用于胸腹冷痛、胃脘寒痛、呕吐食少,配伍荜茇、延胡索、高良姜等治疗寒凝气滞之胸痹绞痛。

【用法与用量】

煎服,2～5克,宜后下;入丸、散,1～3克。

【古今应用】

1.《日华子本草》:"止心腹痛。"

2.《本草备要》:"调脾肺,利胸膈,为理气要药。"

3.《本经逢原》:"善调膈上诸气……兼通阳明之经,郁抑不舒、呕逆吐食宜之。"

4.檀香含挥发油,油中主要成分为α-檀香萜醇、β-檀香萜醇,并含檀萜烯、檀萜烯酮等成分。相关动物实验表明檀香相关制剂对离体蛙心灌流,呈负性肌力作用,对四逆汤、五加皮中毒所致心律不齐有拮抗作用;檀香油有利尿作用;对痢疾杆菌、结核杆菌有抑制作用。

【使用注意】

阴虚火旺、实热吐衄者慎用本品。

102. 鹿角 (lù jiǎo)

鹿角首见于《神农本草经》。本品为梅花鹿 *Cervus nippon* Temminck 或马鹿 *C. elaphus* L. 已骨化的角或锯茸后翌年春季脱落的角基。花鹿角主产于吉林、辽宁、黑龙江,河北、北京等地亦产。马鹿角主产黑龙江、吉林、内蒙古、新疆、青海，甘肃、云南、湖南、西藏等地亦产。有人工饲养与野生两种，以野生者之角为佳品。

【原文解析】

《药性赋》曰："鹿角秘精髓，而腰脊之痛除。"

鹿角治疗虚劳内伤和腰膝疼痛等证，功效较鹿茸作用弱，但善于活血消肿。

其味甘、咸，性温，无毒；入心、肝、肾经；有行血、消肿、益肾的功效。本品治疮疡肿毒，瘀血作痛，虚劳内伤，腰脊疼痛。

【用法与用量】

内服：煎汤，5～9克；或入丸、散。外用：磨汁涂或研末调敷。

【古今应用】

1.《补缺肘后方》："治奶发，诸痈疽发背，烧鹿角，捣末，以苦酒和涂之。"

2.《医林集要》："鹿角，烧存性，入轻粉同研，油调涂之。"

3.《备急千金要方》："治产后下血不尽，烦闷腹痛：鹿角，烧成炭，捣筛，煮豉汁，服方寸匕，日三夜再，稍加至二匕。不能用豉清，煮水作汤用之。"

4. 鹿角含胶质25%，磷酸钙50%～60%，碳酸钙及氮化物；另含氨基酸，内有天冬氨酸、苏氨酸、丝氨酸、谷氨酸、脯氨酸、甘氨酸等。相关动物实验表明多毛鹿角正丁醇提取物腹腔注射给予大鼠，可见大鼠肝和脑组织中线粒体的单胺氧化酶活性被明显抑制；鹿角提取物可使氟烷轻度麻醉狗心搏出量明显增加。

【使用注意】

阴虚阳亢者忌服本品。《本草经疏》："无瘀血停留者不得服，阳盛阴虚者忌之，胃火齿痛亦不宜服。"《得配本草》:"命门火炽，疮毒宜凉者，并禁用。"

103. 米醋（mǐ cù）

米醋首见于《名医别录》，又名苦酒（《伤寒论》），为用高粱、米、大麦、小米、玉米等或低度白酒为原料酿制而成的含有乙酸的液体，亦有用食用冰醋酸加水和着色料配成，不加着色料即成白醋，我国各地均产。

【原文解析】

《药性赋》曰:"消肿益血于米醋。"

米醋善于散瘀解毒，消肿，治疮肿、饮食不消、心胃气痛。

其味酸、甘，性温；归肝、胃经；有散瘀消积、止血、安蛔、解毒的功效。本品主治产后血晕，癥瘕积聚，吐血，衄血，便血，虫积腹痛，鱼肉菜毒，痈肿疮毒。

【用法与用量】

内服:煎汤，10～30mL；或浸渍；或外用:含漱；或调药敷；或熏蒸；或浸洗。

【古今应用】

1.《名医别录》:"消痈肿，散水气，杀邪毒。"

2.《备急千金要方》:"治血运。"

3.《食疗本草》:"治疬癣。""消诸毒气，杀邪毒，能治产后血气运。""人有口疮，以黄檗皮醋渍含之。""研青木香服之，止卒心痛、血气等。""又，大黄涂肿。"

4.《食医心镜》:"扁鹊云:能理诸药毒热。"

5.醋含乙酸、高级醇类、3-羟基丁酮、二羟基丙酮、酪醇、乙醛、甲醛、乙缩醛、琥珀酸、草酸及山梨糖等成分。相关药理实验表明醋体外杀虫试验 5 ～ 10 分钟内可达到 100% 杀死原头蚴的效果。醋中乙酸成分对甲型链球菌、卡他球菌、肺炎链球菌、白葡萄球菌、流感病毒等致病菌，有很好的抑制和杀灭作用。

【使用注意】

无。

104. 紫苏（zǐ sū）

紫苏首见于《名医别录》。本品为唇形科植物紫苏 *Perilla frutescens*（L.）Britt. 的茎、叶，其叶称紫苏叶，其茎称紫苏梗。我国南北方均产。夏秋季采收。除去杂质，晒干，生用。

【原文解析】

《药性赋》曰："下气散寒于紫苏。"

紫苏治外感风寒、头痛寒热，又能理气宽中，治寒湿伤中、气滞不畅、呕吐满闷、妊娠恶阻。

其味辛，性温；归肺、脾经；有解表散寒、行气宽中的功效。本品用于风寒表证而兼气滞，胸脘满闷、恶心呕逆，或咳喘痰多者；亦可用治中焦气机郁滞之胸脘胀满、恶心呕吐，或胎气上逆，胸闷呕吐，胎动不安。

此外，紫苏能解鱼蟹毒，对于进食鱼蟹中毒而致腹痛吐泻者，能和中解毒。可单用本品煎汤服，或配伍生姜、陈皮、藿香等药。

【用法与用量】

煎服，5 ～ 9 克，不宜久煎。

【古今应用】

1.《名医别录》："主下气，除寒中。"

2.《滇南本草》："发汗，解伤风头痛，消痰，定吼喘。"

3.《本草纲目》："行气宽中，消痰利肺，和血，温中，止痛，定喘，安胎。"

4. 紫苏含挥发油，其中主要为紫苏醛、左旋柠檬烯及少量 α-蒎烯等成分。相关动物实验表明紫苏煎剂有缓和的解热作用；能促进消化液分泌，增进胃肠蠕动；能减少支气管分泌，缓解支气管痉挛；对大肠杆菌、痢疾杆菌、葡萄球菌均有抑制作用；紫苏能缩短血凝时间、血浆复钙时间和凝血活酶时间；紫苏油可使血糖上升。

【使用注意】

无。

105. 白扁豆（bái biǎn dòu）

白扁豆首见于《名医别录》。本品为豆科植物扁豆 *Dolichos lablab* L. 的成熟种子。一年生缠绕草本植物扁豆的成熟种子，原产于印度、印度尼西亚等热带地区，约在汉晋间引入我国，现主要分布于辽宁、河北、山西、陕西、山东、江苏、安徽、浙江、江西、福建、台湾、河南、湖北、湖南、广东、海南、广西、四川、贵州、云南等地。秋、冬二季采收成熟果实，晒干，取出种子，再晒干。种子扁椭圆形或扁卵圆形，表面淡黄白色或淡黄色，平滑，略有光泽，一侧边缘有隆起的白色半月形种阜。气微，味淡，嚼之有豆腥味。

【原文解析】

《药性赋》曰："扁豆助脾，则酒有行药破结之用。"

白扁豆健脾化湿，用于脾虚泄泻，消化不良，夏季伤暑，头痛寒热，吐、利及脾虚带下。

其味甘，性微温；归脾、胃经；有补脾和中、化湿的功效。本品用于治疗脾虚湿滞之食少、便溏或泄泻，或脾虚湿浊下注之白带过多，或用于暑湿吐泻。

【用法与用量】

煎服，10～15克。炒后可使健脾止泻作用增强，故用于健脾止泻及作散剂服用时宜炒用。

【古今应用】

1.《本草纲目》："止泄痢，消暑，暖脾胃。"

2.《本草新编》："味轻气薄，单用无功，必须同补气之药共用为佳。"

3.《宝庆本草折衷》："《续说》云：张松谓白扁豆又治脾胃虚弱，心忪满闷，身热烦渴，伤暑伏热，口苦舌干，倦不思食。"

4.《滇南本草》："治脾胃虚弱，反胃冷吐，久泻不止，食积痞块，小儿疳积，解酒毒，调五脏。"

5.《随息居饮食谱》："安胎。"

6. 白扁豆含碳水化合物，蛋白质，脂肪，维生素，微量元素，泛酸，酪氨酸酶，胰蛋白酶抑制物，淀粉酶抑制物，血球凝集素A、B等成分。动物实验表明白扁豆水煎剂对痢疾杆菌有抑制作用；其水提物有抗病毒作用，而且对食物中毒引起的呕吐、急性胃炎等有解毒作用；尚有解酒毒、河豚中毒的作用。

【使用注意】

无。

106. 酒（jiǔ）

酒是以高粱、大麦、米、甘薯、玉米、葡萄等为原料酿制而成。

【原文解析】

《药性赋》曰："扁豆助脾，则酒有行药破结之用。"

酒具有通血脉、行药势之功效。

其味甘、苦、辛，性温；归心、肝、肺、胃经。本品常用于风寒痹痛，筋脉挛急，胸痹，心痛，脘腹冷痛。

【用法与用量】

内服：适量，温饮；或和药同煎；或浸药。外用：适量，单用或制成酒剂涂搽；或湿敷；或漱口。

【古今应用】

1.《名医别录》："主行药势，杀百邪恶毒气。"

2.《本经逢原》："新者有毒。陈者无毒。"

3.《本草经解》："入手少阳三焦经、足阳明胃、手阳明大肠经。"

4.《饮膳正要》："阿剌吉酒，主消冷坚积，去寒气。"

5.《本草纲目》："米酒，解马肉、桐油毒，热饮之甚良。""老酒，和血养气，暖胃辟寒。""烧酒，消冷积寒气，燥湿痰，开郁结，止水泄。治霍乱，疟疾，噎膈，心腹冷痛，阴毒欲死。杀虫辟瘴，利小便，坚大便；洗赤目肿痛。"

6.酒能抑制中枢神经系统兴奋，扩张血管，刺激胃液分泌，增加胃酸，长期饮酒引起肝损害。

【使用注意】

阴虚、失血及湿热甚者忌服本品。

107. 麝香（shè xiāng）

麝香首见于《神农本草经》。本品为鹿科动物林麝 *Moschus berezovskii* Flerov、马麝 *M. sifanicus* Przewalski 或原麝 *M. moschiferus* Linnaeus 成熟雄体香囊中的干燥分泌物，主产于四川、西藏、云南、陕西、甘肃、内蒙古等地。野生麝多在冬季至次春猎取，猎取后，割取香囊，阴干，习称毛壳麝香，用时剖开香囊，除去囊壳，称麝香仁，其中呈颗粒状者称当门子。人工驯养麝多直接从香囊中取出麝香仁，阴干。近代研究从灵猫科动物小灵猫 *Viverricula indica* Desmarest.、大灵猫 *Viverra zibetha* L. 的香囊中采取灵猫香，从仓鼠科动物成龄雄性麝鼠 *Ondatra zibetha* L. 的香囊中采取麝鼠香。它们具有与麝香相似的化学成分及功效，可用来代替麝香外用或内服。另外，人工麝香有与天然麝香基本相似的疗效，现已广泛用于临床，代替天然麝香，弥补药源的不足。本品应密闭，避光贮存。

【原文解析】

《药性赋》曰："麝香开窍。"

麝香开关利窍，通行上下十二经络，为醒神开窍要药，治热痰秽浊内闭关窍之神昏痉厥、风痰惊痫，为急病闭证的救急之品。

其味辛，性温；归心、脾经；有开窍醒神、活血通经、消肿止痛的功效。本品用于各种原因所致之闭证神昏，无论寒闭、热闭或疮疡肿毒、瘰疬痰核、咽喉肿痛。此外，麝香也可用于血瘀经闭、癥瘕、心腹暴痛、头痛、跌打损伤、风寒湿痹、难产、死胎、胞衣不下等病证治疗。

【用法与用量】

入丸、散，每次 0.03 ～ 0.1 克。外用适量。不宜入煎剂。

【古今应用】

1.《神农本草经》:"主辟恶气……温疟，蛊毒、痫痉，去三虫。"

2.《名医别录》:"中恶，心腹暴痛胀急，痞满，风毒，妇人产难，堕胎，去鮅，目中肤翳。"

3.《本草纲目》:"通诸窍，开经络，透肌骨，解酒毒，消瓜果食积，治中风、中气、中恶、痰厥、积聚癥瘕。""盖麝走窜，能通诸窍之不利，开经络之壅遏，若诸风、诸气、诸血、诸痛、惊痫、癥瘕诸病，经络壅闭，孔窍不利者，安得不用为引导以开之通之耶？非不可用也，但不可过耳。"

4. 麝香含有麝香大环化合物如麝香酮等，甾族化合物如睾丸酮、雌二醇、胆甾醇，多种氨基酸如天冬氨酸、丝氨酸，以及无机盐和其他成分如尿囊素、蛋白激酶激活剂等。相关动物实验表明麝香对中枢神经系统具有双向调节作用，小剂量兴奋，大剂量则抑制，能增强中枢神经系统的耐缺氧能力，改善脑循环；麝香具有明显的强心作用，能兴奋心脏，增加心脏收缩振幅，增强心肌功能；麝香对由血栓引起的缺血性心脏障碍有预防和治疗作用；麝香有一定的抗炎作用，其抗炎作用与氢化可的松相似；麝香对子宫有明显兴奋、增强宫缩作用，尤对在体妊娠子宫更为敏感，对非妊娠子宫的兴奋发生较慢，但作用持久，麝香酮能明显增加子宫收缩频率和强度，并有抗着床和抗早孕作用，且随孕期延长，抗孕作用更趋显著；麝香对人体肿瘤细胞有抑制作用，浓度大则作用强，对小鼠艾氏腹水癌细胞和肉瘤 S_{180} 细胞有杀灭作用。

【使用注意】

本品孕妇禁用；麝香和麝香酮毒性都很小，但有报道麝香中毒致急性肾功能衰竭。

108. 葱白（cōng bái）

葱白首见于《神农本草经》。本品为百合科植物葱 *Allium fistulosum* L. 近根部的鳞茎。我国各地均有种植，随时可采。采挖后，切去须根及叶，剥去外膜，鲜用。

【原文解析】

《药性赋》曰：“葱为通中发汗之需。”

葱白温中通阳，治寒凝气阻下利、肢冷、脉危、少腹疼痛、小便不通。

其味辛，性温；归肺、胃经；有发汗解表、散寒通阳的功效。本品用于风寒感冒、恶寒发热之轻证，亦可治疗阴盛格阳，厥逆脉微，面赤，下利，腹痛。单用捣烂，外敷脐部，再施温熨，治阴寒腹痛及寒凝气阻、膀胱气化不行的小便不通。

【用法与用量】

煎服，3～9克。外用适量。

【古今应用】

1.《神农本草经》：“主伤寒，寒热，出汗，中风，面目肿。”

2.《用药心法》：“通阳气，发散风邪。”

3.《本草纲目》：“除风湿，身痛麻痹，虫积心痛，止大人阳脱，阴毒腹痛，小儿盘肠内钓，妇人妊娠溺血，通奶汁，散乳痈。”

4.《新修本草》：人间食葱，又有二种：有冻葱，即经冬不死，分茎栽莳而无子也；又有汉葱，冬即叶枯，食用。入药冻葱最善，气味亦佳。

5.《蜀本草》:《图经》云，葱有冬葱、汉葱、胡葱、葱凡四种：冬葱夏衰冬盛，茎叶俱软美，山南江左有之；汉葱冬枯，其茎实硬而味薄；胡葱茎叶粗短，根若金，能疗肿毒；葱生于山谷，不入药用。

6.《本草图经》：葱有数种，入药用山葱、胡葱，食品用冻葱、汉葱。又有一种楼葱，亦冬葱类也，江南人呼龙角葱，言其苗有八角故云尔，淮、楚间多种之。汉葱茎实硬而味薄，冬即叶枯。凡葱皆能杀鱼肉毒，食品所不可阙也。

7.葱白含挥发油，油中主要成分为蒜素，还含有二烯丙基硫醚、苹果酸、维生素 B_1、维生素 B_2、维生素 C、维生素 A 样物质、烟酸、黏液质、草酸钙、铁盐等成分。相关实验表明葱白对白喉杆菌、结核杆菌、痢疾杆菌、链球菌有抑制作用，对皮肤真菌也有抑制作用。25％的葱滤液在试管内接触时间大于 60 分钟，能杀灭阴道滴虫。此外还有发汗解热、利尿、健胃、祛痰作用。

【使用注意】

无。

109. 五灵脂（wǔ líng zhǐ）

五灵脂首见于《开宝本草》。本品为鼯鼠科动物复齿鼯鼠 *Trogopterus xanthipes* Milne-Edwards 的粪便，主产于河北、山西、甘肃。全年均可采收，除去杂质，晒干。许多粪粒凝结成块状的称灵脂块，又称糖灵脂，质佳；粪粒松散呈米粒状的，称灵脂米，质量较次。生用或醋炙、酒炙用。

【原文解析】

《药性赋》曰："尝观五灵脂治崩漏，理血气之刺痛。"

五灵脂善于通利血脉，止痛；炒炭有止血作用，可用于崩漏下血、齿衄、鼻衄等出血证。

其味苦、咸、甘，性温；归肝经；有活血止痛、化瘀止血的功效。本品用于治疗瘀滞疼痛、胸痹心痛、脘腹胁痛、痛经、经闭、产后瘀滞腹痛或骨折肿痛等病证。此外，本品配伍三七、蒲黄、生地黄等共用进行瘀血内阻、血不归经之出血的治疗。

【用法与用量】

煎服，3～10克，宜包煎。

【古今应用】

1.《开宝本草》："心腹冷痛，小儿五疳，辟疫，治肠风，通利气脉，女子月闭。"

2.《本草纲目》："止妇人经水过多，赤带不绝，胎前产后血气诸痛，男女一切心腹、胁肋、少腹诸痛，疝痛，血痢，肠风腹痛，身体血痹刺痛。"

3.《本草经疏》："五灵脂，其功长于破血行血，故凡瘀血停滞作痛，产后血晕，恶血冲心，少腹儿枕痛，留血经闭，瘀血心胃间作痛，血滞经脉，气不得行，攻刺疼痛等证，在所必用。"

4.《本草图经》："治伤冷积聚及小儿女子方中多用之。"

5.《本草衍义补遗》："能行血止血。治心腹冷气，妇人心痛，血气刺痛。"

6.《本草述》："主损伤接骨。"

7. 五灵脂主要含有尿素、尿酸、维生素A样物质及多量树脂。相关药理实验表明五灵脂相关制剂能够抑制血小板聚集，降低全血黏度、血浆黏度；降低心肌细胞耗氧量；提高耐缺氧、耐寒和耐高温能力；缓解平滑肌痉挛；增强正常机体免疫功能，改善微循环；对多种皮肤真菌有不同程度的抑制作用，并能抑制结核杆菌。

【使用注意】

血虚无瘀者及孕妇慎用本品。"十九畏"认为人参畏五灵脂，一般不宜同用。

110. 麒麟竭（qí lín jié）

麒麟竭即血竭，首见于《雷公炮炙论》。本品为棕榈科植物麒麟竭 *Daemonorops draco* Bl. 的果实及树干中渗出的树脂，主产于印度尼西亚、马来西亚、伊朗等国，我国的广东、台湾等地也有种植。多为栽培。秋季采收。采集果实，置蒸笼内蒸煮，使树脂渗出；或将树干砍破或钻以若干小孔，使树脂自然渗出，凝固而成。打碎研末用。

【原文解析】

《药性赋》曰："麒麟竭止血出，疗金疮之伤折。"

麒麟竭能祛瘀生新、活血止痛、止血、生肌，为外科和伤科损伤疼痛、疮疡、出血等证要药。

其味甘、咸，性平；归肝经；有活血定痛、化瘀止血、敛疮生肌的功效。本品可用于治疗跌打损伤，筋骨疼痛，为伤科及其他瘀滞痛证要药；亦可治产后瘀滞腹痛、痛经、经闭及其他瘀血心腹刺痛。此外麒麟竭还用于外伤出血、血痔肠风、疮疡久溃不敛等病证治疗。

【用法与用量】

内服：多入丸、散，研末服，每次 1～2 克。外用适量，研末外敷。

【古今应用】

1.《新修本草》："主五脏邪气，带下，心痛，破积血，金疮生肉。"

2.《海药本草》："主打伤折损，一切疼痛，补虚及血气搅刺，内伤血聚，并宜酒服。"

3.《日华子本草》："治一切恶疮疥癣，久不合者，敷。此药性急，亦不可多使，却引脓。"

4. 麒麟竭含血竭素、血竭红素、去甲基血竭素、去甲基血竭红素及黄烷醇、查耳酮、树脂酸等成分。相关实验表明麒麟竭水煎醇沉液能明显降低红细胞压积，缩短血浆钙化时间，抑制血小板聚集，防止血栓形成。水提液对金黄色葡萄球菌、白色葡萄球菌及多种致病真菌有不同程度的抑制作用。此外，还有一定的抗炎作用。

【使用注意】

无瘀血者不宜用本品，孕妇及月经期忌用。

111. 麋茸（mí róng）

麋茸为麋鹿尚未骨化而带毛的角。其味甘、咸，性温。归肝、肾二经。功用主治忌宜与鹿茸大致相同，详参鹿茸。

【原文解析】

《药性赋》曰："麋茸壮阳以助肾。"

麋茸具有壮肾阳、益精血、强筋骨、调冲任、托疮毒的功效。用于肾阳不足，精血亏虚，阳痿滑精，宫冷不孕，羸瘦，神疲，畏寒，眩晕，耳鸣，耳聋，腰脊冷痛，筋骨痿软，崩漏带下，阴疽不敛。

【用法与用量】

研末吞服，1～2 克，或入丸、散。

【古今应用】

详参鹿茸。

【使用注意】

详参鹿茸。

112. 当归（dāng guī）

当归首见于《神农本草经》。本品为伞形科植物当归 *Aagellica sinensis*（Oliv）Diels. 的根，主产于甘肃省东南部的岷县（秦州），产量多，质量好。其次，陕西、四川、云南、湖北等省也有栽培。秋末采挖，除尽芦头、须根，待水分稍行蒸发后按大小粗细分别捆成小把，用微火缓缓熏干或用硫黄烟熏，防蛀防霉切片生用，或经酒拌、酒炒用。

【原文解析】

《药性赋》曰："当归补虚而养血。"

当归既能补血，又能活血，有文武全才之称，故又名文武。本品对血虚证之头昏心悸、血枯经闭、胎产诸虚、血虚便秘及血瘀之经滞痛经、产后瘀血腹痛、跌打损伤、痈肿等证，均有较好疗效，为妇科要药。

其味甘、辛，性温；归肝、心、脾经；具有补血调经、活血止痛、润肠通便的功效。本品为补血之圣药，用于治疗血虚诸证，或治疗血虚引起的萎黄、心悸失眠、月经不调、经闭、痛经虚寒性腹痛、跌打损伤、痈疽疮疡、风寒痹痛等病证。此外，当归常配伍肉苁蓉、牛膝、升麻等，用于血虚肠燥便秘的治疗。

【用法与用量】

煎服，5～15克。补血用当归身；活血用当归尾；和血（补血活血）用全当归。

【古今应用】

1.《神农本草经》："主咳逆上气，温疟寒热洗洗在皮肤中。妇人漏下绝子，诸恶疮疡，金疮。"

2.《日华子本草》："主治一切风，一切血，补一切劳，破恶血，养新血及主癥癖。"

3.《医学启源》："当归，气温味甘，能和血补血，尾破血，身和血。"

4.《本草纲目》："治头痛，心腹诸痛，润肠胃、筋骨、皮肤，治痈疽，排脓止痛，和血补血。"

5.《本草备要》："润燥滑肠。"

6. 当归中含 β– 蒎烯、α – 蒎烯、莰烯等中性油成分，含对 – 甲基苯甲醇、5– 甲氧基 –2,3– 二甲苯酚等酸性油成分，以及有机酸、糖类、维生素、氨基酸等。相关药理实验表明当归挥发油能对抗肾上腺素 – 脑垂体后叶素或组织胺对子宫的兴奋作用。当归水或醇溶性非挥发性物质对离体子宫有兴奋作用，能使子宫收缩加强，大量或多次给药时，甚至可出现强直性收缩，醇溶性物质作用比水溶性物质作用强。在离体蟾蜍心脏灌流实验中，本品煎剂含挥发油可明显抑制收缩幅度及收缩频率。当归浸膏有显著扩张离体豚鼠冠脉作用，能增加冠脉血流量。麻醉犬静注本品心率无明显改变，冠脉阻力和总外周阻力下降，冠脉血流量显著增加，心肌氧耗量显著下降，心排出量和心搏指数有增加趋势。当归中性油对实验性心肌缺血亦有明显保护作用。当归及其阿魏酸钠有明显的抗血栓作用。采用当归水浸液灌胃小鼠能显著促进血红蛋白及红细胞的生成。

【使用注意】

湿盛中满、大便泄泻者忌服本品。

113. 海螵蛸（hǎi piāo xiāo）

海螵蛸又名乌贼骨，首见于《本草纲目》。本品为乌贼科动物无针乌贼 *Sepiella maindroni* de Rochebrune 或金乌贼 *Sepia esculenta* Hoyle 的干燥内壳，分布于浙江、福建、山东等地。于 4～8 月间，将漂浮在海边或积于海滩上的乌贼骨捞起，剔除杂质，以淡水漂洗后晒干；或在 5 月左右待成群乌贼游到海岛附近产卵时，大量捞捕，除去软体部分，将乌贼骨收集后，洗净，晒干。

【原文解析】

《药性赋》曰："乌贼骨止带下，且除崩漏目翳。"

海螵蛸具有止血收敛作用，用于崩漏、带下、便血。

其味咸、涩，性温；归脾、肾经；有收敛止血、固精止带、制酸止痛、收湿敛疮的功效。本品用于溃疡病，胃酸过多，吐血衄血，崩漏便血，遗精滑精，赤白带下，胃痛吞酸。外治损伤出血，疮多脓汁。

【用法与用量】

内服：煎汤，10～30 克；研末，1.5～3 克。外用：适量，研末撒；或调敷；或吹耳、鼻。

【古今应用】

1.《神农本草经》："主女子漏下赤白经汁，血闭，阴蚀肿痛，寒热，症瘕，无子。"

2.《名医别录》："惊气入腹，腹痛环脐，阴中寒肿，令人有孕。又止疮多脓汁不燥。"

3.《药性论》："止妇人漏血，主耳聋。"

4.《新修本草》："疗人目中翳，用之良也。"

5.《本草纲目》："主女子血枯病，伤肝唾血下血，治疟消瘿。研末敷小儿疳疮，痘疮臭烂，丈夫阴疮，汤火伤，跌伤出血。

6. 本品含碳酸钙85%以上，内壳中含蛋氨酸、天冬氨酸、谷氨酸等17种氨基酸，并含少量氯化钠、磷酸钙、镁盐等。相关实验表明，其复方制剂乌贝散有明显吸附胃蛋白酶及中和胃酸的作用，可减少胃酸对胃溃疡面的刺激，亦减少蛋白酶对溃疡面的消化作用，能加速小鼠胃溃疡愈合。将陈年海螵蛸、新鲜海螵蛸、自体骨植入人为家兔骨缺损处有明显促进骨缺损修复作用。

【使用注意】

无。

114. 鹿角胶（lù jiǎo jiāo）

鹿角胶首见于《神农本草经》。本品为鹿角经过水煎熬，浓缩制成的固体胶。本品一般为扁方形块，长 3～4cm，厚约 0.6cm。黄棕色或红棕色，半透明，有的上部有黄白色泡沫层。质脆，易碎，断面光亮。

【原文解析】

《药性赋》曰："鹿角胶住血崩，能补虚赢劳绝。"

鹿角胶功效基本与鹿角相同，但止血、补血的力量较鹿角强，是治疗崩漏失血及补益精血，治虚劳消瘦、内伤虚损劳嗽、吐血的良药。

其味甘、咸，性温；归肝、肾经；有补肝肾、益精养血的功效。本品用于阳痿滑精，腰膝酸冷，虚劳赢瘦，崩漏下血，便血尿血，阴疽肿痛。

【用法与用量】

每次 3 ～ 6 克，以适量开水溶化后服用，或兑入其他药汁中服用。

【古今应用】

1.《本草汇言》："入手足少阴、厥阴经。"

2.《本草经解》："入手太阴肺经、足太阴脾经。"

3.《神农本草经》："主伤中劳绝；腰痛羸瘦，补中益气，妇人血闭无子，止痛安胎。"

4.《名医别录》："疗吐血，下血，崩中不止，四肢酸疼，多汗，淋露，折跌伤损。"

5.《药性论》："男子肾藏气衰虚劳损，能安胎去冷，治漏下赤白，主吐血。"

6.《医学入门》："主咳，吐血，咯血，嗽血，尿血，下血。"

7. 现代药理研究：参见鹿角。

【使用注意】

孕妇禁用。

115. 蕲蛇（qí shé）

蕲蛇首见于《本草纲目》。本品为蝰科动物五步蛇 *Agkistrodon acutus*（Guenther）的干燥体。其全身黑质白花，吻鳞与鼻间鳞均向背方翘起，又叫褰鼻蛇、五步蛇、白花蛇。其具有毒性，头呈三角形，背黑褐色，头腹及喉部白色，间或少数黑褐色斑点，称念珠斑。属部侧扁，尾尖一枚鳞片尖长，称角质刺，也叫佛指甲。蕲蛇产于蕲春蕲州龙凤山，在两湖、三角山一带，喜食蛙、蟾蜍、蜥蜴、鸟、鼠等。蕲蛇成长极慢，现也成为濒危动物，主产于湖北、江西、浙江等地。多于夏、秋二季捕捉，剖开蛇腹，除去内脏，洗净，干燥。去头、鳞，切段生用、酒炙，或黄酒润透，去鳞、骨用。

【原文解析】

《药性赋》曰："白花蛇治瘫痪，疗风痒之癣疹。"

本品能祛风通络，是治疗诸风疥癫、瘫痪不仁、疥癣、风疹等证的要药，又有祛风定惊之效，治破伤风等亦有显著效果。

其味甘、咸，性温，有毒；归肝经；有祛风、通络、止痉的功效。本品治疗病深日久之风湿顽痹、经络不通、麻木拘挛，以及中风口眼㖞斜、半身不遂、小儿惊风，破伤风、麻风、疥癣等病证；此外，本品有毒，能以毒攻毒，可治瘰疬、梅毒、恶疮。

【用法与用量】

煎汤，3～9克；研末吞服，一次1～1.5克，一日2～3次。

【古今应用】

1.《雷公炮炙论》："治风。引药至于有风疾处。"

2.《开宝本草》："主中风湿痹不仁，筋脉拘急，口面㖞斜，半身不遂，骨节疼痛，大风疥癫及暴风瘙痒，脚弱不能久立。"

3.《本草纲目》："能透骨搜风，截惊定搐，为风痹、惊搐、癫癣、恶疮要药，取其内走脏腑，外彻皮肤，无处不到也。"

4.蕲蛇含3种毒蛋白：AaT-Ⅰ、AaT-Ⅱ、AaT-Ⅲ，由18种氨基酸组成，并含透明质酸酶、出血毒素等成分。相关药理实验表明蕲蛇有镇静、催眠及镇痛作用；注射液有显著降压作用；水提物能激活纤溶系统；醇提物可增强巨噬细胞吞噬能力，显著增加炭粒廓清率。

【使用注意】

无。

116. 乌梢蛇（wū shāo shé）

乌梢蛇首见于《药性论》。本品为游蛇科动物乌梢蛇 *Zaocys dhumnades*（Cantor）的干燥体。全国大部分地区有分布。多于夏、秋二季捕捉，剖开蛇腹或先剥去蛇皮留头尾，除去内脏，干燥。去头及鳞片，切段生用、酒炙，或黄酒闷透，去皮骨用。

【原文解析】

《药性赋》曰："乌梢蛇疗不仁，去疮疡之风热。"

乌梢蛇与白花蛇功效相似，但力量稍弱，也属于祛风要药，能治因风而致的麻木不仁及风热邪毒所致的疮疡外证。

其味甘，性平；归肝经；有祛风、通络、止痉的功效。本品用于风湿痹证及中风半身不遂，尤宜于风湿顽痹、小儿惊风、破伤风、麻风、疥癣等病证治疗。此外，本品又可治瘰疬、恶疮。

【用法与用量】

煎服，9～12克；研末，每次2～3克；或入丸剂、酒浸服。外用，适量。

【古今应用】

1.《开宝本草》："主诸风瘙瘾疹，疥癣，皮肤不仁，顽痹诸风。"

2.《本草纲目》："功与白花蛇（即蕲蛇）同而性善无毒。"

3. 乌梢蛇含赖氨酸、亮氨酸、谷氨酸、丙氨酸、胱氨酸等17种氨基酸，并含果糖 –1,6– 二磷酸酶、原肌球蛋白等成分。相关药理实验表明乌梢蛇水煎液和醇提取液有抗炎、镇静、镇痛作用；其血清有对抗五步蛇毒的作用。

【使用注意】

血虚生风者慎服本品。

117. 乌药（wū yào）

乌药首见于《本草拾遗》。本品为樟科植物乌药 *Lindera aggregata*（Sims）Kosterm. 的块根，主产于浙江、安徽、江苏、陕西等地。全年均可采挖，除去细根，洗净，趁鲜切片，晒干。生用或麸炒用。

【原文解析】

《药性赋》曰："乌药有治冷气之理。"

乌药善散肾和中焦之寒以止痛，适用于气郁、寒凝冷气的心腹疼痛证、吐泻转筋、腰膝冷痛等。

其味辛，性温；归肺、脾、肾、膀胱经；有行气止痛、温肾散寒的功效。本品用于治疗胸腹胁肋闷痛、脘腹胀痛、寒疝腹痛、寒凝气滞痛经等病证。此外乌药常与益智仁、山药等同用，治肾阳不足、膀胱虚冷之小便频数、小儿遗尿。

【用法与用量】

煎服，3～9 克。

【古今应用】

1.《本草衍义》："乌药和来气少，走泄多，但不甚刚猛，与沉香同磨作汤，治胸腹冷气，甚稳当。"

2.《药品化义》："乌药，气雄性温，故快气宣通，疏散凝滞，甚于香附。外解表而理肌，内宽中而顺气。以之散寒气，则客寒冷气自除；驱邪气则天行疫瘴即却；开郁气，中恶腹痛，胸膈胀痛，顿然可减；疏经气，中风四肢不遂，初产血气凝滞，渐次能通，皆藉其气雄之功也。"

3.《本草求真》："凡一切病之属于气逆，而见胸腹不快者，皆宜用此。功与木香、香附同为一类。但木香苦温，入脾爽滞，每于食积则宜；香附辛苦入肝胆二经，开郁散结，每于忧郁则妙。此则逆邪横胸，无处不达，故用以为胸腹逆邪要药耳。"

4. 乌药含生物碱及挥发油，油中的主要成分为乌药烷、乌药烃、乌药醇、乌药酸、乌药醇酯等成分。相关动物实验表明，乌药对胃肠道平滑肌有兴奋和抑制的双向调节作用，能促进消化液的分泌；其挥发油内服能兴奋大脑皮质，促进呼吸，兴奋心肌，加速血液循环，升高血压及发汗；外涂能使局部血管扩张，血液循环加速，缓和肌肉痉挛疼痛；本品对小鼠肉瘤有抑制作用。

【使用注意】

无。

118. 禹余粮（yǔ yú liáng）

禹余粮首见于《神农本草经》。本品为氢氧化物类矿物褐铁矿，主含碱式氧化铁 $[FeO \cdot (OH)]$，主产于浙江、广东等地。全年可采。拣去杂石，洗净泥土，干燥。醋煅用。

【原文解析】

《药性赋》曰："禹余粮乃疗崩漏之因。"

禹余粮能涩肠止泻、收敛止血、涩固下焦，以治崩漏带下、泄泻痢疾。

其味甘、涩，性平；归胃经；有涩肠止泻、收敛止血、止带的功效。本品用于治疗久泻、久痢、崩漏，便血。此外，治崩漏、带下，本品常与海螵蛸、煅牡蛎、赤石脂、龙骨等同用。

【用法与用量】

煎服，10～20 克。

【古今应用】

1.《神农本草经》："主下赤白。""主漏下。"

2.《本草纲目》："催生，固大肠。"又云："禹余粮手足阳明血分重剂也，其性涩，故主下焦先后诸病。"

3.禹余粮含氧化铁及磷酸盐，尚有 Al、Ca、Mg、K、Na、SiO_4 等成分和黏土杂质。相关实验表明 100% 禹余粮的生品、煅品、醋品水煎液能抑制小鼠肠蠕动，生品禹余粮能明显缩短凝血时间和出血时间。此外，禹余粮还具有促进胸腺增生的作用。

【使用注意】

孕妇慎用本品。

119. 巴豆（bā dòu）

巴豆首见于《神农本草经》。本品为大戟科植物巴豆 *Croton tiglium* L. 的干燥成熟果实，主产于四川、广西、云南、贵州等省。秋季果实成熟时采收。用仁或制霜。

【原文解析】

《药性赋》曰："巴豆利痰水，能破寒积。"

巴豆用于一切顽痰积聚，沉寒痼冷之邪留结所致的冲心暴痛、腹硬便秘、伏饮留痰、癥瘕痞癖、水蛊腹水、痰壅喘急等症，即长于温下寒实急证，又能用来消坚磨积，逐水消肿。使用时注意，本品含剧毒，用时必须去油，体虚者禁用。

其味辛，性热，有大毒；归胃、大肠经；有峻下冷积、逐水退肿、祛痰利咽、外用蚀疮的功效。本品主要用于病起急骤、气血未衰的寒邪食积、肠道阻结、大便不通，腹满胀痛、腹水臌胀等病证。巴豆在便秘使用上需要与大黄相鉴别，巴豆辛热燥烈，药力刚猛，峻下冷积，开通闭塞，主治冷积便秘重证；大黄苦寒泄降，峻下实热，荡涤胃肠，主治实热积滞便秘急证；治喉痹痰涎壅塞气道，呼吸困难，甚则窒息欲死者，可单用巴豆，去皮，线穿纳入喉中，牵出即苏。本品外用有蚀腐肉、疗疮毒作用。

【用法与用量】

入丸、散服，每次 0.1 ～ 0.3 克。大多数制成巴豆霜用，以减低毒性。外用适量。

【古今应用】

1.《神农本草经》："破癥瘕结聚，坚积，留饮痰癖，大腹水胀，荡涤五脏六腑，开通闭塞，利水谷道，去恶肉。"

2.《名医别录》："疗女子月闭，烂胎，金疮脓血不利，丈夫阴癞，杀斑蝥毒。"

3.《本草通玄》："巴豆禀阳刚雄猛之性，有斩关夺门之功，气血未衰，积邪坚固者，诚有神功，老羸衰弱之人，轻妄投之，祸不旋踵。巴豆、大黄，同为攻下之剂，但大黄性冷，腑病多热者宜之；巴豆性热，脏病多寒者宜之。故仲景治伤寒传里恶热者，多用大黄。东垣治五积属脏者，多用巴豆。"

4. 巴豆含巴豆油 34% ～ 57%，其中含巴豆油酸和甘油酯，油中尚含巴豆醇二酯和多种巴豆醇三酯。此外，本品还含巴豆毒素、巴豆苷、生物碱、β-谷甾醇等成分。相关药理实验表明巴豆油外用，对皮肤有强烈刺激作用，口服半滴至 1 滴，即能产生口腔、咽及胃黏膜的烧灼感及呕吐，短时期内会出现多次大量水泻，伴有剧烈腹痛和里急后重。巴豆煎剂对金黄色葡萄球菌、白喉杆菌、流感杆菌、绿脓杆菌均有不同程度的抑制作用。巴豆油有镇痛及促血小板凝集作用。巴豆提取物对小鼠腹水型与艾氏腹水癌有明显抑制作用。巴豆油、巴豆树脂和巴豆醇酯类有弱性致癌活性。

【使用注意】

孕妇及体弱者忌用本品。本品不宜与牵牛子同用。

120. 独活 (dú huó)

独活首见于《神农本草经》，为伞形科植物重齿毛当归 *Angelica pubescens* Maxim. f. biserrata Shan et Yuan 的干燥根。本品主产于四川、湖北、安徽等地。春初或秋末采挖，除去须根及泥沙，炕至半干，堆置 2～3 天，发软后再炕至全干。切片，生用。

【原文解析】

《药性赋》曰："独活疗诸风，不论新久。"

独活用于风湿痹痛，主病邪在下在里的久病。功效与羌活相似，但羌活主要用于在上在表的新病。

其味辛、苦，性微温；归肾、膀胱经；有祛风湿、止痛、解表的功效。本品用于治疗各种新旧性风寒湿邪所致之痹证，尤适宜腰膝、腿足关节疼痛者，是治风湿痹痛主药；还可配伍羌活、藁本、防风治疗外感风寒挟湿所致的头痛头重，一身尽痛；或与细辛、川芎等配伍治疗经络辨证中的少阴头痛；此外，内服或外洗治疗皮肤瘙痒。

【用法与用量】

煎服，3～9 克。外用，适量。

【古今应用】

1.《名医别录》："疗诸贼风，百节痛风无久新者。"

2.《本草正》："专理下焦风湿，两足痛痹，湿痒拘挛。"

3.《本草求真》："独活，辛苦微温，比之羌活，其性稍缓，凡因风干足少阴肾经，伏而不出，发为头痛，则能善搜而治矣，以故两足湿痹，不能动履，非此莫痊，风毒齿痛，头眩目晕，非此莫攻……因其所胜而为制也。且有风自必有湿，故羌则疗水湿游风，而独则疗水湿伏风也……羌有发表之功，独有助表之力。羌行上焦而上理，则游风头痛、风湿骨节疼痛可治，独行下焦而下理，则伏风头痛、两足湿痹可治。"

4. 独活含二氢山芹醇及其乙酸酯，欧芹酚甲醚，异欧前胡内酯，香柑内酯，花椒毒素，二氢山芹醇，当归酸酯，二氢山芹醇葡萄糖苷，毛当归醇，当归醇 D、G、B，γ-氨基丁酸及挥发油等成分。相关药理实验表明独活有抗炎、镇痛及镇静作用；对血小板聚集有抑制作用；并有降压作用，但不持久；所含香柑内酯、花椒毒素等有光敏及抗肿瘤作用。

【使用注意】

有相关报道，独活治疗气管炎时，曾发现服用煎剂有头昏、头痛、舌发麻、恶心呕吐、胃部不适等不良反应，一般不必停药。

121. 山茱萸 (shān zhū yú)

山茱萸首见于《神农本草经》。本品为山茱萸科植物山茱萸 *Cornus officinalis* Sieb. et Zucc. 的成熟果肉，主产于浙江、安徽、河南、陕西、山西等地。秋末冬初采收。用文火烘焙或置沸水中略烫，及时挤出果核。晒干或烘干用。

【原文解析】

《药性赋》曰："山茱萸治头晕遗精之药。"

山茱萸适用于肝肾亏虚所形成的头晕目眩、耳聋耳鸣及腰酸遗精。

其味酸、涩，性微温；归肝、肾经；有补益肝肾、收敛固涩的功效。本品主要用于治疗肝肾阴虚、头晕目眩、腰酸耳鸣、小便不利、阳痿、遗精滑精、遗尿尿频、崩漏、月经过多等病证；与人参、附子、龙骨等配伍治大汗欲脱或久病虚脱；此外，与生地黄、天花粉配伍治消渴证。

【用法与用量】

煎服，5～10克，急救固脱20～30克。

【古今应用】

1.《神农本草经》："主心下邪气，寒热，温中，逐寒湿痹，去三虫。"

2.《药性论》："止月水不定，补肾气，兴阳道，添精髓，疗耳鸣，止老人尿不节。"

3.《汤液本草》："滑则气脱，涩剂所以收之，山茱萸止小便利，秘精气，取其味酸涩以收滑之。"

4. 山茱萸果实含山茱萸苷、乌索酸、莫罗忍冬苷、7-O-甲基莫罗忍冬苷、獐牙菜苷、番木鳖苷；此外，还有没食子酸、苹果酸、酒石酸、原维生素A及皂苷、鞣质等成分。相关实验表明山茱萸果实煎剂在体外对痢疾杆菌、金黄色葡萄球菌及菫毛癣菌、流感病毒等有不同程度的抑制作用。山茱萸注射液能强心、升压，并能抑制血小板聚集，抗血栓形成。山茱萸醇提取物对四氧嘧啶、肾上腺素性及链脲佐菌素（STZ）所形成的大鼠糖尿病，有明显降血糖作用。山茱萸流浸膏对麻醉犬有利尿作用。山茱萸对非特异性免疫功能有增强作用，体外试验能抑制腹水癌细胞。有抗实验性肝损害作用。对于因化学疗法及放射疗法引起的白细胞下降，有升高白细胞作用。本品有抗氧化作用及较弱的兴奋副交感神经作用，所含鞣质有收敛作用。

【使用注意】

素有湿热而致小便淋涩者，不宜应用本品。

122. 白石英（bái shí yīng）

白石英首见于《神农本草经》。本品主要为石英（Quartz），但亦有不少地区应用方解石（Calcite）。全年皆可采掘，掘出后，拣选纯白色的供用。炮制：①生用：洗净晒干，碾碎即成。②煅用：取净白石英砸碎，装入砂罐内，置炉火中煅透，煅一次（每50千克用醋10千克），取出，晾干，碾细即成。药材及产销：块状的二氧化硅矿石。产地及销售习惯：全国各地均销，但销量极小。

【原文解析】

《药性赋》曰：“白石英医咳嗽吐脓之人。”

白石英有温润肺气的作用，多用它治疗肺痈咳吐脓血之证，不可久用。

其味甘，性温；入肺、肾、心经；有温肺肾、安心神、利小便的功效。本品治肺寒咳喘、阳痿、消渴、心神不安、惊悸善忘、小便不利、黄疸、石水、风寒湿痹等病证。

【用法与用量】

内服：煎汤，15～25克；或入丸、散。

【古今应用】

1.《神农本草经》：“主消渴，阴痿不足，咳逆（一作‘呕逆’），胸膈间久寒，益气，除风湿痹。”

2.《名医别录》：“疗肺痿，下气，利小便，补五脏。”

3.《药性论》：“能治肺痈吐脓，治嗽逆上气，疸黄。”

【使用注意】

本品不可久服。

123. 厚朴（hòu pò）

厚朴首见于《神农本草经》。本品为木兰科植物厚朴 *Magnolia officinalis* Rehd. et Wils. 或凹叶厚朴 *M. O. R.* et Wils. var. *biloba* Rehd. et Wils. 的干燥干皮、根皮及枝皮。本品主产于四川、湖北等地。4～6月剥取，根皮及枝皮直接阴干，干皮置沸水中微煮后堆置阴湿处，"发汗"至内表面变紫褐色或棕褐色时，蒸软取出，卷成筒状，干燥。切丝，姜制用。

【原文解析】

《药性赋》曰："厚朴温胃而去呕胀，消痰亦验。"

厚朴治一切饮食停积，气壅暴胀，以及胃寒呕逆，肠寒腹泻。

其味苦、辛，性温；归脾、胃、肺、大肠经；有燥湿消痰、下气除满的功效，为消除胀满的要药，亦可治疗食积气滞、腹胀便秘、痰饮喘咳等病证。此外，本品亦可治疗七情郁结，痰气互阻，咽中如有物阻，咽之不下，吐之不出的梅核气证。

【用法与用量】

煎服，3～10克，或入丸、散。

【古今应用】

1.《神农本草经》："主中风伤寒，头痛，寒热，惊悸，气血痹，死肌，去三虫。"

2.《名医别录》："主温中，益气，消痰下气，治霍乱及腹痛，胀满，胃中冷逆，胸中呕逆不止，泄痢，淋露，除惊，去留热，止烦满，厚肠胃。"

3.《本草纲目》引王好古语："主肺气胀满，膨而喘咳。"

4. 厚朴含挥发油约1%，油中主要含 β - 桉油醇和厚朴酚，还含有少量的木兰箭毒碱、厚朴碱及鞣质等。相关药理实验研究表明厚朴煎剂对肺炎球菌、白喉杆菌、溶血性链球菌、枯草杆菌、志贺氏及施氏痢疾杆菌、金黄色葡萄球菌、炭疽杆菌及若干皮肤真菌均有抑制作用。厚朴碱、异厚朴酚有明显的中枢性肌肉松弛作用；厚朴碱、木兰箭毒碱能松弛横纹肌，对肠管，小剂量出现兴奋，大剂量则为抑制；厚朴酚对实验性胃溃疡有防治作用。厚朴有降压作用，降压时反射性地引起呼吸兴奋、心率增加。

【使用注意】

本品辛苦温燥湿，易耗气伤津，故气虚津亏者及孕妇当慎用。

124. 肉桂（ròu guì）

肉桂首见于《神农本草经》。本品为樟科植物肉桂 Cinnamomum cassia Presl 的干燥树皮，主产于广东、广西、海南、云南等地。多于秋季剥取，刮去栓皮、阴干。因剥取部位及品质的不同而加工成多种规格，常见的有企边桂、板桂、油板桂等。生用。

【原文解析】

《药性赋》曰："肉桂行血而疗心痛，止汗如神。"

肉桂温经通脉，化寒凝，通行血脉，祛沉寒，疗心腹寒痛，又治亡阳证之冷汗淋漓不止、阳虚自汗。

其味辛、甘，性大热；归肾、脾、心、肝经；具有补火助阳、散寒止痛、温经通脉、引火归原的功效。本品治疗阳痿宫冷、腰膝冷痛、夜尿频多、滑精遗尿、腹痛、寒疝、腰痛、胸痹、阴疽、闭经、痛经等病证；常与山茱萸、五味子、人参、牡蛎等配伍治疗虚阳上浮的面赤、虚喘、汗出、心悸、失眠、脉微弱。此外，久病体虚气血不足者，在补气益血方中少量加入肉桂，有鼓舞气血生长之效。

【用法与用量】

煎服，1～4.5 克，宜后下或焗服；研末冲服，每次 1～2 克。

【古今应用】

1.《神农本草经》："主上气咳逆结气，喉痹吐吸，利关节，补中益气。"

2.《汤液本草》："补命门不足，益火消阴。"

3.《本草求真》："大补命门相火，益阳治阴。凡沉寒痼冷、营卫风寒、阳虚自汗、腹中冷痛、咳逆结气、脾虚恶食、湿盛泄泻、血脉不通、胎衣不下、目赤肿痛，因寒因滞而得者，用此治无不效。"

4. 肉桂中含挥发油（桂皮油）1.98%～2.06%，主要成分为桂皮醛，占 52.92%～61.20%，尚含肉桂醇、肉桂醇醋酸酯、肉桂酸、醋酸苯丙酯、香豆素、黏液、鞣质等成分。相关药理实验研究表明肉桂有扩张血管、促进血液循环、增强冠脉及脑血流量、使血管阻力下降等作用。在体外，其甲醇提取物及桂皮醛有抗血小板凝集、抗凝血酶作用；桂皮油、桂皮醛、肉桂酸钠具有镇静、镇痛、解热、抗惊厥等作用；桂皮油能促进胃肠运动，增强消化功能，排除消化道积气，缓解胃肠痉挛性疼痛，并可引起子宫充血，对革兰阴性菌及阳性菌有抑制作用；肉桂水提物、醚提物对动物实验性胃溃疡的形成有抑制作用；桂皮的乙醚、醇及水浸液对多种致病性真菌有一定的抑制作用。

【使用注意】

阴虚火旺、里有实热、血热妄行出血者及孕妇忌用本品。本品畏赤石脂。

125. 鲫鱼（jì yú）

鲫鱼首见于《新修本草》。我国除西部高原地区外，各省区均有本动物的卵子（鲫鱼子）、头（鲫鱼头）、骨（鲫鱼骨）、胆（鱼胆）、脑髓（鲫鱼脑）供药用。本品四季均可捕捞，捕后除去鳞、鳃及内脏。

【原文解析】

《药性赋》曰："是则鲫鱼有温胃之功。"

鲫鱼有和胃温中的功效，治疗胃寒呕逆，饮食停积。

其味甘、咸，性温；归脾、胃、大肠经；有健脾和胃、利水消肿、通血脉的功效。本品主治脾胃虚弱，纳少反胃，产后乳汁不行，痢疾，便血，水肿，痈肿，瘰疬，牙疳。

【用法与用量】

一般做食疗使用，适量。

【古今应用】

1.《名医别录》："主诸疮，烧，以酱汁和敷之，或取猪脂煎用，又主肠痈。"

2.《新修本草》："合莼作羹，主胃弱，不下食，作脍，主久赤白痢。"

3.《食疗本草》："平胃气，调中，益五脏，和莼作羹食良。"

4.《本草拾遗》："主虚羸，熟煮食之；脍主五痔。"

5.《日华子本草》："温中下气，补不足；脍疗肠澼水谷不调；烧灰以敷恶疮；又酿白矾烧灰，治肠风血痢。"

6. 鲫鱼主要做食疗使用，治疗脾胃气冷，不能下食，虚弱无力：用鲫鱼半斤，细切，起作脍，沸豉汁热投之，着胡椒、干姜、莳萝、橘皮等末空心食之。

【使用注意】

无。

126. 代赭石（dài zhě shí）

代赭石首见于《神农本草经》。本品为氧化物类矿物刚玉族赤铁矿，主含三氧化二铁（Fe_2O_3），主产于山西、河北、河南、山东等地。采挖后，除去杂石。打碎生用或醋淬研粉用。

【原文解析】

《**药性赋**》曰："代赭乃镇肝之剂。"

代赭石质重沉降，为平肝潜阳、重镇降逆的药物。

其味苦，性寒；归肝、心经；具有平肝潜阳、重镇降逆及凉血止血的功效。本品用于肝阳上亢所致的头晕目眩；呕吐，呃逆，噫气，气逆喘息；血热吐衄，崩漏；难产胎衣不下；赤白带下；小儿疳积泻痢；小儿惊痫。

【用法与用量】

9～30克，先煎。

【古今应用】

1.《神农本草经》："主鬼疰，贼风，蛊毒，杀精物恶鬼，腹中毒邪气，女子赤沃漏下。一名须丸。生山谷。"

2.《汤液本草》："代赭入手少阴、足厥阴经，怯则气浮，重所以镇之。代赭之重以镇虚逆，故张仲景治伤寒吐下后心下痞硬、噫气不除者，旋复代赭汤主之。"

3.《医学衷中参西录》："能生血兼能凉血，而其质重坠，又善镇逆气，降痰涎，止呕吐，通燥结。"又"治吐衄之证，当以降胃为主，而降胃之药，实以赭石为最效。"

4.《本草纲目》引《日华子本草》："安胎健脾，止反胃、吐血、鼻衄、月经不止、肠风痔瘘、泻痢、脱精、遗溺夜多、小儿惊痫。"

5.《名医别录》："带下百病，产难胞衣不出，堕胎，养血气，除五脏血脉中热，血痹血瘀，大人小儿惊气入腹及阴痿不起。"

6.《本草再新》："平肝降火，治血分去瘀生新，消肿化痰，治五淋崩带，安产堕胎。"

7. 代赭石主含三氧化二铁，并含杂质镁、铝、硅等成分。有促进红细胞及血红蛋白新生、兴奋肠道、镇静中枢神经等作用。内服后能收敛胃肠壁，保护黏膜面，对肠壁有兴奋作用，增进肠蠕动；对离体蛙心有抑制作用。

【使用注意】

本品因含微量砷，故不宜长期服用。孕妇慎用。

127. 沉香（chén xiāng）

沉香首见于《名医别录》。本品为瑞香科植物白木香 *Aquilaria sinensis*（Lour.）Gilg 含有树脂的木材，主产于东南亚、印度等地。全年均可采收，割取含树脂的木材，除去不含树脂的部分，阴干。打碎或研末，生用。

【原文解析】

《药性赋》曰："沉香下气补肾，定霍乱之心痛。"

沉香温肾纳气，治疗心腹寒凝气滞诸痛，还能平霍乱。

其味辛、苦，性微温；归脾、胃、肾经；具有行气止痛、温中止呕、纳气平喘的功效。本品用于寒凝气滞、胸腹胀闷疼痛、胃寒呕吐呃逆、肾虚气逆喘息等证。

【用法与用量】

1～5克，后下。

【古今应用】

1.《名医别录》："疗风水毒肿，去恶气。"

2.《日华子本草》："调中，补五脏，益精壮阳，暖腰膝，止转筋、吐泻、冷气，破癥癖，冷风麻痹，骨节不任，风湿皮肤瘙痒，气痢。"

3.《医林纂要》："坚肾，补命门，温中，燥湿，泻心，降逆气，凡一切不调之气，皆能调之。"

4.《海药本草》："主心腹痛、霍乱中恶。"

5.《珍珠囊》："补肾，又能去恶气，调中。"

6.《本草纲目》："治上热下寒，气逆喘急，大肠虚闭，小便气淋，男子精冷。"

7.《本草通玄》："沉香温而不燥，行而不泄，扶脾而运行不倦，达肾而导火归原，有降气之功，无破气之害，洵为良品。"

8.《本草经疏》："沉香治冷气，逆气，气结，殊为要药。"

9.本品含挥发油和树脂等，成分有白木香酸、白木香醛、沉香螺旋醇、白木香醇、苄基丙酮、呋喃白木香醛、呋喃白木香醇等，还有酚性成分等。具有促进消化液分泌、胆汁分泌、止痛、抗菌等作用。本品对家兔离体小肠运动有抑制作用，使麻醉猫注射乙酰胆碱后肠管收缩幅度减少，蠕动减慢；沉香煎剂对结核杆菌、伤寒杆菌、福氏痢疾杆菌均有较强的抗菌作用。

【使用注意】

阴虚火旺、气虚下陷者慎用本品。

128. 橘皮（jú pí）

橘皮首见于《神农本草经》。本品为芸香科植物橘 *Citrus reticulata* Blanco 及其栽培变种的干燥成熟果皮，主产于广东、福建等地。药材分为"陈皮"和"广陈皮"。采摘成熟果实，剥取果皮，晒干或低温干燥。生用。

【原文解析】

《药性赋》曰："橘皮开胃去痰，导壅滞之逆气。"

橘皮为脾肺二气分药，理气开胃，燥湿祛痰，治疗气机壅滞而引起的脘腹痞满或痛、呕恶不食、咳喘、哕逆、胸满、咳痰。

其味辛、苦，性温；归脾、肺经；具有理气健脾、燥湿化痰的功效。本品用于脾胃气滞之脘腹胀满，食少吐泻，呃逆；湿痰、寒痰咳嗽；胸痹证。

【用法与用量】

煎服，3～9克。和胃宜橘白，消痰宜橘红。

【古今应用】

1.《食疗本草》："止泄痢。食之下食，开胸膈痰实结气，下气不如皮。"

2.《本草拾遗》："甜者润肺。"

3.《日华子本草》："止消渴，开胃，除胸中膈气。"

4.《饮膳正要》："止呕下气，利水道，去胸中瘕热。"

5.《日用本草》："止渴，润燥，生津。"

6.《医林纂要》："除烦，醒酒。"

7.《食物中药与便方》："治烫伤。"

【使用注意】

无。

129. 木香（mù xiāng）

木香首见于《神农本草经》。本品为菊科植物木香 *Aucklandia lappa* Decne. 的干燥根，主产于云南、广西、四川、西藏等地。秋、冬二季采挖，除去泥沙和须根，切段，大的再纵剖成瓣，干燥后撞去粗皮。生用或煨用。

【原文解析】

《药性赋》曰："木香理乎气滞。"

木香芳香辛散，能疏理三焦气机，治疗一切气滞之证。

其味辛、苦，性温；归脾、胃、大肠、胆、三焦经；具有行气止痛、健脾消食的功效。本品用于脾胃气滞，脘腹胀痛，食积不消，不思饮食，泻痢后重，腹痛胁痛，黄疸，疝气疼痛。本品调理气机，善行胃肠气滞。

【用法与用量】

3～9克，水煎服或入丸、散。生用专行气滞，煨熟能实肠止泻。

【古今应用】

1.《神农本草经》："主邪气，辟毒疫温鬼，强志，主淋露。"

2.《药性论》："治女人血气刺心心痛不可忍，末，酒服之，治九种心痛，积年冷气，痃癖癥块胀痛，逐诸壅气上冲，烦闷。治霍乱吐泻、心腹疠刺。"

3.《本草纲目》引《日华子本草》："治心腹一切气、膀胱冷痛、呕逆反胃、霍乱、泄泻、痢疾，健脾消食，安胎。"

4.《珍珠囊》："散滞气，调诸气，和胃气，泄肺气。"

5.《本草衍义补遗》："行肝经气，煨熟实大肠。"

6.《本草求真》："木香，下气宽中，为三焦气分要药。然三焦则又以中为要……中宽则上下皆通，是以号为三焦宣滞要剂。"

7.《本草纲目》："木香乃三焦气分之药，能升降诸气。"

8.木香对胃肠道具有兴奋或抑制的双向调节作用，能促进消化液分泌，加快胃肠蠕动，促进胃排空；明显拮抗大鼠急性胃黏膜损伤，抑制溃疡。本品有明显的利胆作用；松弛气管平滑肌；并能抑制链球菌、金黄色与白色葡萄球菌的生长。此外，木香还有利尿及促进纤维蛋白溶解等作用。

【使用注意】

阴虚、津亏、火旺者慎用本品。

130. 半夏（bàn xià）

半夏首见于《神农本草经》。本品为天南星科植物半夏 *Pinellia ternata*（Thunb.）Breit. 的干燥块茎，主产于四川、湖北、江苏、安徽等地。夏、秋二季采挖，洗净，除去外皮和须根，晒干。一般用姜汁、明矾制过入煎剂。

【原文解析】

《药性赋》曰："半夏主于痰湿。"

半夏祛痰止呕，燥湿化痰，治疗各种脏腑痰湿所致病证。

其味辛，性温，有毒；归脾、胃、肺经；具有燥湿化痰、降逆止呕、消痞散结的功效。本品用于湿痰寒痰，咳喘痰多，痰厥头痛，呕吐反胃；心下痞，结胸，梅核气，瘿瘤，痰核；痈疽肿毒及毒蛇咬伤。

【用法与用量】

煎服，3～10克，一般宜制过用。炮制品中有姜半夏、法半夏等，其中姜半夏长于降逆止呕，法半夏长于燥湿且温性较弱，半夏曲则有化痰消食之功，竹沥半夏能清化热痰，主治热痰、风痰之证。外用适量。

【古今应用】

1.《神农本草经》："治伤寒寒热，心下坚，下气，咽喉肿痛，头眩，胸胀、咳逆肠鸣，止汗。"

2.《名医别录》："消心腹胸膈痰热满结、咳嗽上气、心下急痛、坚痞、时气呕逆。"

3.《药性论》："消痰下肺气，开胃健脾，止呕吐，去胸中痰满。生者摩痈肿，除瘤瘿气。"

4.《日华子本草》："治吐食反胃、霍乱转筋、肠腹冷、痰疟。"

5.《医学启源》："治寒痰及形寒饮冷伤肺而咳，大和胃气，除胃寒，进饮食。治太阴痰厥头痛，非此不能除。《主治秘要》云：燥胃湿，化痰，益脾胃气，消肿散结，除胸中痰涎。"

6.《本经逢原》："半夏同苍术、茯苓治湿痰；同瓜蒌、黄芩治热痰；同南星、前胡治风痰；同芥子、姜汁治寒痰；惟燥痰宜瓜蒌、贝母，非半夏所能治也。"

7.《珍珠囊》："治寒痰及形寒饮冷伤肺而咳，消胸中痞，膈上痰，除胸寒，和胃气，燥脾湿，治痰厥头痛，消肿散结。"

8.半夏的稀醇和水浸液或其多糖组分、生物碱具有较广泛的抗肿瘤作用；水浸剂对实验性室性心律失常和室性期前收缩有明显的对抗作用。半夏有显著的抑制胃液分泌作用，水煎醇沉液对多原因所致的胃溃疡有显著的预防和治疗作用，可抑制呕吐中枢而止呕；各种炮制品对实验动物均有明显的止咳作用。此外，煎剂可降低兔眼内压；半夏蛋白有明显的抗早孕活性。

【使用注意】

1.本品不宜与川乌、制川乌、草乌、制草乌、附子同用；生品内服宜慎。

2.法半夏为半夏的炮制加工品。味辛，性温。归脾、胃、肺经。法半夏燥湿化痰，用于痰多咳喘、痰饮眩悸、风痰眩晕、痰厥头痛。本品 3～9 克。不宜与川乌、制川乌、草乌、制草乌、附子同用。

131. 苍术（cāng zhú）

苍术首见于《神农本草经》。本品为菊科植物茅苍术 *Atractylodes lancea*（Thunb.）DC. 或北苍术 *Atractylodes chinensis*（DC.）Koidz. 的干燥根茎。春、秋二季采挖，除去泥沙，晒干，撞去须根。

【原文解析】

《药性赋》曰："苍术治目盲，燥脾去湿宜用。"

苍术燥湿健脾，湿邪祛、脾气健、生化旺盛、精微清气充足上奉，夜盲、雀目即可愈，此外亦可用于湿注下肢之肿痛、痿弱。

其味辛、苦，性温；归脾、胃、肝经；具有燥湿健脾、祛风散寒、明目的功效。本品用于湿阻中焦之脘腹胀闷、呕恶食少、吐泻乏力及风湿痹证、风寒挟湿表证、夜盲症及眼目昏涩，为燥湿健脾常用药。

【用法与用量】

煎服，5～10 克。

【古今应用】

1.《神农本草经》："主风寒湿痹，死肌痉疸。作煎饵久服，轻身延年不饥。"

2.《名医别录》："主头痛，消痰水，逐皮间风水结肿，除心下急满及霍乱吐下不止，暖胃消谷嗜食。"

3.《珍珠囊》："诸湿肿非此不能除，能健胃安脾。"

4.《本草正义》："苍术，气味雄厚，较白术愈猛，能彻上彻下，燥湿而宣化痰饮，芳香辟秽，胜四时不正之气。"

5.《药性本草》："心腹胀痛，水肿胀满。"

6.《用药法象》："除湿发汗，健胃安脾，治痿要药。"

7.《本草纲目》："治湿痰留饮……及脾湿下注，浊沥，带下，滑泻肠风。"

8.《本草图解》："宽中发汗，其功胜于白术；补中除湿，其力不及白术；大抵卑监之土，宜与白术以培之；敦阜之土，宜与苍术以平之。"

9.《用药法象》："除湿发汗，健胃安脾，治痿要药。"

10. 其挥发油能明显抗副交感神经介质乙酰胆碱引起的肠痉挛；对交感神经介质肾上腺素引起的肠肌松弛，苍术制剂能促进肾上腺抑制作用的振幅恢复，苍术醇有促进胃肠运动作用，对胃平滑肌也有微弱收缩作用。苍术挥发油对中枢神经系统，小剂量是镇静作用，同时使脊髓反射亢进；大剂量则呈抑制作用。苍术煎剂有降血糖作用，同时具排钠、排钾作用；其维生素A样物质可治疗夜盲及角膜软化症。

11. 现代临床以本品配伍他药，可治疗慢性胃炎、胃下垂、小儿厌食、秋季腹泻、小儿高热、假性黑棘皮病、过敏性紫癜、荨麻疹、扁平疣、丹毒、血栓性静脉炎、糖尿病坏疽、急性期痛风性关节炎、霉菌性角膜溃疡、痔疮等。

【使用注意】

阴虚内热、气虚多汗者忌用本品。

132. 萝卜（luó bo）

萝卜首见于《新修本草》。本品为十字花科植物萝卜 *Raphanus sativus* L. 的干燥成熟种子。夏季果实成熟时采割植株，晒干，搓出种子，除去杂质，再晒干。

【原文解析】

《药性赋》曰："萝卜去膨胀，下气治面尤堪。"

萝卜有"生消熟补"的说法，萝卜捣汁生饮能止血、止渴、降气、定喘、除胀，并能消除面食积滞，故有"治面尤堪"的说法，其种子名莱菔子，气味共用相同，还能治食积泄泻、里急后重、咳喘痰多。

其味辛甘，性凉；归脾、胃、大肠经；具有清热生津、凉血止血、下气宽中、消食化痰的功效。本品用于消渴口干，衄血，咯血；食积胀满，咳喘泻痢，咽痛失音。外用可治冻疮、偏头痛等。

【用法与用量】

水煎服，6～15 克。生用吐风痰，炒用消食下气化痰。

【古今应用】

1.《名医别录》："主利五脏，轻身益气。"

2.《新修本草》："散服及炮煮服食，大下气，消谷，去痰癖，肥健人；生捣汁服主消渴。"

3.《食疗本草》："利五脏，轻身，根，服之令人白净肌细。"

4.《日用本草》："捣汁服，治吐血、衄血。"（引自《本草纲目》）

5.《滇南本草》："解香油毒，治麦面积；熟吃之，醒脾气，化痰涎，解酒消食，利五脏而补中。"

6.《本草纲目》："主吞酸，化积滞，解酒毒，散瘀血，甚效。"

7. 莱菔子主要含芥子碱、脂肪油、挥发油等成分。本品能增强兔离体回肠的节律性收缩，抑制胃排空，促进消化道腺体的分泌；有利胆及利尿作用；有一定的镇咳、祛痰作用；还能降低血清胆固醇水平，防止冠状动脉粥样硬化；提取液有明显的降血压作用；对链球菌、葡萄球菌、肺炎球菌、大肠杆菌均有抑制作用；对常见致病性皮肤真菌有抑制作用。

【使用注意】

无。

133. 钟乳石（zhōng rǔ shí）

本品为碳酸盐类矿物方解石族方解石，主含碳酸钙（$CaCO_3$）。采挖后，除去杂石。

【原文解析】

《药性赋》曰："况夫钟乳粉补肺气，兼疗肺虚。"

钟乳粉温肺散寒、平喘，可用于治疗虚寒喘嗽有良效，又因其性温而镇坠，有使气得归元之功，因此能平喘纳气。

其味甘，性温；归肺、肾经；具有温肺平喘、补益肾阳、下乳汁的功效。本品用于寒痰咳喘、气短、阳痿遗精、乳汁不通等证。

【用法与用量】

3～9克，先煎。

【古今应用】

1.《神农本草经》："主咳逆上气，明目益精，安五脏，通百节，利九窍，下乳汁。"

2.《名医别录》:"益气补虚损,疗脚弱痛冷,下焦伤竭,强阴。"

3.《十便良方》:"治吐血损肺。炼成钟乳粉,每服 6 克,糯米汤下。"

【使用注意】

阴虚火旺、肺热咳嗽者忌服本品。

134. 青盐(qīng yán)

从盐湖中直接采出的盐和以盐湖卤水为原料在盐田中晒制而成的盐。

【原文解析】

《药性赋》曰:"青盐治腹痛,且滋肾水。"

青盐味咸性寒,入肾滋肾,治疗时间较久、病位较深的腹痛病证。

其味咸,性寒;归心、肾、肝、肺、膀胱经;泄热凉血,明目,润燥。本品用于尿血,吐血,齿舌出血;目赤肿痛,牙痛,风眼烂弦。

【用法与用量】

煎服,1 ～ 2.5 克,或入丸散剂。外用研末揩牙或水化漱口、洗目。

【古今应用】

1.《神农本草经》:"主明目,目痛,益气,坚筋骨,去毒蛊。"

2.《名医别录》:"主心腹痛,溺血,吐血,齿舌血出。"

3.《本草经集注》:"解斑猫、芫青毒。"

4.《本草拾遗》:"主眼赤眦烂风赤,细研水和点目中。又入腹去热烦,痰满,头痛,明目,镇心,水研服之。又主蚖蛇恶虫毒,疥癣，痛肿，瘰疬，以前入腹水消，服之著疮，正尔摩敷。"

5.《本草纲目》："盐为百病之主，百病无病不用之。故服补肾药用盐汤者，咸归肾，引药气入本脏也；补心药用炒盐者，心苦虚，以咸补之也；补脾药用炒盐者，虚则补其母，脾乃心之子也；治积聚结核用之者，咸能软坚也；诸痈疽眼目及血病用之者，咸走血也；诸风热病用之者，寒胜热也；大小便病用之者，咸能润下也；骨病齿病用之者，肾主骨，咸入骨也；吐药用之者，咸引水聚也……诸蛊及虫伤用之者，取其解毒也。"

【使用注意】

水肿、消渴、喘咳者禁用本品。

135. 山药（shān yào）

山药首见于《神农本草经》。本品为薯蓣科植物薯蓣 *Dioscorea opposita* Thunb. 的干燥根茎。冬季茎叶枯萎后采挖，切去根头，洗净，除去外皮和须根，干燥，习称毛山药片；或除去外皮，趁鲜切厚片，干燥，称为山药片；也有选择肥大顺直的干燥山药，置清水中，浸至无干心，闷透，切齐两端，用木板搓成圆柱状，晒干，打光，习称光山药。润透，切厚片，生用或麸炒用。

【原文解析】

《药性赋》曰："山药而腰湿能医。"

山药为"三焦平补药"。在下焦可补肾气而缩小便、止遗精，治遗精、尿频、消渴、腰膝酸痛。

其味甘，性平；归脾、肺、肾经；具有补脾养胃、生津益肺、补肾涩精的功效。本品用于肺虚咳喘；脾气虚弱或气阴两虚之消瘦乏力、食少、便溏；湿浊下注之妇女带下；肾虚腰膝酸软，夜尿频多或遗尿，滑精早泄以及消渴。

【用法与用量】

煎服，15～30克。麸炒可增强补脾止泻作用。

【古今应用】

1.《神农本草经》："补中，益气力，长肌肉。"

2.《日华子本草》："主泄精、健忘。"

3.《本草纲目》："益肾气，健脾胃，止泻痢，化痰涎，润皮毛。"

4.《本草正》："山药能健脾补虚，滋精固肾，治诸虚百损，疗五劳七伤，第其气轻性缓，非堪专任，故补脾肺必主参术，补肾水必君萸、地，涩带浊须破故同研，固遗泄仗菟丝相济。"

5.本品含薯蓣皂苷元、黏液质、胆碱、淀粉、糖蛋白、游离氨基酸、止杈素、维生素C、淀粉酶等；煎剂有降血糖、增强雄性激素样作用；所含多糖能增强免疫功能，有抗衰老作用；对实验大鼠脾虚模型有预防和治疗作用，对离体肠管运动有双向调节作用。

【使用注意】

湿盛中满或有积滞者忌服本品。

136. 阿胶（ē jiāo）

阿胶首见于《神农本草经》。本品为马科动物驴 *Equus asinus* L. 的干燥皮或鲜皮经煎煮、浓缩制成的固体胶，以山东、浙江、江苏等地产量较多。以原胶块用，用蒲黄炒成阿胶珠用。

【原文解析】

《药性赋》曰："阿胶而痢嗽皆止。"

阿胶止血可治疗血痢，因质地滋润，可治疗虚劳咳嗽。

其味甘，性平；归肺、肝、肾经；具有补血止血、滋阴润燥的功效。本品用于血虚萎黄，眩晕心悸，肌萎无力；吐血尿血，便血崩漏，妊娠胎漏；肺阴虚燥咳；热病伤阴之心烦失眠及阴虚风动，手足瘛疭等证。

【用法与用量】

3～9克。烊化兑服。

【古今应用】

1.《神农本草经》："主心腹内崩、劳极洒洒如疟状、腰腹痛、四肢酸痛、女子下血，安胎。"

2.《本草纲目》："疗吐血衄血、血淋尿血、肠风下痢、女人血痛血枯、经水不调、无子、崩中带下、胎前产后诸疾……虚劳咳嗽、喘急、肺痿唾脓血……和血滋阴，除风润燥，化痰清肺。"

3.阿胶能加速红细胞和血红蛋白生长，故有补血作用；能改善体内钙的平衡，使血清钙含量增高，有促进血液凝固作用，故善止血；可使血压升高而能对抗创伤性休克；能预防进行性肌营养障碍等。

【使用注意】

本品性质黏腻，有碍消化，脾胃虚弱者忌服。

137. 赤石脂（chì shí zhī）

赤石脂首见于《神农本草经》。本品为硅酸盐类矿物多水高岭石族多水高岭石，主含含水硅酸铝［$Al_4(Si_4O_{10})(OH)_8 \cdot 4H_2O$］，主产于福建、山东、河南等地。全年均可采挖，拣去杂石。研末水飞或火煅水飞用。

【原文解析】

《药性赋》曰："赤石脂治精浊而止泄，兼补崩中。"

赤石脂收敛、固下、止血、止泻，治疗气虚失固而遗精、白浊，下痢便下脓血，崩中、带下。

其味甘、酸、涩，性温；归大肠、胃经；具有涩肠止泻、收敛止血、生肌敛疮的功效。本品可用于久泻久痢；崩漏带下，便血；疮疡久溃不敛，湿疮浓水浸淫。

【用法与用量】

9～12 克，先煎。外用适量，研末敷患处。

【古今应用】

1.《神农本草经》："主泄痢、肠澼脓血、下血赤白。"

2.《本草纲目》："补心血……厚肠胃，除水湿，收脱肛。"

3.《名医别录》："疗腹痛肠澼，下痢赤白……女子崩中漏下，难产胞衣不出。"

4.《本经逢原》："赤石脂功专止血固下。仲景桃花汤治下痢便脓血者，取石脂之重涩，入下焦血分而固脱……火热暴注，初痢有积滞者勿用……疗腹痛肠澼等疾，以其开泄无度，日久不止，故取涩以固之也。"

5.赤石脂有吸附作用，能吸附消化道内的有毒物质、细菌毒素及食物异常发酵的产物，一方面保护消化道黏膜，防止胃肠道出血，另一方面能吸附渗出物，有助于止泻。临床以本品配伍他药或制成制剂，可治疗上消化道出血、慢性腹泻等。

【使用注意】

湿热积滞泻痢者忌服本品；孕妇慎用；本品畏官桂。

138. 阳起石（yáng qǐ shí）

阳起石首见于《神农本草经》。本品为硅酸盐类矿物阳起石

Actinolite 或阳起石石棉 A. asbestus 的矿石，主产于河北、河南、山东、湖北、山西等地。全年均可采挖。去净泥土、杂质。黄酒淬过，碾细末用。

【原文解析】

《药性赋》曰："阳起石暖子宫以壮阳，更疗阴痿。"

阳起石固下焦，暖子宫，兴阳事，擅长治疗宫冷、阳痿、遗精。

其味咸，性温；归肾经。阳起石壮肾阳以温暖子宫，尤善治疗阳痿不举、宫冷不孕，还用于肾阳虚腰膝冷痛。

【用法与用量】

内服：煎汤，3～5克；或入丸、散。外用：适量，研末调敷。

【古今应用】

1.《神农本草经》："主崩中漏下，破子脏中血，癥瘕结气，寒热腹痛无子，阴痿不起。"

2.《名医别录》："疗男子茎头寒，阴下湿痒，去臭汗，消水肿。久服不饥，令人有子。"

3.《药性本草》："补肾气精乏、腰痛膝冷湿痹、子宫久冷、冷癥寒瘕，止月水不足。"

4.《本草纲目》："阳起石，右肾命门气分药也，下焦虚寒者宜用之；然亦非久服之物。"

5.《药性论》："补肾气精乏，腰痛膝冷，温痹，能暖女子子宫久冷，冷癥寒瘕，止月水不定。"

6. 现代临床以本品配伍他药，可治疗阳痿、遗精、早泄、性欲低下、功能性子宫出血、不孕症等。

【使用注意】

本品不宜久服，阴虚火旺者禁服。

139. 紫菀（zǐ wǎn）

紫菀首见于《神农本草经》。本品为菊科植物紫菀 *Aster tataricus* L. f. 的干燥根和根茎，主产于河北、华北、河南、安徽等地。春、秋二季采挖，除去有节的根茎（习称"母根"）和泥沙，编成辫状晒干，或直接晒干。生用或蜜炙用。

【原文解析】

《药性赋》曰："诚以紫菀治嗽。"

紫菀开泄肺气，下肺气上逆，化肺中痰涎，止咳嗽，可用于咳嗽、气逆等病证。

其味苦、辛、甘，性微温；归肺经；具有润肺下气、化痰止咳的功效。本品用于咳嗽有痰，无论外感内伤、病程长短、寒热虚实，皆可用之。

【用法与用量】

煎服，5～10克。

【古今应用】

1.《神农本草经》："味苦，温，无毒。主咳逆上气，胸中寒热结气，去蛊毒痿蹶，安五脏。"

2.《本草纲目》引《名医别录》："疗咳唾脓血，止喘悸。"

3.《本草正义》："紫菀柔润有余，虽曰苦辛而温，非燥烈可比。专能开泄肺郁，定喘降逆，宣通窒滞，兼疏肺家气血。凡风寒外束，肺气壅塞，咳呛不爽，喘促哮吼，及气火燔灼，郁为肺痈，咳吐脓血，痰臭腥秽诸证，无不治之；而寒饮蟠踞，浊涎胶固，喉中如水鸡声者，尤为相宜。"

4.《名医别录》："疗咳唾脓血，止喘悸，五劳体虚，补不足，小儿惊痫。"

5.《本草图解》:"消痰定喘，止血疗咳。"

6. 紫菀能显著地增加呼吸道腺体的分泌，使痰液稀释，易于咳出，但镇咳作用不明显；对金黄色葡萄球菌、宋内氏痢疾杆菌、变形杆菌、伤寒杆菌、副伤寒杆菌、大肠杆菌、绿脓杆菌等均有抑制作用，对常见致病性皮肤真菌及流感病毒亦有抑制作用；所含皂苷与槲皮素有利尿作用，皂苷有强烈的溶血作用，故不宜作注射剂用；所含表无羁萜醇对小鼠艾氏腹水癌有一定的抗癌作用。

【使用注意】

本品外感暴咳生用，肺虚久咳蜜炙用。

140. 防风（fáng fēng）

防风首见于《神农本草经》。本品为伞形科植物防风 *Saposhnikovia divaricata*（Turcz.）Schischk. 的干燥根，主产于东北地区及内蒙古东部。春、秋二季采挖未抽花茎植株的根，除去须根和泥沙，晒干。生用或炒炭用。

【原文解析】

《药性赋》曰:"防风祛风。"

防风擅长祛除风邪。温甘不峻，有"风药之润剂"和"治风之通药"之称。

其味辛甘，性微温；归膀胱、肝、脾经；具有祛风解表、胜湿止痛、止痉的功效。本品用于外感表证，风疹瘙痒，风湿痹痛，破伤风证。

【用法与用量】

煎服，5～10 克。

【古今应用】

1.《神农本草经》："主大风头眩痛，恶风风邪，目盲无所见，风行周身，骨节疼痛。"

2.《名医别录》："胁痛，胁风，头面去来，四肢挛急，字乳金疮内痉。"

3.《备急千金要方》："解乌头毒。""解芫花毒。"

4.《珍珠囊》："治上焦风邪，泻肺实，散头目中滞气、经络中留湿。"

5.《本草汇言》："主诸风周身不遂，骨节酸痛，四肢挛急，痿躄痫痉等症。又伤寒初病太阳经，头痛发热，身痛无汗，或伤风咳嗽，鼻塞咽干……用防风辛温轻散，润泽不燥，能发邪从毛窍出，故外科疮痛肿毒，疮痿风癞诸证亦必需也。"

6.《药类法象》："治风通用。泻肺实，散头目中滞气，除上焦风邪。"

7.防风用于外感风寒所致的发热恶寒、头痛身痛之证，常与荆芥相须为用；用于外感风热所致的发热恶风、目赤咽痛之证，常与祛风清热药薄荷、荆芥、连翘、栀子等配伍；用于风疹瘙痒，须与祛风凉血药配伍，如荆芥、牡丹皮、赤芍、蒺藜等；用于风寒湿痹，肢节疼痛，筋脉拘挛，常与羌活、秦艽、桂枝、当归等同用，如防风汤；用于破伤风、牙关紧闭、四肢抽搐、角弓反张，多与天南星、白附子、天麻等配伍，如玉真散；与甘草配伍，还可解砒石中毒；本品炒炭还有止血作用，可用于便血、崩漏。临床以本品配伍他药，可治疗偏头痛、牙痛、多种皮肤病等疾病。

【使用注意】

本品药性偏温，阴血亏虚、热病动风者不宜使用。

141. 苍耳子（cāng ěr zǐ）

苍耳子首见于《神农本草经》。本品为菊科植物苍耳 *Xanthium sibiricum* Patr. 的干燥成熟带总苞的果实，产于全国各地。秋季果实成熟时采收，干燥，除去梗、叶等杂质。炒去硬刺用。

【原文解析】

《药性赋》曰："苍耳子透脑止涕。"

苍耳子善走窜通行、疏散宣通，能祛除一切风湿之邪，因前人认为，带有腥臭气味或者脓中带血的浊涕为脑汁下流，故鼻渊由风湿遏郁脑窍所致。苍耳子走窜通行能上达颠顶，透窍止涕，治鼻渊证，因此有"透脑止涕"一说。

其味辛、苦，性温，有毒；归肺经；具有散风寒、通鼻窍、祛风湿、止痛的功效。本品用于风寒感冒，鼻渊，鼻塞流涕；风疹瘙痒；风湿痹症，四肢拘急。

【用法与用量】

3～10克。

【古今应用】

1.《神农本草经》："主风头寒痛、风湿周痹、四肢拘挛痛、恶肉死肌。"

2.《药性本草》："治肝热明目。"

3.《日华子本草》："治一切风气，填髓，暖腰脚，治瘰疬疥癣及瘙痒。"

4.《要药分剂》："治鼻渊鼻瘜，断不可缺，能使清阳之气上行颠顶也。"

5.《本草备要》："善发汗，散风湿，上通脑顶，下行足膝，外达皮肤，治头痛，目暗，齿痛，鼻渊，去刺。"

6. 用于风湿痹痛、四肢拘挛、皮肤湿疹瘙痒及麻风病等证，常配伍防风、当归、白鲜皮、地肤子、黄柏等应用，以祛风除湿。

7. 用于头痛鼻渊、鼻流浊涕等证，常与白芷、辛夷等同用，如苍耳散。

8. 苍耳子含苍耳苷、苍耳油（其中有大量亚油酸）、苍耳蛋白、维生素 C 等。本品所含苷类有降血糖、镇咳作用，对心脏有抑制作用，使心率减慢、收缩力减弱；煎剂对部分细菌及真菌有抑制作用。

【使用注意】

血虚头痛者不宜用本品。

142. 威灵仙（wēi líng xiān）

威灵仙首见于《新修本草》。本品为毛茛科植物威灵仙 *Clematis chinensis* Osbeck、棉团铁线莲 *Clematis hexapetala* Pall. 或东北铁线莲 *Clematis manshurica* Rupr. 的干燥根和根茎，主产于江苏、安徽、浙江等地。秋季采挖，除去泥沙，晒干。切段，生用。

【原文解析】

《药性赋》曰："威灵仙宣风通气。"

威灵仙宣散风湿之邪，畅通气机，可用来治疗疠风、疠气而流走不定的痛风证，因此《药性赋》中以"宣风通气"来描述威灵仙这种特性。

其味辛、咸，性温；归膀胱经；具有祛风湿、通经络、止痛、消骨鲠的功效。本品用于风湿痹证；骨鲠咽喉及跌打伤痛、头痛、牙痛、胃脘痛；并消痰饮，用于痰饮、噎膈。

【用法与用量】

煎服，6 ～ 10 克。治骨鲠可用 30 ～ 50 克。外用适量。

【古今应用】

1.《本草纲目》引《开宝本草》："主诸风，宣通五脏，去腹内冷气，心膈痰水，久积癥瘕，痃癖气块，膀胱蓄脓恶水，腰膝冷痛，疗折伤。"

2.《本草正义》："威灵仙，以走窜消克为能事，积湿停痰，血凝气滞，诸实宜之。"

3.《新修本草》："腰肾脚膝、积聚、肠内诸冷病，积年不瘥，服之效。"

4.《本草纲目》："威灵仙，气温，味微辛咸。辛泄气，咸泻水，故风湿痰饮之病，气壮者服之有捷效，其性大抵疏利，久服恐损真气，气弱者亦不可服之。"

5.《本草图解》："搜逐诸风，宣通五脏，消痰水，破坚积。"

6.《本草备要》："通行十二经络，治中风痛风、头风顽痹……黄疸浮肿。"

7.《药品化义》："灵仙，性猛急，善走而不守，宣通十二经络。主治风、湿、痰、壅滞经络中，致成痛风走注，骨节疼痛，或肿，或麻木。"

8.威灵仙根含白头翁素和白头翁醇、甾醇、糖类及皂苷等成分。本品有解热、镇痛及溶解尿酸的作用；有显著的抗利尿作用；对革兰阳性及阴性菌均有较强的抑制作用；有对抗组织胺作用；原白头翁素煎剂可使食管蠕动节律增强，频率加快，幅度增大，能松弛肠道平滑肌，骨鲠后局部挛缩，用本品后即松弛，使骨脱落。其醋浸液对鱼骨刺有一定的软化作用。

【使用注意】

本品辛散走窜，气血虚弱者慎服。

143. 细辛（xì xīn）

细辛首见于《神农本草经》。本品为马兜铃科植物北细辛 *Asarum heterotropoides* Fr. Schmidt var. *mandshuricum*（Maxim.）Kitag.、汉城细辛 *Asarum sieboldii* Miq. var. *seoulense* Nakai 或华细辛 *Asarum sieboldii* Miq. 的干燥根和根茎。前两种习称辽细辛。本品主产于东北、陕西、山东等地。夏季果熟期或初秋采挖，除净地上部分和泥沙，阴干。切段，生用。

【原文解析】

《药性赋》曰："细辛去头风，止嗽而疗齿痛。"

细辛能"散外寒，去内饮"，上疏风邪，下通肾气，因此可以治疗止嗽、气喘之证。此外，其走窜之性符合内经"火郁发之"的特点，可以治疗郁热之邪所致的牙痛。

其味辛，性温，有小毒；归肺、肾、心经；具有解表散寒、祛风止痛、通窍、温肺化饮的功效。本品用于风寒感冒；头痛，牙痛，风湿痹痛；鼻渊；肺寒咳喘；以及中恶或痰厥所致的神昏窍闭之证。

【用法与用量】

1～3克。散剂每次服 0.5～1克。外用适量。

【古今应用】

1.《神农本草经》："主咳逆，头痛脑动，百节拘挛，风湿痹痛，死肌。"

2.《本草纲目》引《名医别录》："下气破痰……齆鼻不闻香

臭，汗不出。"

3.《本草纲目》引《药性本草》："风眼泪下，除齿痛。"

4.《本草衍义》："治头面风痛，不可缺此。"

5.《本草别说》："若单用末，不可过半钱匕，多则气闷塞，不通者死。"

6.《本草正义》："细辛，芳香最烈，故善开结气，宣泄郁滞，而能上达颠顶，通利耳目，旁达百骸，无微不至，内之宣络脉而疏通百节，外之行孔窍而直透肌肤。"

7.《药性论》："去皮风湿痒，能止眼风泪下……除齿痛，主血闭，妇人血沥腰痛。"

8.细辛含挥发油，油中主要成分为蒎烯、甲基丁香酚、细辛酮等。本品有解热镇痛、镇静、镇咳作用；有局部麻醉作用，较强的止痛作用，对传导麻醉、浸润麻醉及黏膜麻醉均有效；对子宫有抑制作用；对革兰阳性菌、痢疾杆菌及伤寒杆菌等均有显著的抗菌作用；大剂量挥发油可使中枢神经系统先兴奋后抑制；所含消旋去甲乌药碱有强心、扩张血管、松弛平滑肌、升高血糖等作用；所含黄樟醚毒性较强，系致癌物质，高温易被破坏。

【使用注意】

阴虚阳亢头痛、肺燥伤阴干咳者忌用本品。本品不宜与藜芦同用。

144. 艾叶（ài yè）

艾叶首见于《名医别录》。本品为菊科植物艾 Artemisia argyi lévl. et Vant. 的干燥叶。全国大部分地区均产。夏季花未开时采摘，除去杂质，晒干或阴干，生用或制炭用。

【原文解析】

《药性赋》曰："艾叶治崩漏、安胎而医痢红。"

其味辛、苦，性温，有小毒；归肝、脾、肾经；具有温经止血、散寒调经、止崩漏、安胎的功效。本品用于虚寒性出血，尤善治崩漏下血，月经不调；少腹冷痛，宫冷不孕，经寒不调；胎动不安，胎漏下血。外用祛湿止痒，若捣绒制成艾条、艾炷等，熏灸体表穴位，能温煦气血，透达经络，为温灸的主要原料。

【用法与用量】

3～9克。外用适量，供灸治或熏洗用。

【古今应用】

1.《名医别录》："灸百病，可作煎，止吐血、下痢、下部蜃疮、妇女漏血。"

2.《新修本草》："主衄血、下血、脓血痢，水煮及丸散任用。"

3.《药性本草》："止崩血、肠痔血，塌金疮，止腹痛，安胎。苦酒作煎，治癣甚良。捣汁饮，治心腹一切冷气。"

4.《本草纲目》："温中，逐冷，除湿。"

5.《药性论》："止崩血，安胎，止腹痛。苦酒作煎，治癣，止赤白痢。"

6.本品煎剂能使兔血浆凝血活酶时间、凝血酶原时间及凝血酶时间延长，并有促纤维蛋白溶解作用；生艾叶煎剂对小鼠凝血时间无影响，艾叶制成炭则可缩短凝血时间；艾叶浸剂及提取物能抑制血小板聚集；艾叶油有明显的平喘、镇咳、祛痰作用，并有抗过敏作用；艾叶水浸剂及煎剂对多种致病菌及真菌、病毒有抑制作用。此外，尚有强心、镇静、利胆等作用。

【使用注意】

无。

145. 羌活（qiāng huó）

羌活首见于《神农本草经》。本品为伞形科植物羌活 *Notopterygium incisum* Ting ex H. T. Chang 或宽叶羌活 *Notopterygium franchetii* H. de Boiss. 的干燥根茎和根，主产于四川、云南、青海等地。春、秋二季采挖，除去须根及泥沙，晒干。切片，生用。

【原文解析】

《药性赋》曰："羌活明目驱风，除湿毒肿痛。"

目疾包括因风湿之邪上犯头目所致的头痛、目眩、目赤肿痛等证，羌活气味雄烈，善通过走窜之力达到祛风湿、除湿毒肿痛的目的，从而达到明目的目的。

其味辛、苦，性温；归膀胱、肾经；具有解表散寒、祛风除湿、止痛的功效。本品用于风寒感冒；风寒湿痹，肩臂疼痛；尤以上半身病变为佳。

【用法与用量】

煎服，3～10克。

【古今应用】

1.《药性本草》："治贼风失音不语，多痒，手足不遂，口面喎斜，遍身顽痹血癞。"

2.《用药法象》："治风寒湿痹，酸痛不仁，诸风掉眩，颈项难伸。"

3.《本经逢原》："治足太阳风湿相搏，一身尽痛……乃却乱反正之主帅……风能胜湿，故羌活能治水湿，与川芎同用，治太阳、厥阴头痛，发汗散表，透关利节，非时感冒之仙药也。"

4.《珍珠囊》："治太阳经头痛，去诸骨节疼痛。"

5.《医学启源》:"《主治秘要》云:其用有五:手足太阳引经,一也;风湿相兼,二也;去肢节痛,三也;除痛疽败血,四也;风湿头痛,五也。"

6.《神农本草经》:"治风寒所击,金疮,止痛,奔豚,止痫痉,女子疝瘕。"

7.《本草汇言》:"羌活功能条达肢体,通畅血脉,功彻邪气,发散风寒风湿。"

8.羌活主要含挥发油类、香豆素类、酚酸类以及倍半萜类等成分。本品有解热、发汗、镇痛作用;对结核杆菌及真菌有抑制作用。羌活煎剂或酒精浸剂治疗颜面神经麻痹有效;本品配板蓝根水煎服,治急性感冒发热有较好疗效;临床以本品配伍他药,可治疗偏头痛、牙痛、寒湿型腰背痛、痛经、痛风性关节炎等多种疼痛性疾病。

【使用注意】

本品辛香燥烈,阴血亏虚者慎用,脾胃虚弱者不宜服。

146. 白芷（bái zhǐ）

白芷首见于《神农本草经》。本品为伞形科植物白芷 *Angelica dahurica*（Fisch. ex Hoffm.）Benth. et Hook. f. 或杭白芷 *Angelica dahurica*（Fisch. ex Hoffm.）Benth. et Hook. f. var. *formosana*（Boiss.）Shan et Yuan. 的干燥根,产于我国河北、陕西、浙江、福建等地。夏、秋间叶黄时采挖,除去须根和泥沙,晒干或低温干燥。切片,生用。

【原文解析】

《药性赋》曰:"白芷止崩治肿,疗痔漏疮痈。"

白芷化湿开窍，消肿止痛，可治疗疮疡肿痛、肠风痔漏、鼻渊、头痛、牙痛、崩漏、带下等证。此外，白芷用药在经络辨证运用中，为阳明主药，因此常在治疗阳明头痛（前额和眉棱骨痛）中运用。

其味辛，性温；归肺、胃、大肠经；能解表散寒，祛风止痛，宣通鼻窍，燥湿止带，消肿排脓。本品用于风寒感冒；头痛，牙痛，痹痛；鼻塞鼻渊；疮痈肿毒。本品亦祛风止痒，用于皮肤风湿瘙痒。

【用法与用量】

煎服，3～10 克。外用适量。

【古今应用】

1.《神农本草经》："主女人漏下赤白、血闭阴肿、寒热、头风侵目泪出。"

2.《珍珠囊》："解利手阳明头痛，中风寒热及肺经风热，头面皮肤风痹燥痒。"

3.《用药法象》："疗风通用，其气芳香，能通九窍，表汗不可缺也。"

4.《本草纲目》："治鼻渊鼻衄，齿痛，眉棱骨痛，大肠风秘。"

5.《本草纲目》："色白味辛，行手阳明；性温气厚，行足阳明；芳香上达，入手太阴肺经。"

6.《日华子本草》："乳痈发背，瘰疬，肠风痔漏，排脓；疮痍疥癣，止痛，生肌。去面皯疵瘢。"

7. 白芷主要含白芷素、白芷醚及白芷毒素等成分。本品煎剂有解热、镇痛、抗炎等作用；对大肠杆菌、痢疾杆菌、伤寒杆菌、副伤寒杆菌、绿脓杆菌、霍乱弧菌等以及皮肤真菌均有抑制作用。少量白芷毒素能兴奋中枢神经，大剂量则使肢体产生僵直性及间歇性痉挛，终则麻痹。比克白芷素对冠状血管有扩张作用，醚溶性成分对家兔耳血管有显著扩张作用，而水溶性成分有血管收缩作用。

【使用注意】

阴虚血热者忌服本品。

147. 红花（hóng huā）

红花首见于《新修本草》，别名红蓝花、红兰、红兰花、刺红花、草红花、丹华、黄兰、杜红花、大红花、南红花等。本品为菊科植物红花 *Carthamus tinctorius* L. 的筒状花冠。全国各地多有栽培，主产于河南、湖北、四川、云南、浙江等地。夏收开花，花色由黄转为鲜红时采摘。阴干或微火烘干。

【原文解析】

《药性赋》曰：“若乃红蓝花通经，治产后恶血之余。”

红花行血散瘀，调经止痛，为妇科常用药物。用于治疗血滞经闭，产后恶血不尽，瘀阻腹痛。

其味辛，性温；归心、肝经；具有活血通经、散瘀止痛的功效。本品用于血滞经闭，痛经，恶露不行；瘀滞腹痛，癥瘕积聚，胸痹心痛；跌打损伤，疮疡肿痛；瘀滞斑疹色暗；还可用于回乳。

【用法与用量】

煎服，3～10克。外用适量。

【古今应用】

1.《新修本草》：“治口噤不语，血结，产后诸疾。”

2.《本草纲目》引《开宝本草》：“产后血晕口噤、腹内恶血不尽、绞痛、胎死腹中，并酒煮沸；亦主蛊毒。”

3.《本草纲目》：“活血，润燥，止痛，散肿，通经。”

4.《本草衍义补遗》：“多用破留血，少用则养血。”

5.《本经逢原》：“能行男子血脉，通妇人经水，活血，解痘毒，散赤肿、产后血晕及胎死腹中，并宜和童便服之。少则养血，多则行血，过用使人血行不止。"

6.《药品化义》："红花，善通利经脉，为血中气药，能泻而又能补，各有妙义。若多用三四钱，则过于辛温，使血走散；若少用七八分……调畅而和血也；若只用二三分……滋养而生血也。"

7. 本品含有红花醌苷、新红花苷、红花苷、红花黄色素和黄色素。另含红花油，油中包括棕榈酸、肉豆蔻酸、月桂酸、硬脂酸、花生酸、油酸等。本品能兴奋子宫、肠管、血管和支气管平滑肌，使其加强收缩作用；并可使肾血管收缩，肾血流量减少。

【使用注意】

孕妇忌用本品。

148. 刘寄奴（liú jì nú）

刘寄奴首见于《新修本草》。本品为菊科植物奇蒿 *Artemisia anomala* S. Moore 的全草，主产于浙江、江苏、江西、湖南等地。均为野生。8～9月开花时割取地上部分，除去泥土，晒干，切段入药。

【原文解析】

《药性赋》曰："刘寄奴散血，疗烫火金疮之苦。"

刘寄奴能祛瘀散血，为伤科要药，治疗水火烫伤、金创出血。

其味苦，性温；归心、肝、脾经；具有散瘀止痛、疗伤止血、破血通经、消食化积的功效。本品可用于跌打损伤，瘀滞肿痛，金疮出血；血瘀经闭，产后瘀滞腹痛；水火烫伤；食积腹痛，赤白痢疾。

【用法与用量】

煎服，3～10克。外用适量，研末撒或调敷，亦可鲜品捣烂外敷。

【古今应用】

1.《新修本草》："破血下胀，多服令人下痢。"

2.《本草纲目》引《名医别录》："下血止痛，治产后余疾，止金疮血。"

3.《日华子本草》："治心腹痛，下气，水胀血气，通妇人经脉癥结，止霍乱水泻。"

4.《本草经疏》："苦能降下，辛温通行，血得热则行，故能主破血下胀。昔人谓为金疮要药，又治产后余疾，下血止痛者，正以其行血迅速故也。"

5.刘寄奴散：治金疮出血，跌打伤痛。刘寄奴为末，撒敷。

6.本品缩煎液可使醋酸棉酚引起的大鼠高血清谷丙转氨酶明显下降；对麻醉犬和大鼠有明显的利胆作用；对多种杆菌有抑制作用。

【使用注意】

孕妇慎用本品。

149. 茵芋叶（yīn yù yè）

茵芋叶首见于《神农本草经》。本品为芸香科植物茵芋 *Skimmia reevesiana* Fort. 或乔木茵芋 *Skimmia arborescens* Anders. 的茎叶。茵芋分布于华东、西南地区，主要在台湾、湖北、湖南、广东、广西等地。乔木茵芋分布于广东、广西、云南等地。具有祛风胜湿之功效。

【原文解析】

《药性赋》曰："减风湿之痛则茵芋叶。"

茵芋叶可以消除风湿治疗风湿寒痹、筋骨疼痛。

其味辛、苦，性温，有毒；归肝、肾经；能祛风胜湿，还用于四肢挛急、两足软弱、顽痹拘急挛痛。因其有毒，现少用。

【用法与用量】

内服：浸酒或入丸剂，0.9 ～ 1.8 克。

【古今应用】

1.《神农本草经》："主五脏邪气，心腹寒热，羸瘦如疟状，发作有时，诸关节风湿痹痛。生川谷。"虽有治羸瘦如疟状一语，皆是五脏有邪气，心腹寒热所致，非能疗虚羸寒热也。其治关节风湿痹痛，乃是其正治。

2.《本经逢原》："茵芋大毒，世亦罕用。"

3. 茵芋丸治风湿积滞成脚气，常觉为肿，发则为痛。茵芋叶、薏苡仁各 15 克，郁李仁 30 克，牵牛子 90 克。共为细末，炼蜜丸如梧桐子大，每服 2 丸，五更时姜枣汤下。

【使用注意】

本品有毒，内服宜慎，阴虚而无风湿实邪者禁用。

150. 骨碎补（gǔ suì bǔ）

骨碎补首见于《药性论》。本品为水龙骨科植物槲蕨 *Drynaria fortunei*（Kunze）J. Sm. 的干燥根茎。主产于浙江、湖北、广东、陕西、四川等地。全年均可采挖，除去泥沙，干燥或再燎去茸毛（鳞片）。生用或砂烫用。

【原文解析】

《药性赋》曰："疗折伤之症则骨碎补。"

骨碎补补肾和血，舒经通络，续筋接骨，可以治疗各种新旧骨折金创之伤。

其味苦，性温；归肝、肾经；有活血续伤止痛、补肾强骨的功效。本品用于跌打损伤或创伤，筋骨损伤，瘀滞肿痛；肾虚腰痛脚弱，耳鸣耳聋，牙痛，久泻。本品亦用于斑秃、白癜风等。

【用法与用量】

煎服，10～15克。外用适量，研末调敷或鲜品捣敷，亦可浸酒擦患处。

【古今应用】

1.《本草纲目》引《开宝本草》："破血，止血，补伤折。"

2.《本草纲目》引《药性本草》："主骨中毒气、风血疼痛、五劳六极、手足不收、上热下冷。"

3.《本草纲目》："治耳鸣及肾虚久泻、牙痛。"

4.《本草从新》："疗骨痿……病后发落，同野蔷薇汁煎汁刷。"

5. 骨碎补散：治金疮，伤筋断骨。骨碎补、自然铜、虎胫骨（狗胫骨代）、败蒲各 15 克，没药 30 克。共为细末，每服 3 克。

6. 本品能改善软骨细胞，推迟骨细胞的退行性病变；水煎液能促进骨对钙的吸收，并提高血钙和血磷水平，有利于骨折的愈合；所含多糖和双氢黄酮苷有降血脂和抗动脉硬化作用；对链霉素所致急性毒副反应也有防治作用。

【使用注意】

阴虚火旺、血虚风燥者慎用本品。

151. 藿香（huò xiāng）

藿香首见于《名医别录》。本品为唇形科植物广藿香 *Pogostemon cablin*（Blanco）Benth. 的地上部分，主产于广东、海南等地。夏秋季枝叶茂盛时采割。切段生用。

【原文解析】

《药性赋》曰:"藿香叶辟恶气而定霍乱。"

藿香叶芳香化湿,辟秽除浊,可以用于治疗暑伤后之寒热头痛、胸膈满闷及寒湿伤中之恶心呕吐、脘痞懒食及霍乱吐泻。

其味辛,性微温;归脾、胃、肺经;具有芳香化湿、和中止呕、发表解暑的功效。本品用于湿阻中焦之呕吐、泄泻,以及暑湿、湿温初起。藿香叶偏于发表解暑,藿香梗偏于行气和中。

【用法与用量】

煎服,5～10克。鲜品加倍。

【古今应用】

1.《名医别录》:"去恶气,疗霍乱,心痛。"

2.《珍珠囊》:"补卫气,益胃气,进饮食。"

3.《汤液本草》:"温中快气,肺虚有寒,上焦壅热,饮酒口臭,煎汤漱。"

4.《本草正义》:"藿香芳香而不嫌其猛烈,温煦而不偏于燥热,能祛除阴霾湿邪,而助脾胃正气,为湿困脾阳、倦怠无力、饮食不甘、舌苔浊垢者最捷之药。"又云:"藿香虽不燥烈,然究是以气用事,惟舌有浊垢而漾漾欲泛者,最佳。若舌燥光滑、津液不布者,咸非所宜。"

5.《本草图经》:"治脾胃吐逆,为最要之药。"

6.本品所含挥发油能促进胃液分泌,增强消化能力,对胃肠有解痉作用;本品有防腐和抗菌作用;还有收敛止泻、扩张微血管、发汗等作用。

【使用注意】

阴虚血燥者不宜用本品。

152. 草果（cǎo guǒ）

草果首见于《饮膳正要》。本品为姜科植物草果 *Amomum tsao-ko* Crevost et Lemaire 的干燥成熟果实，主产于云南、广西、贵州等地。秋季果实成熟时采收，除去杂质，晒干或低温干燥。

【原文解析】

《药性赋》曰："草果仁温脾胃而止呕吐。"

草果仁气味温香入脾胃，可用于治疗湿痰浊之呕吐、胸腹胀痛、脘闷少食。

其味辛，性温；归脾、胃经；有燥湿温中、除痰截疟的功效。草果仁气芳香，性温燥，温脾胃，用于寒湿中阻之脘腹冷痛、呕吐泄泻、疟疾、瘟疫发热等证。

【用法与用量】

煎服，3～6克。

【古今应用】

1.《饮膳正要》："治心腹痛，止呕，补胃，下气。"

2.《用药法象》："调中补胃，健脾消食，去客寒心与胃痛。"

3.《本草正义》："草果，辛温燥烈，善除寒湿而温燥中宫，故为脾胃寒湿主药。"

4.《本草纲目》："草果与知母同用，治瘴疟寒热，取其一阴一阳无偏盛之害，盖草果治太阴独盛之寒，知母治阳明独盛之火也。"

5.《本草纲目》引李杲云："温脾胃，止呕吐，治脾寒湿、寒痰；益真气，消一切冷气臌胀，化疟母，消宿食，解酒毒、果积。兼辟瘴解瘟。"

6.《本经逢原》："除寒燥湿，开郁化食，利膈上痰，解面食鱼肉诸毒。"

7.本品所含蒎烯有镇咳祛痰作用，β-蒎烯有较强大的抗炎作用，并有抗真菌作用；1,8-桉油素有镇痛、解热、平喘等作用。本品还能抑制胃肠运动，小量口服有轻度利尿作用。

【使用注意】

阴虚血燥者慎用本品。本品可作为调味香料，具辛辣香味，能除腥气，增进食欲，清香可口，驱避膻臭。

153. 巴戟天（bā jǐ tiān）

巴戟天首见于《神农本草经》。本品为茜草科植物巴戟天 *Morinda officinalis* How. 的干燥根，主产于广东、广西、福建、江西、四川等地。全年均可采挖，洗净，除去须根，晒至六七成干，轻轻捶扁，晒干。切片或盐水炒用。

【原文解析】

《药性赋》曰："巴戟天治阴疝白浊，补肾尤滋。"

巴戟天温补肾阳，可治疗疝气、遗精、白浊，腰部冷痛等证。

其味辛、甘，性微温；归肾、肝经；有补肾阳、强筋骨、祛风除湿的功效。本品用于肾阳虚之阳痿、宫冷不孕、小便频数，风湿腰膝疼痛与肾虚腰膝酸软无力及寒性疝气冷痛，白浊，尤善于补益肾阳，且能祛风除湿。

【用法与用量】

水煎服，5～15克。

【古今应用】

1.《神农本草经》："主大风邪气，阴痿不起，强筋骨，安五脏，补中增志益气。"

2.《本草纲目》引《名医别录》："疗头面游风，小腹及阴中相引痛，补五劳，益精，利男子。"

3.《本草纲目》："治脚气，去风疾，补血海。"

4.《本草备要》："补肾益精，治五劳七伤，辛温散风湿，治风气脚气水肿。"

5. 本品含糖类及苷黄酮氨基酸，另外尚含有小量的蒽醌类及维生素 C；具有增加体重、抗疲劳、兴奋下丘脑－垂体－肾上腺皮质系统、提高性激素、类皮质激素水平的作用；对枯草杆菌有抑制作用；还有升高白细胞、提高机体免疫功能等作用。

【使用注意】

阴虚火旺及有热者不宜服本品。

154. 延胡索（yán hú suǒ）

延胡索首见于《雷公炮炙论》，亦称玄胡索、元胡索。本品为罂粟科植物延胡索 *Corydalis yanhusuo* W. T. Wang 的干燥块茎，主产于浙江、江苏、湖北、湖南等地。夏初茎叶枯萎时采挖，除去须根，洗净，置沸水中煮至恰无白心时取出，晒干。生用或醋炙用。

【原文解析】

《药性赋》曰："延胡索理气痛血凝，调经有助。"

古人认为延胡索有"行血中气滞、气中血滞"的作用，因此有理气、活血、化瘀、调经止痛等功用，可用于治疗气血瘀滞所致的脘腹诸痛、痛经、月经不调、疝痛、胸胁肢体疼痛。

其味辛、苦，性温；归心、肝、脾经；有活血、行气、止痛的功效。其可用于气血瘀滞诸痛证，因止痛作用强，一身上下无论何种痛证均可配伍使用，乃活血化气第一品药也。

【用法与用量】

3 ～ 10 克。研末吞服，一次 1.5 ～ 3 克。

【古今应用】

1.《雷公炮炙论》："心痛欲死，速觅延胡。"

2.《开宝本草》："破血、妇人月经不调、腹中结块、崩中淋露、产后诸血病、血晕、暴血冲上、因损下血，煮酒或酒磨服。"

3.《日华子本草》："除风，治气，暖腰膝，破癥癖、扑损瘀血，落胎及暴腰痛。"

4.《汤液本草》："治心气痛、小腹痛，有神。"

5.《本草纲目》："活血，利气，止痛，通小便。""能行血中气滞，气中血滞，故专治一身上下诸痛。"

6. 延胡索所含延胡索乙素和丑素有较强的镇痛作用，甲素次之，丙素亦有明显的镇痛作用。本品能够抗溃疡，抑制胃酸分泌；能够增加冠脉流量，抑制心肌钙离子内流，保护心肌；还有保护脑缺血损伤、降低体温、中枢性镇呕等作用。

【使用注意】

孕妇忌服本品。

155. 款冬花（kuǎn dōng huā）

款冬花首见于《神农本草经》。本品为菊科植物款冬 *Tussilago farfara* L. 的干燥花蕾，主产于河南、甘肃、山西等地。12 月或地冻前当花尚未出土时采挖，除去花梗和泥沙，阴干。生用或蜜炙用。

【原文解析】

《药性赋》曰："尝闻款冬花润肺，祛痰嗽以定喘。"

款冬花温而不燥，散邪中，有润养的作用，能化痰、止咳、平喘。

其味辛、微苦，性温；归肺经；有润肺下气、止咳化痰的功效，可用于多种咳喘以及肺痈咳吐脓血。

【用法与用量】

5～10克。

【古今应用】

1.《神农本草经》："主咳逆上气、善喘、喉痹、诸惊痫、寒热邪气。"

2.《本草纲目》引《名医别录》："主喘息。"

3.《药性论》："主疗肺气，心促急热，乏劳，咳连连不绝，涕唾稠黏。治肺痿、肺痈吐脓。"

4.《本经逢原》："润肺消痰，止咳定喘……肺痿肺痈，咸宜用之。"

5.《本草汇言》："辛温而润，散而能降，补而能收，为治嗽要药。子肺无忤，无分寒热虚实，皆可施用。"

6.《本经疏证》："《千金》《外台》，凡治咳逆久咳，并用紫菀、款冬者十方而九。而其异在《千金》《外台》亦约略可见。盖凡唾脓血失音者，及风寒水气盛者，多不甚用款冬，但用紫菀；款冬则每同温剂、补剂用者为多。"

7.款冬花有镇咳、祛痰、平喘作用；醚提取物及煎剂有升血压作用，能抑制胃肠平滑肌，有解痉作用；提取物及款冬花素有抗血小板激活因子作用。

【使用注意】

无。

156. 肉豆蔻（ròu dòu kòu）

肉豆蔻首见于《药性论》。本品为肉豆蔻科植物肉豆蔻 *Myristica fragrans* Houtt. 的干燥种仁，主产于马来西亚、印度尼西亚，我国云南、广东、广西等地有产。冬、春季节果实成熟时采收。除去皮壳后，干燥，煨制去油用。

【原文解析】

《药性赋》曰："肉豆蔻温中，止霍乱而助脾。"

肉豆蔻能温运中焦脾胃，涩肠止泻，可以用于治疗虚寒泻痢、呕吐食少、脘腹胀痛。

其味辛，性温；归脾、胃、大肠经；具有涩肠止泻、温中行气的功效。本品用于虚寒性久泻久痢、五更泄泻，气滞脘腹之胀痛、食少呕吐。肉豆蔻温暖中焦，止霍乱，又能助脾以健运。

【用法与用量】

煎服，3～10克；入丸散服，每次0.5～1克。内服须煨熟去油用。

【古今应用】

1.《药性论》："能主小儿吐逆不下乳，腹痛；治宿食不消，痰饮。"

2.《开宝本草》："主温中消食，止泄，治积冷心腹胀痛、霍乱中恶。"

3.《日华子本草》："调中下气，止泻痢，开胃。"

4.《本草纲目》："暖脾胃，固大肠。"

5.《本草经疏》："肉豆蔻辛味能散能消，温气能和中通畅，其气芬芳，香气先入脾，脾主消化，温和而辛香，故开胃，胃喜暖故也。"

6.《本草备要》："治积冷心腹胀痛，又能涩大肠，止虚泻冷痢。"

7.《海药本草》："主心腹虫痛、脾胃虚冷气，并冷热虚泄、赤白痢等。"

8. 肉豆蔻含挥发油，少量能促进胃液的分泌及胃肠蠕动，而有开胃和促进食欲、消胀止痛的作用，但大量服用则有抑制作用，且有较显著的麻醉作用。挥发油中的萜类成分对细菌和霉菌均有抑制作用。肉豆蔻醚对正常人有致幻、抗炎作用。

【使用注意】

湿热泻痢者忌用本品。

157. 抚芎（fǔ xiōng）

抚芎为伞形科植物川芎 *Ligusticum chuanxiong* Hort. 的干燥根茎，主产于云南、贵州、四川等地。夏季采挖，晒后烘干，切片。生用、醋炙或酒制用。因产于江西抚州而名抚芎。

【原文解析】

《药性赋》曰："抚芎走经络之痛。"

抚芎辛散温通，善通经络而止痛。

其味辛，性温；归肝、胆、心包经；具有活血行气、祛风止痛之功。本品用于胸痹心痛，胸胁刺痛，跌仆肿痛，月经不调，经闭痛经，癥瘕腹痛，头痛，风湿痹痛。

【用法与用量】

煎服，3～10克。

【古今应用】

详参川芎。

【使用注意】

详参川芎。

158. 何首乌（hé shǒu wū）

何首乌首见于《日华子本草》。本品为蓼科植物何首乌 *Polygonum multiflorum* Thunb. 的干燥块根。我国大部分地区均产。秋、冬二季叶枯萎时采挖，削去两端，洗净，个大的切成块，干燥。切片，微烘用，或以黑豆煮汁拌蒸制用。

【原文解析】

《药性赋》曰："何首乌治疮疥之资。"

何首乌有生用、制用二法，此处"疮疥之资"说的是生首乌的作用，体现的是苦寒之性，以清降为功，消痈肿，疗疮疥。

其味苦、甘、涩，性微温；归肝、心、肾经。何首乌生用能解毒，治疗疮疥痈肿、皮肤瘙痒，另能截疟，润肠通便；制用能补益精血，滋补肝肾，用于精血亏虚之头晕眼花、须发早白、腰膝酸软、遗精等证。

【用法与用量】

煎服，10～20克。补益精血宜制用，截疟、解毒、润肠宜生用。

【古今应用】

1.《开宝本草》："治瘰疬，消痈肿，疗头面风疮，治五痔，止心痛，益血气，黑髭鬓，悦颜色，久服长筋骨，益精髓，延年不老；亦治妇人产后及带下诸疾。"

2.《日华子本草》："久服令人有子，治腹脏宿疾、一切冷气肠风。"

3.《本草备要》："补肝肾，涩精，养血去风，为滋补良药。气血大和，则劳瘦风虚，崩带疮痔，瘰疬痈肿，诸病自已，止恶疟。"

4.《本草纲目》："此物气温味苦涩，苦补肾，温补肝，涩能收敛精气，所以能养血益肝，固精益肾，健筋骨，乌髭发，为滋补良药。"

5.《博济方》："治疥癣满身。何首乌、艾叶各等分，为末，水煎浓汤洗浴。"

6.本品主要含蒽醌类化合物，主要成分为大黄酚和大黄素，还含卵磷脂、粗脂肪等。本品对实验家兔血清胆固醇的增高有抑制作用，能减轻动脉内膜斑块的形成和脂质沉积，从而缓解动脉粥样硬化的形成。煎剂能增强免疫功能，对特异性免疫功能以增强 T 淋巴细胞功能为主。卵磷脂有促进血细胞新生和发育、增加肝糖原、健脑益智作用。蒽醌类成分有泻下作用，但经炮制后，泻下作用不再出现。本品还有减慢心率、增加冠脉流量、抗心肌缺血等作用。

【使用注意】

大便溏泄及痰湿较重者不宜服用本品。

159. 姜黄（jiāng huáng）

姜黄首见于《新修本草》。本品为姜科植物姜黄 *Curcuma Longa* L. 的干燥根茎，主产于四川、福建等地。冬季茎叶枯萎时采挖，洗净，煮或蒸至透心，晒干，除去须根。晒干、生用。

【原文解析】

《药性赋》曰："姜黄能下气、破恶血之积。"

姜黄破气、破血、消积，可用于气滞血瘀而致胸胁疼痛、肢体串痛、跌打损伤、闭经腹痛、产后恶露不尽、少腹刺痛。

其味辛、苦，性温；归肝、脾经；能活血行气，通经止痛。本品用于气滞血瘀所致的心、胸、胁、腹诸痛，风湿痹痛。片姜黄善治肩臂痹痛。

【用法与用量】

3 ～ 10 克。外用适量。

【古今应用】

1.《新修本草》："治心腹结积疰忤，下气破血，除风热，消痈肿，功力烈于郁金。"

2.《本草纲目》引《日华子本草》："治癥瘕血块，通月经，治扑损瘀血，止暴风痛、冷气，下食。"

3.《本草纲目》："治风痹臂痛。""姜黄、郁金、莐药（莪术）三物，形状功用皆相近。但郁金入心治血；而姜黄兼入脾，兼治气；莐药则入肝，兼治气中之血，为不同尔。"

4.姜黄散：治臂背痛。姜黄、羌活、甘草各 30 克，白术 60 克。每服 30 克，水煎服。

5.姜黄主要含姜黄素、挥发油，油的主要成分为姜黄酮及二氢姜黄酮等，尚含淀粉及少量脂肪油。据药理研究显示，50% 姜黄煎剂能促进胆汁分泌，收缩胆囊，有较明显的利胆作用，可维持 1 ～ 2 小时；姜黄煎剂有兴奋子宫的作用，可使子宫产生阵发性收缩，可维持 5 ～ 7 小时。本品醇提物有明显的降血脂、增加心肌营养性血流量、增强纤溶酶活性、抑制血小板聚集等作用；对常见致病性皮肤真菌有抑制作用，对肝炎病毒亦有抑制作用。

【使用注意】

本品血虚无气滞血瘀者慎用，孕妇忌用。

160. 防己（fáng jǐ）

防己首见于《神农本草经》。本品为防己科植物粉防己 *Stephania tetrandra* S. Moore 的干燥根，主产于安徽、浙江等地。秋季采挖，洗净，除去粗皮，晒至半干，切段，个大者再纵切，干燥。切片，生用。

【原文解析】

《药性赋》曰："防己宜消肿、去风湿之施。"

防己利水消肿、祛除风湿、止痹痛，可以用来治疗风水肿胀、风湿关节肿痛。

其味苦、辛，性寒；归膀胱、肺经；具有祛风止痛、利水消肿的功效。本品用于风湿痹证、水肿、小便不利、脚气、湿疹疮毒等证。

【用法与用量】

5～10 克。

【古今应用】

1.《神农本草经》："风寒温疟，热气诸痫，除邪，利大小便。"

2.《本草纲目》引《名医别录》："疗水肿风肿，去膀胱热……中风手足挛急。"

3.《本草纲目》引《本草拾遗》："治风用木防己，治水用汉防己。"

4.《珍珠囊》："去下焦湿肿及痛，并泻膀胱火邪，必用汉防己。"

5.《本草求真》："防己，辛苦大寒，性险而健，善走下行，长于除湿、通窍、利道，能泻下焦血分湿热，及疗风水要药。"

6.《本草拾遗》:"汉防己主水气,木防己主风气,宣通。"

7.《药性论》:"汉防己……治湿风、口面㖞斜、手足疼,散留痰,主肺气咳喘;木防己……治男子肢节中风,毒风不语,主散结气痈肿、温疟、风水肿,治膀胱。"

8. 汉防己甲素有消炎、抗过敏、解热、镇痛、扩张血管和明显的降压作用。汉防己甲素还能刺激垂体-肾上腺皮质系统而使皮质功能亢进。汉防己乙素也有类似汉防己甲素的作用,但较弱。汉防己总生物碱还用于手术麻醉时作肌肉松弛剂用;木防己对各种神经痛,尤其是肋间神经痛及结核患者的胸痛、各种肌肉痛、肩痛、闪挫等具有特殊的良好效果。

【使用注意】

本品大苦大寒易伤胃气,胃纳不佳及阴虚体弱者慎服。

161. 藁本(gǎo běn)

藁本首见于《神农本草经》。本品为伞形科植物藁本 *Ligusticum sinense* Oliv. 或辽藁本 *Ligusticum jeholense* Nakai et Kitag. 的干燥根茎和根,主产于陕西、甘肃、河南等地。秋季茎叶枯萎或次春出苗时采挖,除去泥沙,晒干或烘干。切片,生用。

【原文解析】

《药性赋》曰:"藁本除风,主妇人阴痛之用。"

藁本为太阳经风药,"颠顶之上,唯风可到",因此本品用于治疗风寒感冒头痛。此外,本品能除寒湿,煎汤熏洗可用于治疗妇人阴中肿痛。

其味辛,性温;归膀胱经;有祛风、散寒、除湿、止痛的功效。本品可用于风寒感冒、颠顶疼痛、风寒湿痹、妇人阴疝腹痛等证。

【用法与用量】

煎服，3 ～ 10 克。

【古今应用】

1.《神农本草经》："主妇人疝瘕、阴中寒肿痛、腹中急，除风头痛。"

2.《珍珠囊》："治太阳头痛、颠顶痛、大寒犯脑、痛连齿颊。"

3.《用药法象》："疗头面身体皮肤风湿。"

4.《本草正义》："藁本味辛气温，上行升散，专主太阳太阴之寒风寒湿，而能疏达厥阴郁滞，功用与细辛、川芎、羌活近似。"

5. 藁本含挥发油，油中主要成分为丁基酞内脂、甲基丁香酚等。本品对中枢神经有镇静、镇痛作用；对平滑肌有解痉作用，能增加组织耐缺氧能力；醇提物有降压、扩张冠状动脉、增加冠脉血流量、改善心肌缺血等作用；煎剂对多种皮肤真菌有抑制作用。

【使用注意】

本品辛温香燥，凡阴血亏虚、肝阳上亢、火热内盛之头痛者忌服。

162. 仙茅（xiān máo）

仙茅首见于《海药本草》。本品为石蒜科植物仙茅 *Curculigo orchioides* Gaertn. 的干燥根茎，产于西南地区及长江以南各省。秋、冬二季采挖，除去根头和须根，洗净，干燥。切片，生用。

【原文解析】

《药性赋》曰："仙茅益肾，扶元气虚弱之衰。"

古人认为仙茅有"补命门，益阳道，助筋骨，去风痹"的功用，能治疗阳衰精冷、老人遗溺、腰膝冷痹。

其味辛，性热，有毒；归肾、肝经；具有补肾阳、强筋骨、祛寒湿的功效。本品用于肾阳不足、命门火衰之阳痿精冷、小便频数，腰膝冷痛，筋骨痿软无力，风湿痹痛，以及阳虚冷泻等证。

【用法与用量】

5～15克，煎服，或酒浸服，亦入丸散。

【古今应用】

1.《海药本草》："治一切风气，补暖腰脚，清安五脏……五劳七伤，明耳目，填骨髓。"

2.《本草纲目》："仙茅性热，补三焦命门之药也，唯阳弱精寒，禀赋素怯者宜之。若体壮相火炽盛者，服之反能动火。"

3.《开宝本草》："主心腹冷气不能食、腰脚风冷挛痹不能行、丈夫虚劳、老人失溺，无子，益阳道。"

4.《本草正义》："仙茅乃补阳温肾之专药，亦兼能祛除寒痹，与巴戟天、仙灵脾相类，而猛烈又过之。"

5. 本品有增强机体免疫、升高 Na^+、K^+–ATP 酶的活性、抗缺氧、抗高温、镇静、镇痛、解热、抗惊厥、抗炎作用，还有雄性激素样作用。

6. 临床以本品随证配伍，可治疗阳痿、遗精、老年遗尿、白塞综合征、慢性肾炎、不孕症、风湿性关节炎、更年期高血压等。

【使用注意】

本品燥烈有毒，不宜久服；阴虚火旺者忌服。

163. 补骨脂（bǔ gǔ zhǐ）

补骨脂又名破故纸，首见于《雷公炮炙论》。本品为豆科植物补骨脂 *Psoralea corylifolia* L. 的干燥成熟果实，主产于陕西、河南、山西、江西、安徽、广东、四川、云南等地。栽培或野生，以河南、四川等地较多。秋季果实成熟时采收果序，晒干，搓出果实，除去杂质，晒干。生用，炒或盐水炒用。

【原文解析】

《药性赋》曰："乃曰破故纸温肾，补精髓与劳伤。"

补骨脂温脾肾阳，固脱生精，用于治疗肾虚腰痛、阳痿遗精、泄泻等病证。

其味苦、辛，性温；归肾、脾经；能固精缩尿，温脾止泻，纳气平喘。本品用于肾虚阳痿，腰膝冷痛；遗精，遗尿，尿频；脾肾阳虚之五更泄泻；肾不纳气之虚寒喘咳；外用消风祛斑。

【用法与用量】

5 ～ 15 克。外用 20% ～ 30% 酊剂涂患处。

【古今应用】

1.《药性论》："治男子腰疼膝冷囊湿，逐诸冷顽痹，止小便利，腹中冷。"

2.《药性本草》："男子腰痛膝冷、囊湿，逐诸冷顽痹，止小便、腹中冷。"

3.《开宝本草》："主治五劳七伤、风虚冷、骨髓伤败、肾冷精流及妇人血气堕胎。"

4.《本草纲目》："治肾泄，通命门，暖丹田，敛精神。"

5.《本草备要》："壮元阳，缩小便，膝冷痛，肾虚泄泻。"

6.本品含香豆素类、黄酮类及单萜酚类。复方补骨脂冲剂对垂体后叶素引起的小鼠急性心肌缺血有明显的保护作用。补骨脂对由组胺引起的气管收缩有明显扩张作用。补骨脂酚有雌激素样作用，能增强阴道角化，增强子宫重量，补骨脂是通过调节神经和血液系统，促进骨髓造血，增强免疫和内分泌功能，从而发挥抗衰老作用。

【使用注意】

本品性质温燥，能伤阴助火，故阴虚火旺及大便秘结者忌服。

164. 宣木瓜（xuān mù guā）

木瓜首见于《名医别录》。本品为蔷薇科植物贴梗海棠 *Chaenomeles speciosa*（Sweet）Nakai 的干燥近成熟果实。习称"皱皮木瓜"，主产于安徽、四川、湖北、浙江等地。安徽宣城产者称"宣木瓜"，质量较好。夏、秋二季果实绿黄时采收，置沸水中烫至外皮灰白色，对半纵剖，晒干。切片，生用。

【原文解析】

《药性赋》曰："宣木瓜入肝，疗脚气并水肿。"

宣木瓜味酸下行，主入肝经，肝主筋，因此宣木瓜可祛筋脉之湿，可以治疗湿邪下注之脚气、膝肿、足膝疼痹、湿痹挛急。

其味酸，性温；归肝、脾经；能舒筋活络，和胃化湿。木瓜主入肝经，临床主要治疗脚气水肿；还用于风湿痹证，吐泻转筋；其善治湿痹，为筋脉拘挛要药；尚能消食，用于消化不良；生津止渴，用于津伤口渴。

【用法与用量】

6～9克。

【古今应用】

1.《名医别录》："主湿痹脚气、霍乱大吐下、转筋不止。"

2.《本草拾遗》："下冷气，强筋骨，消食，止水痢后渴不止，作饮服之。"

3.《日华子本草》："止吐泻、奔豚及水肿、冷热痢、心腹痛。"

4.《本草纲目》："木瓜所主霍乱吐利转筋、脚气，皆脾胃病，非肝病也。肝虽主筋，而转筋则由湿热、寒湿之邪袭伤脾胃所致，故转筋必起于足腓，腓及宗筋皆属阳明。"

5.《汤液本草》："去湿和胃。"

6.《本草经疏》："木瓜温能通肌肉之滞，酸能敛濡满之湿，则脚气湿痹自除也。霍乱大吐下、转筋不止者，脾胃病也。夏月暑湿饮食之邪，伤于脾胃则挥霍撩乱，上吐下泻，甚则肝木乘脾，而筋为之转也。酸温能和脾胃，固虚脱，兼入肝而养筋，所以能疗肝脾所生之病也。"

7.《本草新编》："木瓜，但可臣、佐、使，而不可以为君，乃入肝益筋之品，养血卫脚之味，最宜与参、术同施，归、熟（地）并用。"

8. 本品含齐墩果酸、苹果酸、枸橼酸、酒石酸以及皂苷等。木瓜混悬液有保肝作用；新鲜木瓜汁和木瓜煎剂对肠道菌和葡萄球菌有明显的抑菌作用；其提取物对小鼠艾氏腹水癌及腹腔巨噬细胞吞噬功能有抑制作用。

【使用注意】

内有郁热、小便短赤者忌服本品。

165. 杏仁（xìng rén）

杏仁首见于《神农本草经》。本品为蔷薇科植物山杏 *Prunus armeniaca* L. var. ansu Maxim.、西伯利亚杏 *Prunus sibirica* L.、东北杏 *Prunus mandshurica*（Maxim.）Koehne 或杏 *Prunus armeniaca* L. 的干燥成熟种子，主产于东北、华北、西北等地区。夏季采收成熟果实，除去果肉和核壳，取出种子，晒干，生用。

【原文解析】

《药性赋》曰："杏仁润肺燥止嗽之剂。"

杏仁润肺燥，止咳嗽，平定喘息，为止咳平喘要药，还能润肠通便。

其味苦，性微温，有小毒；归肺、大肠经。本品用于咳嗽气喘，肠燥便秘，亦可治蛲虫病、外阴瘙痒。

【用法与用量】

5～10克，生品入煎剂后下。宜打碎入煎，大便溏泄者忌用。苦杏仁有小毒，止咳平喘，润肠通便，多作药用；甜杏仁味甘性平，润肺止咳，治疗虚劳咳嗽、便秘，多作食用。

【古今应用】

1.《神农本草经》："主喘逆上气、雷鸣、喉痹，下气，产乳，金疮，寒心奔豚。"

2.《药性本草》："止咳逆上气喘促，入天门冬煎，润心肺，和酪作汤，润声气。"

3.《珍珠囊》："除肺热，治上焦风燥，利胸膈气逆，润大肠气秘。"

4.《本经逢原》："定喘泄滞，散结润燥，除肺中风热、咳嗽……巴旦杏仁止咳下气，消心腹逆闷。"

5.《本草备要》："降气行痰，润燥消积，通大肠气秘，治咳逆上气、烦热喘促，有小毒，能杀虫治疮，肺虚而咳者禁用。"

6.《本草求真》："杏仁既有发散风寒之能，复有下气除喘之力，缘辛则散邪，苦则下气，润则通秘，温则宣滞行痰。杏仁气味俱备，故凡肺经感受风寒，而见喘嗽咳逆，胸满便秘……无不可以调治。"

7.《药性论》："主咳逆上气喘促。入天门冬煎，润心肺；可和酪作汤，益润声气。"

8.《本草拾遗》："以利喉咽，去喉痹、痰唾、咳嗽、喉中热结生疮。"

9.《本草便读》："功专降气，气降则痰消嗽止。能润大肠，故大肠气闭者可用之。"

10.本品所含苦杏仁苷在体内慢慢分解，逐渐产生微量的氢氰酸，对呼吸中枢呈镇静作用，使呼吸运动趋于安静而达镇咳、平喘作用；杏仁所含的脂肪油在肠内起润肠性通便作用；所含蛋白质有明显的抗炎及镇痛作用；苦杏仁苷还有抗突变作用。现代临床以本品为主，随证配伍，治疗各种咳嗽、支气管哮喘、上消化道溃疡、高脂血症、老年性皮肤瘙痒症、足癣等。

【使用注意】

本品内服不宜过量，以免中毒。

166. 茴香（huí xiāng）

茴香首见于《新修本草》。本品为伞形科植物茴香 *Foeniculum vulgare* Mill. 的干燥成熟果实。全国各地均有栽培。秋季果实初熟时采割植株，晒干，打下果实，除去杂质。生用或盐水炙用。

【原文解析】

《药性赋》曰："茴香治疝气肾痛之用。"

茴香理气止痛，和胃调中，祛寒疗疝，可以治疗脘腹疼痛、少腹疼痛牵引睾丸。

其味辛，性温；归肝、肾、脾、胃经；有散寒止痛，理气和胃的功效。本品可用于寒疝腹痛，睾丸偏坠胀痛，少腹冷痛，痛经，胃寒气滞之脘腹胀痛、呕吐食少。

【用法与用量】

煎服，3～6克。外用适量。大茴香性味、功效与小茴香相似，但功力较弱，主要用作食物调味品。

【古今应用】

1.《新修本草》："主诸瘘，霍乱及蛇伤。"

2.《本草拾遗》："主治小儿气胀、霍乱呕逆、腹冷不下食、两胁痞满。"

3.《日华子本草》："治干湿脚气并肾劳癫疝气，开胃下食，治膀胱痛，阴疼。"

4.《药品化义》："主治阴囊冷痛、湿气成疝、肾虚腰痛不能转侧，血虚腿痛不能行动。"

5.《开宝本草》："主膀胱肾间冷气及盲肠气，调中止痛，呕吐。"

6. 本品含挥发油3%～6%，主要成分为反式茴香脑、柠檬烯、葑酮、爱草脑、γ－松油烯、α－蒎烯、月桂烯等，以及少量的香桧烯、茴香脑、茴香醛等。本品另含脂肪油约18%，其脂肪酸中主要为岩芹酸，还有油酸、亚油酸、棕榈酸、花生酸、山萮酸等。现代临床以小茴香为主，随证配伍，可治疗小儿脐周腹痛、十二指肠溃疡、嵌闭性小肠疝、鞘膜积液、阴囊象皮肿等疾病。

【使用注意】

阴虚火旺者慎用本品。

167. 诃子（hē zǐ）

诃子首见于《药性论》。本品为使君子科植物诃子 *Terminalia chebula* Retz. 或绒毛诃子 *Terminalia chebula* Retz. var. tomentella

Kurt. 的干燥成熟果实，主产于云南、广东、广西等地。秋、冬二季果实成熟时采收，除去杂质，晒干。生用或煨用。

【原文解析】

《药性赋》曰："诃子生精止渴，兼疗滑泄之疴。"

诃子有生精止渴的功效，用于治疗泻痢日久、滑泻等证。

其味苦、酸、涩，性平；归肺、大肠经；具有涩肠止泻、敛肺止咳、降火利咽的功效。本品用于久泻，久痢，便血脱肛；肺虚咳喘，久咳，失音。

【用法与用量】

3～10克。

【古今应用】

1.《新修本草》："治痰嗽咽喉不利，含三数枚殊胜。"

2.《本草纲目》引《药性本草》："破胸膈结气，通利津液，止水道，黑髭发。"

3.《本草衍义补遗》："实大肠，敛肺降火。"

4.《本经逢原》："诃子苦涩降敛，生用清金止嗽，煨熟固脾止泻。古方取苦以化痰涎，涩以固滑泄也。殊不知降敛之性，虽云涩能固脱，终非甘温益脾之比。然此仅可施之于久咳喘乏，真气未艾者，庶有劫截之能。又久嗽阴火上炎，久痢虚热下迫，愈劫愈滞，岂特风寒暴嗽、湿热下痢为禁剂乎。"

5.《本草备要》："涩肠敛肺泻气……生用清金行气，煨熟温胃固肠。"

6.《本草经疏》："诃黎勒其味苦涩，其气温而无毒。苦所以泄，涩所以收，温所以通，惟敛故能主冷气，心腹胀满；惟温故下食。甄权用以止水道，萧炳用以止肠澼久泄，苏颂用以疗肠风泻血、带下，朱震享用以实大肠，无非苦涩收敛，治标之功也。"

7.《四声本草》:"下宿物,止肠澼久泄、赤白痢。"

8. 本品含大量鞣质(可达20%～40%),其主要成分为诃子酸、原诃子酸等,尚含诃子素、鞣酸酶、番泻苷 A 等。诃子所含鞣质有收敛、止泻作用,除鞣质外,还含有致泻成分,故与大黄相似,先致泻而后收敛。诃子水煎剂(100%)除对各种痢疾杆菌有效外,且对绿脓杆菌、白喉杆菌作用较强,对金黄色葡萄球菌、大肠杆菌、肺炎球菌、溶血性链球菌、变形杆菌、鼠伤寒杆菌均有抑制作用。用盐酸、乙醚提取的乙醇提取物具有更强的抗菌及抗真菌作用。乙酸乙酯、丁酮、正丁醇和水的提取物、大剂量诃子苯和氯仿提取物具有强心作用。从干果中用80%乙醇提得的诃子素,对平滑肌有罂粟碱样的解痉作用。

【使用注意】

外有表邪、内有湿热积滞者忌服本品。

毛诃子系藏族习用药材。本品为使君子科植物毗黎勒 *Terminalia bellirica*(Gaertn.)Roxb. 的干燥成熟果实。冬季果实成熟时采收,除去杂质,晒干。其味甘、涩,性平。本品清热解毒,收敛养血,调和诸药,用于各种热证、泻痢、黄水病、肝胆病、病后虚弱。3～9 克,多入丸散服。

168. 秦艽 (qín jiāo)

秦艽首载于《神农本草经》。本品为龙胆科植物秦艽 *Gentiana macrophylla* Pall.、麻花秦艽 *G. straminea* Maxim.、粗茎秦艽 *G. crassicaulis* Duthie ex Burk. 或小秦艽 *G. dahurica* Fisch. 的干燥根。前三种按性状不同分别习称秦艽和麻花艽,后一种习称"小秦艽",主产于陕西、甘肃、内蒙古、四川等地。春、秋二季采挖,除去泥沙；秦艽及麻花艽晒软，堆置"发汗"至表面呈红黄色或灰黄色时，摊开晒干，或不经"发汗"直接晒干；小秦艽趁鲜时挫去黑皮，晒干。切片，生用。

【原文解析】

《药性赋》曰："秦艽攻风逐水，又除肢节之痛。"

秦艽祛风湿，舒经络，擅长治疗肢体关节疼痛。

其味辛、苦，性微寒；归胃、肝、胆经；具有祛风湿、清湿热、止痹痛、退虚热的作用。本品用于风湿痹痛，筋脉拘挛，骨节酸痛；中风半身不遂；湿热黄疸，痔疮，痈疮肿毒，骨蒸潮热，小儿疳积发热。

【用法与用量】

5～15克，水煎服。

【古今应用】

1.《神农本草经》："主寒热邪气，寒湿风痹，肢节痛，下水利小便。"

2.《名医别录》："疗风，无问久新；通身挛急。"

3.《珍珠囊》："去阳明经风湿痹，仍治口疮毒。"

4.《本草纲目》："治胃热，虚劳发热。""手足不遂，黄疸，烦渴之病须之，取其去阳明之湿热也。阳明有湿，则身体酸痛烦热，有热则日晡潮热骨蒸。"

5.本品含秦艽碱甲、乙、丙，龙胆苦苷，当药苦苷，褐煤酸，褐煤酸甲酯，栎瘿酸，α-香树脂醇，β-谷甾醇等。秦艽具有镇静、镇痛、解热、抗炎作用；能抑制反射性肠液的分泌；能明显降低胸腺指数，有抗组胺作用；对病毒、细菌、真菌皆有一定的抑制作用。秦艽碱甲能降低血压，升高血糖。

【使用注意】

本品苦寒之性，久痛虚羸、溲多、便溏者忌服。

169. 槟榔（bīng láng）

槟榔首载于《名医别录》，又名槟榔子、大腹子、青仔、橄榄子。本品为棕榈科植物槟榔 *Areca catechu* L. 的干燥成熟种子。春末至秋初采收成熟果实，用水煮后，干燥，除去果皮，取出种子，晒干。本品主要分布在云南、海南、福建、广西、台湾等热带地区。浸透切片或捣碎用。

【原文解析】

《药性赋》曰："槟榔豁痰而逐水，杀寸白虫。"

槟榔味厚质重，善消逐水、杀虫去积，治疗痰饮引起的食积胀满、痢疾以及（白虫）绦虫等。

其味苦、辛，性温；归胃、大肠经；具有杀虫消积、行气利水、截虐的作用。本品可以消灭多种肠道寄生虫，如绦虫、蛔虫病、姜片虫、蛲虫等，治疗虫积腹痛；治疗湿阻气滞之脘腹胀闷、积滞泻痢、水肿胀满、脚气浮肿、湿疹、小便不利等病。

【用法与用量】

3 ～ 10 克，驱绦虫、姜片虫用 30 ～ 60 克，水煎或研磨。

【古今应用】

1.《名医别录》："主消谷逐水，除痰癖，杀三虫，伏尸，疗寸白。"

2.《药性论》言其："宣利五脏六腑壅滞，破坚消气，下水肿。治心痛，风血积聚。"

3.《新修本草》："主腹胀，生捣末服，利水谷。敷疮，生肌肉，止痛。烧为灰，主口吻白疮。"

4.《本草汇言》："可宣行通达，使气可散，血可行，食可消，痰可流，水可化，积可解矣。"

5. 槟榔含多种生物碱、酚类、氨基酸、多糖、矿物质、油脂和维生素等，食用一定量的槟榔能提高学习和记忆能力，促进胃肠道推进运动，抑制多种细菌病毒。其还具有潜在的血管舒张和抗血栓、抗动脉粥样硬化作用。槟榔碱对瞳孔有明显的收缩作用，可用于治疗青光眼和瞳孔散大等。

【使用注意】

1. 槟榔含多种生物碱，剂量服用过大，可引起恶心、呕吐、便溏反应。

2. 脾虚便溏或气虚下陷者及孕妇慎用。

170. 杜仲（dù zhòng）

杜仲首载于《神农本草经》，别名有思仙、思仲、木棉、扯丝皮等。本品为杜仲科落叶乔木植物杜仲 *Eucommia ulmoides* Oliv. 的干燥树皮，主产于湖北、四川、贵州、云南、陕西等地。春、夏两季剥取，刮去粗皮，堆置"发汗"至内皮呈紫褐色，晒干，切块或丝。

【原文解析】

《药性赋》曰："杜仲益肾而添精，去腰膝重。"

杜仲善补肝肾之阳，"肾主骨"，"肝主筋"，肝肾阳得复则筋骨自健，可用于治疗腰膝无力重着、阳痿遗精。

其味甘，性温；归肝、肾经；补肝肾，强筋骨，固冲安胎。本品用于肝肾不足引起的腰膝酸痛、筋骨无力、阳痿、不孕、遗精、小便余沥等证；用于精血不足引起的头晕目眩、早衰；用于妊娠漏血、胎动不安、崩漏等冲任不固等证。

【用法与用量】

10～15克。水煎服或入丸散剂。

【古今应用】

1.《神农本草经》："主腰脊痛，补中，益精气，坚筋骨，强志，除阴下痒湿，小便余沥，久服轻身耐老。"

2.《药性论》："治肾冷，臀腰痛，腰病人虚而身强直，风也，腰不利，加而用之。"

3.《本草求真》："杜仲，入肝而补肾，子能令母实也，且性辛温，能除阴痒，去囊湿，痿痹瘫软必需，脚气疼痛必用，胎滑梦遗切要。若使遗精有痛，用此益见精脱不已，以其气味辛温，能助肝肾旺气也。胎因气虚而血不固，用此益见血脱不止，以其气不上升，反引下降也。"

4.杜仲主要有杜仲胶、杜仲苷、杜仲醇等，具有使离体子宫自主收缩减弱、降血压、促进骨折愈合、延缓衰老、性激素样作用等作用。本品现代临床常用于高血压病、腰肌劳损、先兆流产、习惯性流产等。

【使用注意】

本品炒用破坏其胶质，有利于有效成分煎出，故比生用效果好。本品为温补之品，阴虚火旺者慎用。

171. 紫石英（zǐ shí yīng）

紫石英首载于《神农本草经》。本品为卤化物类矿石紫石英的矿石，主要成分为氟化钙，全年均可采挖，采挖后，其色为紫色或绿色，深浅不匀，条痕白色，半透明至透明，有玻璃样光泽，主产于浙江、河北、甘肃、辽宁等地。全年均可采挖，捣成小块，生用或煅用。

【原文解析】

《药性赋》曰："紫石英疗惊悸崩中之疾。"

紫石英补虚镇怯可治疗惊悸不宁，调摄冲任，治疗崩中漏下等妇科病证。

其味甘，性温；归肾、心、肺经；补肝肾，强筋骨，安胎，温肺平喘。本品用于肝肾不足，腰膝酸痛，筋骨无力，头晕目眩，妊娠漏血，胎动不安；用于肺寒气逆，痰多喘咳，肺气不足；短气喘乏可单用火煅，花椒泡汤。

【用法与用量】

9～15克，先煎。

【古今应用】

1.《神农本草经》："主心腹咳逆邪气，补不足，女子风寒在子宫，绝孕十年无子。"

2.《神农本草经百种录》："味甘温。主心腹咳逆，甘能和中，重能降气。邪气，散风寒。补不足，补心血之不足。"

3.《本草纲目》："上能镇心，重以去怯也。下能益肝，湿以去枯也。"

4. 紫石英主要含氟化钙，常夹氧化铁、镉、铬、铜、锰、镍、铅、锌、钇、铈，偶杂有铀等。其具有促进卵巢分泌功能、抑制神经应激能力的药理作用。本品在临床上为女科要药，可以用于治疗月经后期、闭经、多囊卵巢综合征、子宫发育不良、女性性功能低下，不孕症等妇科疾病，是促排卵的首选中药之一。同时，紫石英性温，重镇安神，收敛心气，安定神明，配伍后可用于治疗心动过速、心率失常等心系疾病。

【使用注意】

1.本品性温，阴虚火旺而不能摄精之不孕证及肺热气喘者忌用。

2.紫石英含有氟化钙，服用过多，可能损伤牙齿、骨骼、神经系统、肾、心及甲状腺等，故不宜久服。

172. 橘核仁（jú hé rén）

橘核仁又名橘子仁、橘仁、橘米。本品为芸香科植物橘 *Citrus reticulata* Blanco 及其栽培变种的干燥成熟种子，呈卵形或卵圆形，外种皮淡黄白色至淡灰白色，光滑，一侧有种脊线，自种脐延至合点，质脆易剥落；内种皮膜质，淡棕色，紧贴于外种皮之内；种仁两片，肥厚，富油质。本品微有油气，味苦。

【原文解析】

《药性赋》曰："橘核仁治腰痛疝气之癀。"

橘核理气散结止痛，用于治疗疝气、睾丸肿痛及腰部疾病引起的疼痛。

其味苦，性平；归肝经；具有理气散结止痛的功效。本品用于治疗疝气疼痛、睾丸肿痛、乳痈乳癖。

【用法与用量】

3～10克，水煎服。

【古今应用】

1.《日华子本草》："治腰痛，膀胱气，肾疼。"

2.《本草纲目》："治小肠疝气及阴核肿痛。"

3.《本草汇言》："疏肝，散逆气，下寒疝之药也。"

4.《本草备要》："行肝气，消肿散毒。"

5.《医林纂要》:"润肾、坚肾。"

6. 橘核中含有多种脂肪酸、柠檬苦素及其类似物,还含有蛋白质及其他矿物元素,具有镇痛消炎、抗肿瘤等作用。

【使用注意】

无。

173. 金樱子（jīn yīng zǐ）

金樱子首载于《雷公炮炙论》,又名刺梨子、山石榴、糖罐子等。本品为蔷薇科植物金樱子 *Rosa laevigata* Michx. 的成熟果实,主产于四川、广东、广西、福建、江西等。于 10～11 月果实成熟变红时采收,除去毛刺,干燥,以个大、色红、毛刺净者为佳。去刺及核,晒干用。

【原文解析】

《药性赋》曰:"金樱子兮涩遗精。"

金樱子性涩,能固精关涩精液,用于治疗遗精、滑精。

其味酸、甘、涩,性平;归肾、膀胱、大肠经;具有固精缩尿、固崩止带、涩肠止泻之功。本品用于遗精、滑精,遗尿、尿频,崩漏带下、久泻久痢。

【用法与用量】

6～12 克,水煎服。

【古今应用】

1.《本草纲目》:"金樱子,性酸、涩、平、无毒;主治脾泄下痢,止小便利,涩精气;补血益精,有奇效。"

2.《医学入门》:"金樱子,燥脾益肾止遗精,和血调脏治痢泻,久服耐老身亦轻。疗脾泻下痢,止小便利,涩精气,久服养精益肾，调和五脏。"

3.《蜀本草》："主治脾泄下痢，止小便利，涩精气。"

4. 金樱子常用于肾虚精关不固导致的遗精滑精，肾气不固导致的遗尿、尿频，泄泻下痢，肾摄纳失常的久嗽虚喘证，肾阴虚火旺导致的潮热、盗汗，肾虚带脉不束之带下过多等。

5. 金樱子中主要含皂苷，尚含有鞣质、树脂、维生素 C 等。本品所含鞣质有收敛止泻作用；煎剂对金黄色葡萄球菌、大肠杆菌、绿脓杆菌、流感病毒有抑制作用。本品临床常用于治疗婴幼儿秋季腹泻、女子子宫脱垂等。

【使用注意】

本品收涩，故有实火、实邪者慎用。

174. 紫苏子（zǐ sū zǐ）

紫苏子首载于《名医别录》，又名苏子、赤苏、香苏等。本品为唇形科植物紫苏 Perilla frutescens（L.）Britt. 的干燥成熟果实，主产于江苏、安徽、河南、湖北等地。秋季果实成熟时采收，除去杂质，晒干，以均匀饱满、色灰褐、油性足者为佳，入药可炒制或蜜制。生用或微炒用。

【原文解析】

《药性赋》曰："紫苏子兮下气涎。"

紫苏子宣肺气行津液，津液行则痰涎无生，可用于治疗下咳嗽、哮喘、痰涎。

其味辛，性温；归肺经；具有降气化痰、止咳平喘、润肠通便的作用。本品用于痰壅气逆、咳嗽气喘、肠燥便秘等证。紫苏子有宣降肺气之功，有利于胃气的通降，增强胃肠通降传导之力，又可化痰去湿，可用于治疗慢性脾胃病。

【用法与用量】

3～10克，水煎服或入丸散剂。

【古今应用】

1.《药性论》："紫苏子，无毒，主上气咳逆，治冷气及腰脚中湿风结气。"

2.《本经逢原》："诸香皆燥，惟苏子独润，为虚劳咳嗽之专药。"

3.《本草择要纲目》："苏子，气味辛温无毒。主治肺气喘急，除寒温中，益五脏，破癥结，消膈宽肠，发散风气，与叶同功。"

4.紫苏子主要含油酸、亚麻酸、亚油酸、酚酸类成分、迷迭香酸等。其具有镇咳、平喘、祛痰、降血脂、降血压、抗氧化等作用。本品现代临床常用于咳喘、胆道蛔虫、高脂血症等。

【使用注意】

肺虚咳喘，脾虚滑泄者慎服本品。

175. 淡豆豉 (dàn dòu chǐ)

淡豆豉首载于《名医别录》，又名豉、香豉、淡豉、大豆豉等。本品为豆科植物大豆 *Glycine max*（L.）Merr. 的成熟种子辅以青蒿、桑叶发酵而成。全国各地均产。大豆皆可造豉，以黑大豆者入药良。淡豆豉呈椭圆形，略扁，表面黑色，皱缩不平，断面棕黑色，生用。

【原文解析】

《药性赋》曰："淡豆豉发伤寒之表。"

淡豆豉解表散寒，功用与葱白相似。

其味苦、辛，性凉。归肺、胃经。解表，除烦，宣发郁热。

可用于感冒，寒热头痛，烦躁胸闷，虚烦不眠。

【用法与用量】

10～15克，水煎服或入丸剂、膏剂。外用适量。

【古今应用】

1.《名医别录》："主伤寒头痛寒热，瘴气恶毒，烦躁满闷，虚劳喘急，两脚疼冷。"

2.《珍珠囊补遗药性赋》："淡豆豉，味苦寒无毒，治头痛发汗，止痢解热，以酒浸捣烂，患脚敷之良。"

3.《本草纲目》："下气调中。治伤寒温毒发斑，呕逆。"

4.淡豆豉含有脂肪、蛋白质和酶类等成分，具有微弱的发汗作用，并有健胃、助消化作用。

【使用注意】

无。

176. 大蓟（dà jì）

大蓟首载于《名医别录》，别名马蓟、虎蓟、刺蓟、山牛蒡、鸡项草等。本品为菊科多年生草本植物蓟 *Cirsium japonicum* Fisch. ex DC. 的干燥地上部分。全国大部分地区均产，多为野生品。夏、秋二季花开时采割地上部分，除去杂质，晒干。生用或炒炭用。

【原文解析】

《**药性赋**》曰："大小蓟除诸血之鲜。"

大蓟治疗各种热迫血行引起的出血，血色鲜红的病证。

其味甘、苦，性凉；归心、肝经；凉血止血，散瘀解毒消痈。本品为临床常用的止血药，可用于治疗吐血、咯血、衄血、尿血、崩漏下血等多种出血证；还可以治疗热毒引起的各类疮痈痈肿疔疖、瘰疬、恶疮疥癣等。

【用法与用量】

5～15 克，水煎服，鲜用以凉血消肿，炒碳以收敛止血。外用适量，捣汁敷。

【古今应用】

1.《名医别录》："味甘，温。主养精，保血。大蓟，主女子赤白沃，安胎，止吐血、衄鼻，令人肥健。"

2.《本草经集注》："主治女子赤白沃，安胎，止吐血，鼻衄，令人肥健……"

3.《日华子本草》："大蓟叶，凉。治肠痈，腹藏瘀血，血运扑损，可生研，酒并小便任服。恶疮疥癣，盐研毒敷。"

4.《本草经疏》论述："大蓟根最能凉血，血热解则诸证自愈矣。其性凉而能行，行而带补。补血凉血则荣气和，荣气和故令肥健也。"

5. 大蓟主要含三萜和甾体类、挥发油类、长链炔醇类、黄酮和黄酮苷类等多种化合物。大蓟水煎液灌胃能显著缩短凝血时间；对多种细菌有抑制作用；尚有降压、抗炎、利尿作用。本品现代临床常用于治疗高血压、炎症性出血、肝炎等。

【使用注意】

本品寒凉，久病体虚之人不宜久用。

177. 小蓟（xiǎo jì）

小蓟首载于《名医别录》，又名千针草、青青菜、刺儿菜。本品为菊科多年生草本植物刺儿菜 *Cirsium setosum*（Willd.）MB. 的地上部分，分布于中国大部分地区，生于山坡、河旁或荒地。夏、秋二季花开时采割，除去杂质，晒干切断。生用或炒炭用。

【原文解析】

《药性赋》曰："大小蓟除诸血之鲜。"

小蓟治疗各种血色鲜艳的出血证。

其味甘、苦，性凉；归心、肝经；凉血止血，散瘀解毒消痈。本品用于衄血，吐血，尿血，血淋，便血，崩漏，外伤出血，痈肿疮毒。

【用法与用量】

10～15克，水煎服，或研末、捣汁服。外用适量。

【古今应用】

1.《食疗本草》："取菜煮食之，除风热，根主崩中，又女子月候伤过……金疮血不止。"

2.《本草拾遗》曰："破宿血，止新血，暴下血，血痢……合金疮及蜘蛛蛇蝎毒。"

3.《日华子本草》曰："根，治热毒风并胸膈烦闷，开胃下食，退热，补虚损。"

4. 小蓟的水煎剂常用于治疗各种急慢性炎症及湿热证。鲜品研汁或捣烂外敷，可用于创伤性出血及痈疮的治疗，减轻疮疡所致的肿痛。

5. 小蓟主要含芦丁等黄酮、蒲公英甾醇等三萜、生物碱、绿原酸等有机酸、甾醇等。小蓟水煎剂可明显缩短出血时间，促进血液凝固；对多种细菌有明显的抑制作用。本品现代临床常用于治疗多种出血症、高血压、糖尿病眼底出血、急性肾小球肾炎等。

【使用注意】

脾胃虚寒者慎用本品。

178. 益智仁（yì zhì rén）

益智仁首载于《本草拾遗》，又名益智子，是姜科植物益智 *Alpinia oxyphylla* Miq. 的干燥成熟果实。本品主要分布于广东、海南、福建等地，为海南道地药材。夏、秋间果实由绿变红时采收，晒干或低温干燥。本品呈椭圆形，两端略尖，表面棕色或灰棕色，以身干、粒大、饱满、气味浓者为佳。生用或盐水微炒用。

【原文解析】

《药性赋》曰："益智安神，治小便之频数。"

益智仁暖肾温脾助阳，因其有行阳退阴之功，可治疗因下元虚寒、小便频数及老年虚溺不净所致的失眠而具有益气安神的作用。

其味辛，性温；归脾、肾经；暖肾固精缩尿，温脾止泻摄唾。本品治疗下元虚寒、肾气不固引起的遗精、遗尿、白浊、崩漏等证，治疗脾胃阳虚所致的脘腹冷痛、呕吐泄利、唾多流涎等。

【用法与用量】

3～10克，水煎服。

【古今应用】

1.《本草拾遗》："主遗精虚漏，小便余沥，益气安神，补不足，利三焦，调诸气。夜多小便者，取二十四枚，碎，入盐同煎服，有奇验。"

2.《本草纲目》："治冷气腹痛，及心气不足，梦泄，赤浊，热伤心系，吐血，血崩。"

3.《汤液本草》："益脾胃，理元气，补肾虚滑沥。"

4.益智仁含二苯庚体类、类倍半萜类及挥发油类，有健胃、抗疲劳、耐缺氧、强心、抗利尿、减少唾液分泌、抗衰老、改善记忆功能等作用。本品现代临床常用于单纯性腹泻、小儿遗尿等。

【使用注意】

本品性温，阴虚火旺或因热而致遗滑崩带者忌服。

179. 麻仁（má rén）

麻仁首载于《神农本草经》，又名火麻仁、麻子仁、大麻子、黄麻等。本品为桑科一年生草本植物大麻 *Cannabis sativa* L. 的成熟果实，主要产于山东、河北、黑龙江等地，我国各地均有栽培和半野生。秋、冬季果实成熟时割取全株晒干，打下果实，除去杂质及残留外壳，取净仁生用或清炒至微黄、出香气使用，以净仁、色白、饱满者为佳，生用或炒用。

【原文解析】

《药性赋》曰："麻仁润肺，利六腑之燥坚。"

麻仁补虚润肺，通利六腑，可用于治疗津枯肠燥便秘，以及老人虚秘、产妇大便不通。

其味甘，性平；归脾、大肠经；具有润肠通便、利水、活血化瘀的作用。本品用于治疗肠燥便秘、水肿、小便涩痛、瘀血证。

【用法与用量】

10～15克，水煎服或入丸、散，外用适量捣敷或榨油涂、煎水洗患处。

【古今应用】

1.《神农本草经》："气味甘平无毒，主补中益气。"

2.《名医别录》："逐水，利小便，破积血，复血脉，乳妇产后余疾，长发，可为沐药。"

3. 本品配伍杏仁、桃仁、当归，治疗便秘、肠易激综合征、溃疡性结肠炎等消化系统疾病；配伍麦冬、生地黄、阿胶治疗冠心病、病毒性心肌炎等心血管系统疾病；配伍杏仁、决明子等治疗偏头痛、痤疮、儿童难治性癫痫、急性上呼吸道感染、甲状腺功能亢进等阴虚内热所致便秘诸病。

4.本品主要含脂肪油30%，油中含有大麻酚、植酸，能润滑肠道，促进排便，防止术后大便干燥，还有降血压、降血脂等作用。本品现代临床常用于治疗习惯性便秘、神经性皮炎、慢性湿疹等。

【使用注意】

1.妇人产后、滑精阳痿和肠滑不固者忌用。

2.脾肾不足之便溏、阳痿、遗精、带下慎服。

3.多服食损血脉，滑精气；妇人多食发带疾，肠滑者尤忌。

180. 黄芪（huáng qí）

黄芪首载于《神农本草经》，又名黄耆、独椹、蜀脂、百本、王孙等。本品为豆科植物蒙古黄芪 *Astragalus membranaceus*（Fisch.）Bge. var. *mongholicus*（Bge.）Hsiao 或膜荚黄芪 *Astragalus membranaceus*（Fisch.）Bge. 的干燥根，主产于内蒙古、山西、黑龙江等地。春、秋二季采挖，除去须根和根头，晒干，以根条粗长、皱纹少、质地坚而绵、味微甜者佳。切片，生用或蜜炙用。

【原文解析】

《药性赋》曰："抑又闻补虚弱、排疮脓，莫若黄芪。"

黄芪"补气生血而扶弱，托疮排脓而固表"，可用于治疗倦怠乏力、血脱气陷、脾虚泄泻、表虚自汗，疮疡久败或溃后不敛。

其味甘，性微温；归肺、脾经；具有补气升阳、固表止汗、利水消肿、生津养血、行滞通痹、托毒排脓、敛疮生肌的作用。本品用于气虚乏力，食少便溏，中气下陷，久泻脱肛，气虚水肿，便血崩漏；表虚自汗，阴虚盗汗，内热消渴；血虚萎黄，半身不遂，痹痛麻木；痈疽难溃，久溃不敛。

【用法与用量】

9～30克，水煎服，亦入丸、散剂，熬膏服。

【古今应用】

1.《神农本草经》："主痈疽久败疮，排脓止痛，大风癞疾，五痔鼠瘘，补虚，小儿百病。"

2.《名医别录》："妇人脏风邪气，逐五脏间恶血，补扶虚损，五劳羸瘦，止渴，腹痛，泄痢，益气，利阴气。"

3.《日华子本草》："助气壮筋骨，长肉，补血，破癥瘕，治瘰疬瘿赘，肠风，血崩，带下，赤白痢，产前后一切病，月候不匀，消渴，痰嗽……"

4.黄芪主要含有皂苷类、黄酮类、黄芪多糖、氨基酸、生物碱、葡萄糖醛酸及多种微量元素等，具有增强免疫、促进代谢、兴奋呼吸、利尿、促进造血、调节血糖、抗病毒、强心、改善血液流变性、抗疲劳、抗缺氧、抗辐射、抗肿瘤等作用。本品现代临床常用于脏器下垂、贫血、白细胞减少症、冠心病等。

【使用注意】

凡表实邪盛、内有积滞、阴虚阳亢、疮疡阳证实证等者均忌用本品。

181. 狗脊（gǒu jǐ）

狗脊首载于《神农本草经》，又称金毛狗脊、金狗脊、金扶金、金丝毛、百枝等。本品为蚌壳蕨科植物金毛狗脊 *Cibotium barometz* （L.）J. Sm. 的干燥根茎。秋、冬二季采挖，除去泥沙，干燥；或去硬根、叶柄及金黄色绒毛，切厚片，干燥，为生狗脊片；蒸后晒至六七成干，切厚片，干燥，为熟狗脊片。狗脊主要分布于浙江、江西、福建、台湾、湖南、广西、四川、重庆、贵州、云南等地，云南为主要产区。顶芽狗脊 *Woodwardia unigemmata* 在湖南地区有时也被当作狗脊使用。切片，干燥，生用或砂烫用。

【原文解析】

《药性赋》曰："强腰脚、壮筋骨，无如狗脊。"

狗脊补肝肾、强健筋骨，可用于治疗肝肾不足之腰膝酸痛、痹痿无力。

其味苦、甘，性温；归肝、肾经；具有祛风湿、补肝肾、强腰膝的作用。本品用于风湿痹痛、腰膝酸软、下肢无力等，常用于治疗椎间盘突出症、腰椎管狭窄、强直性脊柱炎、骨质疏松症、类风湿性关节炎等骨科疾病。

【用法与用量】

6～12克，水煎服。

【古今应用】

1.《神农本草经》："主腰背，强关机，缓急，周痹寒湿，膝痛，颇利老人。"

2.《名医别录》："疗失溺不节，男子脚弱腰痛，风邪淋露，少气目暗。坚脊，利俯仰，女子伤中，关节重。"

3.《本草经疏》："狗脊苦能燥湿，甘能益血，温能养气，是补而能走之药也。"

4.《玉楸药解》："泄湿去寒，起痿止痛，泄肾肝湿气。通关利窍，强筋壮骨，治腰痛膝疼，足肿腿弱，遗精带浊。"

5.狗脊中主要含有挥发油类、蕨素类、芳香族类、酚酸类、黄酮类、皂苷类、糖及糖苷类、氨基酸类化合物以及一些无机元素等。本品具有增加心肌营养作用，其金黄色绒毛有止血作用。本品现代临床常用于治疗坐骨神经痛、骨质增生、颈椎病、腰椎间管狭窄症、强直性脊柱炎等疾病。

【使用注意】

本品温补固涩，肾虚有热者慎服。

182. 菟丝子 (tù sī zǐ)

菟丝子首载于《神农本草经》，又名吐丝子、黄藤子、龙须子等。本品为旋花科一年生寄生缠绕植物菟丝子 *Cuscuta chinensis* Lam. 的成熟种子，主产于江苏、辽宁、吉林、河北、山东等地，多为野生，生用。秋季果实成熟时采收植株，晒干，打下种子，除去杂质，以色灰黄、颗粒饱满者优。

【原文解析】

《药性赋》曰：“菟丝子补肾以明目。”

菟丝子补肾生精，补而不峻，可用于治疗阳痿遗精、小便频数、腰痛脚弱等病证，又治疗精血不能上奉所致的目昏目暗、视物不清、头昏耳鸣。

其味辛、甘，性平；归肝、肾、脾经；具有补益肝肾、固精缩尿、安胎、明目、止泻的作用，外用可消风祛斑。本品用于肝肾不足之腰膝酸软、阳痿遗精、遗尿尿频、不孕不育、腰痛、泄泻，用于冲任不固所致带下量多、崩漏、胎动不安、卵巢早衰、多囊卵巢综合征等妇科疾病，用于精血不足引起的目昏耳鸣、消渴、身体虚羸等。菟丝子捣碎与醋研末外涂，可用于治疗白癜风。

【用法与用量】

6 ～ 12 克水煎服，或入丸、散剂。外用适量。

【古今应用】

1.《神农本草经》："主续绝伤，补不足，益气力，肥健人。汁，去面皯。"

2.《名医别录》："养肌，强阴，坚筋骨，主茎中寒，精自出，溺有余沥，口苦，燥渴，寒血为积。"

3.《景岳全书》："补髓添精，助阳固泄，续绝伤，滋消渴，缩小便，止梦遗，带浊余沥，暖腰膝寒疼，壮气力筋骨，明目开胃，进食肥肌，禁止鬼交，尤安梦寐。"

4. 菟丝子主要成分为金丝桃苷、菟丝子苷、绿原酸等。其有性激素样作用，以及抗衰老、抗骨质疏松、提高免疫、抗心脑缺血、降胆固醇、降血压、促进造血功能、抑制肠运动等作用。本品现代临床常用于不孕不育症、先兆流产等。

【使用注意】

本品虽为平补之品，但偏补阳，阴虚火旺、大便燥结、小便短赤者不宜服。

183. 马蔺花（mǎ lìn huā）

马蔺花首载于《神农本草经》，又名马莲花、玉蝉花。本品为鸢尾科植物马蔺 *Iris lactea* Pall. var. chinensis（Flsch.）Koidz. 的花，生于荒地、山坡草地或灌丛中，分布于河北、山西、山东、江苏等地。5 ～ 7 月花盛开时采收，晒干。

【原文解析】

《药性赋》曰："马蔺花治疝而有益。"

马蔺花清热解毒，止血利尿，可用于治疗小便不通、疝气、淋病。

其味微苦、辛、微甘，性寒；归胃、脾、肺、肝经；具有清热解毒、凉血止血、利尿通淋的作用。本品用于治疗喉痹、吐血、衄血、崩漏、便血、淋证、疝气、痔疮、痈疽、烫伤等证。

【用法与用量】

3～6克，煎汤服，或入丸、散。绞汁外用。

【古今应用】

1.《神农本草经》："花、叶去白虫。"

2.《本草经集注》："治喉痹，多服令人溏泻。"

3.《江苏植药志》："治吐血，衄血，金疮；又为利尿解热药；消痈肿及疝痛。"

【使用注意】

便溏者慎用本品。

184. 硇砂 (náo shā)

硇砂首载于《新修本草》，又名戎硇、淡硇。硇砂有紫硇砂和白硇砂之分，紫硇砂主要成分为氯化钠，白硇砂主要成分为氯化铵，因其来源、性状等有所不同而呈现不同颜色。白硇砂为白色或灰白色晶体，呈不规则状或粒状；紫硇砂呈紫色或暗红色晶体，多产于火山熔岩的岩穴内，分布在青海、甘肃、新疆等地。

【原文解析】

《药性赋》曰："以硇砂而去积。"

硇砂除积去坚，化痰散瘀，这里的"积"有内外之分，内为癥瘕积聚、痰饮；外为赘疣、胬肉。

其味咸、苦、辛，性温，有毒；归肝、脾、胃经；具有软坚消积、散瘀消肿的作用。本品用于癥瘕积聚、噎膈反胃、喉痹肿痛、瘰疬、翳障、赘疣等病证。

【用法与用量】

0.3克，内服入丸散，外用研末，或撒、或敷、或入膏药中贴。

【古今应用】

1.《新修本草》："硇沙，味咸、苦辛，温，有毒。不宜多服。主积聚，破结血烂胎，止痛，下气，疗咳嗽宿冷，去恶肉，生好肌。"

2.《本草纲目》："主治积聚、破结血，止痛下气，疗咳嗽宿冷，去恶肉，生好肌，烂胎。去目翳胬肉，消内积。治噎膈癥瘕，积痢骨鲠，除痣魇疣赘。"

3. 硇砂具有抗肿瘤作用，临床上可用于治疗肝癌、食管癌、贲门癌等癌症；具有抗炎作用，可用于治疗慢性鼻炎、流行性结膜炎、结核性关节炎、外阴瘙痒等。

【使用注意】

硇砂主要成分为氯化物，过量使用可使体内氯过多，导致高氯性酸血症。对于肝脏功能不全的患者，应禁用本品。

185. 龙齿（lóng chǐ）

龙齿首载于《神农本草经》。本品为古代哺乳动物，如三趾马（Hipparion spp.）、犀类（Rhinocerotidae）、鹿类（Cervidae）、牛类（Bovidae）、象类（Proboscidea）等的牙齿化石。正品龙齿呈较完整或破碎的牙齿状，其中呈青灰色或暗棕色者，称"青龙齿"；呈黄白色者，称"白龙齿"，多有深浅不同的棱，有时可见具光泽的珐琅质，牙根多已不存。本品以不带牙床、吸湿力强者为佳，色土黄，无吸湿性者不能供药用。全年均可采挖，挖出后除去泥土。

【原文解析】

《药性赋》曰："用龙齿以安魂。"

龙齿禀其"重可镇怯"发挥镇惊安神的功效，治疗心悸怔忡、神昏不宁或惊狂不寐。

其味涩、甘，性凉；归心经、肝经；具有镇惊安神、除烦热的功效。本品用于治疗惊痫癫狂、心悸怔忡、失眠多梦、五心热烦。

【用法与用量】

15～30克，打碎先煎。外用：适量，研末撒或调敷。

【古今应用】

1.《神农本草经》："主小儿、大人惊痫，癫疾，狂走，心下结气，不能喘息，诸痉。杀精物。久服轻身，通神明，延年。"

2.《本草经集注》："主治小儿大人惊痫，癫疾，狂走，心下结气，不能喘息，诸痉，杀精物。治小儿五惊，十二痫，身热不可近人，大人骨间寒热，又杀蛊毒。久服轻身，通神明，延年。"

3.龙齿主要成分为碳酸钙，具有安神、抗惊厥、降低血管通透性、减轻骨骼肌兴奋性的作用。龙齿较龙骨在镇心安神方面功用较强，还具有清心除烦、安神止痒的功效，可用于变态反应性皮肤病、银屑病、红斑鳞屑性等皮肤病中。

【使用注意】

无。

186. 青皮（qīng pí）

青皮首载于《本草图经》，又名青橘皮、青柑皮。本品为芸香

科植物橘 *Citrus reticulata* Blanco 及其栽培变种的干燥幼果或未成熟果实的果皮，主要产于福建、浙江、四川，江西、云南、湖南等地亦产。5～6月收集自落的幼果，晒干，习称个青皮；7～8月采收未成熟的果实，在果皮上纵剖成四瓣至基部，除尽瓤瓣，晒干，习称四花青皮。除去杂质，洗净，闷润，切厚片或丝，晒干生用或醋炙用。

【原文解析】

《药性赋》曰："青皮快膈除膨胀，且利脾胃。"

青皮偏疏肝胆气分，破胸膈气滞所致的两协胀满，疏理肝气而治疗"肝气犯胃"所致的食积痰滞。

其味苦、辛，性温；归肝、胆、胃经；具有疏肝破气、消积化滞、化痰消瘿的作用。本品用于治疗胸胁胀痛、疝气疼痛、乳癖、乳痛、甲状腺囊肿、食积停滞、脘腹胀痛、久疟癖块、癥瘕积聚等证。

【用法与用量】

3～10克，入煎剂或丸散。

【古今应用】

1.《本草图经》："主气滞，下食，破积结及膈气。"

2.《本草纲目》："治胸膈气逆，胁痛，小腹疝气，消乳肿，疏肝胆，泻肺气。"

3.《丹溪心法》："青皮乃肝、胆二经气分药，故人多怒，有滞气，胁下有郁积或小腹疝疼，用之以疏通二经，行其气也。若二经虚者，当先补而后用之。又疏肝气加青皮，炒黑则入血分也。"

4.《医学启源》："《主治秘诀》云，厥阴、少阳之分有病用之。破坚癖，散滞气，去下焦诸湿，左胁有积有气。"

5.青皮尤擅破肝郁、散结止痛，还可入胃经而消积化滞，和胃降气。陈皮偏入脾肺，长于燥湿化痰，偏行脾肺气滞。炒青皮主要用于脾胃不和、饮食停滞、腹胁胀痛等；醋青皮泻肝，主要用于胸胁、疝气疼痛、乳痈初起；麸炒青皮消积而不伤正，所以适用于食饮停滞而又脾胃偏虚的患者。

6.本品主要含有挥发油，尚含有多种氨基酸和黄酮类等化学成分。所含挥发油对胃肠道有温和的刺激作用，能促进消化液分泌，抑制肠管及胆囊平滑肌而解痉，有利胆、显著升压、兴奋呼吸、祛痰平喘作用。本品现代临床用于胃溃疡、急慢性支气管哮喘、胆囊炎等。

【使用注意】

气虚、多汗、老弱虚羸者忌服本品。

187. 芡实（qiàn shí）

芡实首载于《神农本草经》，又名鸡头米、鸡头子、雁头、鸿头等。本品为睡莲科水生草本植物芡 *Euryale ferox* Salisb. 的成熟种仁。于秋末冬初采收成熟果实，除去果皮，取出种子，洗净，再除去硬壳（外种皮），晒干。本品以颗粒饱满、质坚实、断面白色、粉性足，无碎末者为佳。芡实既可食用，又可药用。

【原文解析】

《药性赋》曰："芡实益精治白浊，兼补真元。"

芡实精益固肾，治疗白浊，还可以补益真元。

其味甘、涩，性平；归脾、肾经；具有益肾固精、补脾止泻、除湿止带的作用。本品用于遗精滑精，白浊，遗尿尿频，脾虚久泻，带下。

【用法与用量】

9～15克，水煎服。

【古今应用】

1.《神农本草经》："主湿痹腰脊膝痛，补中，除暴疾，益精气，强志，令耳目聪明，久服，轻身不饥，耐老神仙。"

2.《本草纲目》："止渴益肾。治小便不禁，遗精，白浊，带下。"

3.《本草从新》："补脾固肾，助气涩精。治梦遗滑精，解暑热酒毒，疗带浊泄泻。"

4.本品主要含淀粉、蛋白质、脂肪、碳水化合物、钙、磷、铁、硫胺素、核黄素、尼古酸、抗坏血酸等，具有收敛、滋养作用。

【使用注意】

气虚、多汗、老弱虚赢者忌服本品。

188. 木贼（mù zéi）

木贼首载于《嘉祐本草》，又名木贼草、节骨草、笔筒草等。本品为木贼科植物木贼 *Equisetum hyemale* L. 的干燥地上部分。全国大部分地区均产。每年夏、秋季采收，割取地上部分，除去杂质，按粗细扎成小捆，阴干即可入药。

【原文解析】

《药性赋》曰："木贼草去目翳，崩漏亦医。"

"目生翳膜"指的是风热上扰所致的目赤肿痛、多泪、目翳遮睛。此外，木贼有一定的止血作用，适用于便血痔血、妇女崩漏。

其味甘、苦，性平；归肺、肝经；具有疏散风热、明目退翳的作用。本品用于风热目赤，迎风流泪，目生云翳，以及肠风下血、血痢、脱肛、疟疾、喉痛、痈肿等证。

【用法与用量】

水煎外洗 3 ～ 9 克。

【古今应用】

1.《嘉祐本草》："主目疾，退翳膜。又消积块，益肝胆，明目，疗肠风，止痢及妇人月水不断。"

2.《本草纲目》："解肌，止泪，止血，去风湿，疝痛，大肠脱肛。"

3.《玉楸药解》："平疮疡肿硬，吐风狂痰涎。治痈疽瘰疬、疔毒、疖肿、汗斑、粉渣、崩中赤白诸证。"

4. 木贼主要含黄酮类、挥发油类、二甲砜、果糖等成分，具有较明显的扩张血管、降压作用，并能增加冠状动脉血流量，使心率减慢。此外，还有抑制中枢神经、抗炎、收敛及利尿等作用。

【使用注意】

气血虚者慎服本品。

189. 花蕊石（huā ruǐ shí）

花蕊石首载于《嘉祐本草》。又名花乳石。本品为变质岩类岩石蛇纹大理岩的石块，呈白色或浅灰白色，其中夹有点状或条状的蛇纹石，呈浅绿色或淡黄色，习称彩晕，体重，质硬，不易破碎。全年均可采，采挖后，除去杂石和泥沙。以块整齐、夹有黄绿色斑纹者为佳。主产于陕西、河南、河北、江苏等地。洗净，干燥，砸碎用或火煅研细用。

【原文解析】

《药性赋》曰:"花蕊石治金疮,血行则却。"

花蕊石化瘀止血,可治内外出血诸证及外伤出血等与血相关病证。

其味酸、涩,性平;归肝经;具有化瘀止血的作用。本品用于咯血,吐血,外伤出血,跌仆伤痛。

【用法与用量】

4.5～9克,多研末服。外用适量。

【古今应用】

1.《本草纲目》:"花蕊石,其功专于止血,能使血化为水,酸以收之也。而又能下死胎,落胞衣,去恶血,恶血化则胎与胞无阻滞之患矣。"

2.《本草纲目》:"治一切失血伤损,内漏,目翳。"

3.《血证论》:"此药独得一气之偏,神于化血。他药行血,皆能伤气,此独能使血自化,而气不伤,真去瘀妙品。"

4.《和剂局方》:"治诸血及损伤金疮胎产,有花蕊石散,皆云能化血为水,则此石之功,盖非寻常草木之比也。"

5.花蕊石主要含钙、镁的碳酸盐,并混有少量铁盐、铝盐,以及锌、铜、钴、镍、铬、镉、铅等元素和少量的酸不溶物。能缩短凝血时间和出血时间,减少出血量,并显著增加外周血小板数目。本品现代临床常用于多种出血证,如咯血、产后出血、阴道出血、消化道出血等。

【使用注意】

花蕊石和炮制花蕊石相比,炮制后止血作用增强,易于粉碎,能提高疗效。

190. 石决明（shí jué míng）

石决明首载于《名医别录》，又名九孔螺、千里光等，为鲍科动物杂色鲍（光底石决明）*Haliotis diversicolor* Reeve、皱纹盘鲍（毛底石决明）*Haliotis discus hannai* Ino、羊鲍 *Haliotis ovina* Gmelin、澳洲鲍 *Haliotis ruber*（Leach）、耳鲍 *Haliotis asinina* Linnaeus 或白鲍 *Haliotis laevigata*（Donovan）的贝壳。本品主产于广东、海南、山东、福建、辽宁等沿海地区。夏、秋二季捕捉，去肉，洗净，干燥。生用或煅用。用时打碎。

【原文解析】

《药性赋》曰："决明和肝气，治眼之剂。"

"贝类潜阳"，石决明善治阴不足、肝阳上亢所致之眩晕、惊抽、目赤翳障、青盲雀目。

其味咸，性寒；归肝经；具有平肝潜阳、清肝明目的作用。本品用于肝阳上亢，头晕目眩，惊痫抽搐；目赤，翳障，视物昏花。

【用法与用量】

6～20克，先煎。研细水飞作敷药，能治目外障；作丸、散内服，能消目内障。

【古今应用】

1.《名医别录》："主目障翳痛，青盲。"

2.《本草经疏》："石决明，乃足厥阴经药也。足厥阴开窍于目，目得血而能视，血虚有热，则青盲赤痛障翳生焉。咸寒入血除热，所以能主诸目疾也。"

3.《医学衷中参西录》："石决明味微咸，性微凉，为凉肝镇肝之要药。肝开窍于目，是以其性善明目。研细水飞作敷药，能治目外障；作丸、散内服，能消目内障。"

4.《海药本草》："主肝肺风热，骨蒸痨热。"

5. 石决明的主要化学成分为硫酸钙、有机质、角质蛋白和多种氨基酸，尚含少量无机微量元素。其具有中和胃酸、解热、镇静、解痉、抑菌、抗炎等作用。本品现代临床常用于胃酸过多所致的胃脘痛、外伤出血、内耳眩晕症、脑血栓、癫痫等。现代药理研究认为石决明补充了人体中缺乏而又很难补充的各种微量元素，可提高晶状体内酶系活性，对抗膜过氧化作用，从而保护眼睛晶状体、玻璃体、角膜，是治疗目赤翳障、青盲雀目、怕光羞明、视物昏花等眼科疾病的要药。

【使用注意】

1. 本品咸寒，脾胃虚寒者慎用。

2. 石决明与决明子不是同一种药，决明子为豆科植物决明 *Cassia obtusifolia* L. 或小决明 *Cassia tora* L. 的干燥成熟种子。秋季采收成熟果实，晒干，打下种子，除去杂质。其味甘、苦、咸，性微寒；归肝、大肠经；清热明目，润肠通便。其用于目赤涩痛，羞明多泪，头痛眩晕，目暗不明，大便秘结。

191. 天麻（tiān má）

天麻首载于《神农本草经》，又名赤箭、独摇、定风草、水洋芋等。本品为兰科植物天麻 *Gastrodia elata* Bl. 的干燥块茎，立冬后至次年清明前采挖，立即洗净，蒸透，敞开低温干燥，以质坚实、色黄、断面明亮、无空心者为佳。本品主要分布于贵州、云南、四川、陕西等地。低温干燥，用时润透或蒸软，切片。

【原文解析】

《药性赋》曰："天麻主头眩，祛风之药。"

天麻善平息肝风，治疗由内风引起的头晕目眩、痉挛抽搐。

其味甘，性平；归肝经；具有息风止痉、平抑肝阳、祛风通络的作用。本品用于治疗多种肝风内动证、小儿惊风、癫痫抽搐、破伤风、头痛眩晕、风湿痹痛、肢体麻木、中风瘫痪等。

【用法与用量】

水煎服，3～10克；研末冲服，1～1.5克。

【古今应用】

1.《神农本草经》："杀鬼精物，蛊毒恶气，久服益气力，长阴肥健。"

2.《名医别录》："消痈肿，下支满，疝，下血。"

3.《开宝本草》："主诸风湿痹，四肢拘挛，小儿风痫，惊气，利腰膝，强筋力。"

4.《本草汇言》："主头风、头痛，头晕虚眩，癫痫强痉，四肢挛急，语言不顺，一切中风、风痰。"

5.天麻中有香荚醇、天麻素、天麻多糖、蛋白质、多种氨基酸、维生素A以及铬、锰、铁、钴、镍、铜、锡等微量元素，具有镇静催眠、抗抑郁、抗癫病、降血压、抗血栓、抗衰老、抗氧化以及改善学习记忆和微循环的作用。本品现代临床常用于轻型破伤风、癫痫、神经衰弱、眩晕症、老年血管性痴呆等。近年来，还将天麻用作高空人员的脑保健药物，可增强视神经的分辨能力。

【使用注意】

无。

192. 甘草（gān cǎo）

甘草首载于《神农本草经》，又名国老、密草、灵通、粉草等。本品为豆科植物甘草 *Glycyrrhiza uralensis* Fisch.、胀果甘草 *Glycyrrhiza inflata* Bat. 或光果甘草 *Glycyrrhiza glabra* L. 的干燥根和根茎。春、秋二季采挖，除去须根，晒干，以外皮细紧、质坚实、色红棕、粉性足、断面黄白色为佳。本品主产于内蒙古、甘肃、新疆等地。晒干，切片，生用或蜜炙用。

【原文解析】

《药性赋》曰："甘草和诸药而解百毒，盖以性平。"

甘草缓中调补，药性平和，与其他药物配伍能起到调和药性的作用，而且还有解毒的功效。

其味甘，性平；归心、肺、脾、胃经；具有补脾益气、清热解毒、祛痰止咳、缓急止痛、调和诸药的作用。本品用于脾胃虚弱，倦怠乏力，心悸气短，咳嗽痰多，脘腹、四肢挛急疼痛，痈肿疮毒，缓解药物毒性、烈性。

【用法与用量】

2～10克，水煎服；或入丸、散剂。外用研末外敷或煎汤外洗。

【古今应用】

1.《神农本草经》："甘草，味甘，平。主五脏六腑寒热邪气，坚筋骨，长肌肉，倍力，金创肿，解毒，久服轻身延年。"

2.《名医别录》："主温中，下气，烦满，短气，伤脏咳嗽，止渴，通经脉，利血气，解百药毒。"

3.《本草从新》："生用气平，补脾胃不足，而泻心火。炙用气温，补三焦之气，而散表寒。入和剂则补益，入汗剂则解肌，入凉剂则泻邪热，入峻剂则缓正气，入润剂则养阴血，能协和诸药，使之不争。生肌止痛，通行十二经，解百药毒。故有国老之称。疗诸痈肿疮疡。"

4.《本草汇言》："和中益气，补虚解毒之药也。"

5. 甘草主要成分有甘草酸、黄酮类等，并含有生物碱、香豆素、多糖等成分。本品有抗心律失常、抗溃疡、缓解胃肠平滑肌痉挛、镇咳祛痰平喘、抗菌、抗病毒等作用，另有肾上腺皮质激素样作用。本品现代临床常用于急慢性支气管炎、咽喉炎、药物或食物中毒。

【使用注意】

本品不宜与京大戟、芫花、甘遂同用。本品有助湿壅气之弊，湿盛胀满、水肿者不宜用。大剂量久服可导致水钠潴留，引起浮肿。

193. 石斛 (shí hú)

石斛首载于《神农本草经》，又名林兰、金钗花、千年润、黄草、吊兰花等。本品为兰科植物金钗石斛 *Dendrobium nobile* Lindl.、鼓槌石斛 *Dendrobium chrysotoxum* Lindl. 或流苏石斛 *Dendrobium fimbriatum* Hook. 的栽培品及其同属植物近似种的新鲜或干燥茎。全年均可采收，鲜用者除去根和泥沙；干用者采收后，除去杂质，用开水略烫或烘软，再边搓边烘晒，至叶鞘搓净，干燥，以青绿色、肥满多汁，口感发黏者为佳。本品主要产于云南、贵州、四川等地。切段，生用。

【原文解析】

《药性赋》曰："石斛平胃气而补肾虚，更医脚弱。"

石斛益胃生津，补肾气，用于治疗热病伤津、口干烦渴、舌光无苔，以及病后虚热和肾阴不足所致筋骨痿软等病证。

其味甘，性微寒；归胃、肾经；具有益胃生津、滋阴清热的作用。本品用于胃阴不足，食少干呕，消渴证；热病津伤，口干烦渴，病后虚热不退，阴虚火旺，骨蒸劳热；肾阴不足，筋骨痿软，目暗不明。

【用法与用量】

6～12克，鲜品15～30克，水煎；或入丸散，酒浸。

【古今应用】

1.《神农本草经》："主伤中，除痹，下气，补五脏虚劳，羸瘦，强阴，久服厚肠胃，轻身延年。"

2.《本草正》："用除脾胃之火，去嘈杂善饥及营中蕴热，其性轻清和缓，有从容分解之妙，故能退火，养阴，除烦，清肺下气，亦止消渴热汗。"

3.《药性本草》："益气除热，治男子腰脚软弱，健阳，逐皮肌风痹、骨中久冷，补肾益力。"

4.石斛主要成分为石斛碱、石斛胺、石斛次碱等生物碱，并含β-谷甾醇、黏液汁、淀粉等。本品有促进胃液分泌、抗衰老、退热、降血糖、抗白内障、增强免疫、抗肿瘤、抗氧化等作用。本品现代临床常用于慢性胃炎、干燥综合征、糖尿病、早期白内障等。

【使用注意】

温热病者不宜早用本品；湿热尚未化燥者忌服本品。

194. 商陆（shāng lù）

商陆首载于《神农本草经》，又名见肿消、倒水莲、山萝卜等。本品为商陆科植物商陆 *Phytolacca acinosa* Roxb. 或垂序商陆 *Phytolacca americana* L. 的干燥根。秋季至次春采挖，除去须根和泥沙，切成块或片，晒干或阴干，以白色肥大者为佳。我国大部分地区均有分布，主产于河南、陕西等地。切片，晒干，生用或醋炙用。

【原文解析】

《药性赋》曰："观乎商陆治肿。"

商陆为泻水峻剂，善能通利二便，"其在下者，引而竭之"，通过利导治疗湿邪水肿在下焦的病证。

其味苦，性平，有毒；归肺、脾、肾、大肠经；具有逐水消肿、通利二便、解毒散结的功效。本品用于水肿胀满，二便不通；外治痈肿疮毒。

【用法与用量】

3～9克。外用适量，煎汤熏洗。

【古今应用】

1.《神农本草经》："主水张，疝瘕，痹，熨除痈肿，杀鬼精物。"

2.《本草经集注》："治胸中邪气，水肿，痿痹，腹满洪直，疏五脏，散水气。如人形者，有神。"

3.《雷公炮制药性解》："主水胀蛊毒，疝瘕痈肿恶疮，坠胎孕。"

4. 商陆主要含商陆碱、三萜皂苷、加利果酸、甾族化合物、生物碱和大量硝酸钾等成分。本品有镇咳作用，对痢疾杆菌、流感杆菌均有不同程度的抑制作用。现代临床应用本品片剂治疗乳腺增生，用水煎剂治疗消化道出血、慢性气管炎、血小板减少紫癜等疾病。

【使用注意】

孕妇禁用本品。

195. 覆盆子（fù pén zǐ）

覆盆子首载于《名医别录》，又名覆盆、小托盘、山泡等。本品为蔷薇科植物华东覆盆子 *Rubus chingii* Hu 的干燥果实。夏初果实由绿变绿黄时采收，除去梗、叶，置沸水中略烫或略蒸，取出，干燥，以个大、饱满、颗粒完整、色黄绿者为佳。本品主产于浙江、福建等地。晒干，生用。

【原文解析】

《药性赋》曰："覆盆益精。"

覆盆补肝肾固涩、益精缩便，治阳痿遗精、肾虚尿频遗尿等肾"藏精"功能失司的病证，故有"益精"一说。

其味甘、酸，性温；归肝、肾、膀胱经；具有益肾固精缩尿、养肝明目的功效。本品用于肾精不足，遗精滑精，遗尿尿频，阳痿早泄，不孕，肝肾不足，目暗昏花。

【用法与用量】

6～12 克，水煎服。

【古今应用】

1.《名医别录》："主益气轻身，令发不白。"

2.《药性论》："主男子肾精虚竭，女子食之有子，主阴痿。"

3.《开宝本草》："补虚续绝，强阴建阳，悦泽肌肤，安和脏腑，温中益力，疗劳损风虚，补肝明目。"

4. 覆盆子主要含枸橼酸、没食子酸等有机酸，尚含少量糖类、维生素 A 样物质等。本品煎剂对葡萄球菌、霍乱弧菌、人型结核杆菌有抑制作用。本品现代临床常用于治疗老年性眼病、哮喘、前列腺炎等。

【使用注意】

无。

196. 琥珀（hǔ pò）

琥珀首载于《名医别录》，又名虎魄、血珀。本品为古代松科植物的树脂埋藏在地下，经年久凝结而成的碳氢化合物。其分为两种，从地下挖出者称琥珀，从煤中挖出者称煤珀，煤珀又称黑琥珀。从地层或煤层挖出后，除去泥土、杂质，即得，以血红、明亮、块整齐、质松脆、易碎者为佳。本品在世界的分布面极广，除南极洲外，各大洲均产琥珀，其中主要产于波罗的海南海岸和加勒比海地区。用时捣碎，研成细粉用。

【原文解析】

《药性赋》曰："琥珀安神而散血。"

琥珀宁心体现在入心经化心经之瘀以达镇惊安神之效；入肝经通经止痛以达散血之功。

其味甘、咸，性寒；归心、肝经；具有镇惊安神、散瘀止血、利尿通淋、收敛生肌之功效。本品用于治疗惊风癫痫、惊悸失眠等神志不安病证；作为外伤要药，用于金创伤及跌打损伤；治疗痛经、经闭、月经不调、产后瘀血腹痛、癥瘕积聚等证；治疗水肿、淋证、小便不利；治疗疮疡痈疽、瘰疬等疾患。

【用法与用量】

不入煎剂，多入丸、散剂，1.5～3克。

【古今应用】

1.《名医别录》："主安五脏，定魂魄，……消瘀血，通五淋。"

2.《本草经集注》："主安五脏，定魂魄，杀精魅邪鬼，消瘀血，通五淋。"

3.《雷公炮制药性解》："主辟百邪，安五脏，定魂魄，止心痛，消瘀血，利水道，通五淋，破癥结，去目翳，敷金疮。"

4.《本草别说》："治荣而安心利水。"

5.琥珀中含有树脂、挥发油，此外还含有琥珀氧松香酸、琥珀松香高酸及琥珀酸等。药理研究表明琥珀酸具有镇静解热、抗休克、抗惊厥及中枢抑制等多种作用。本品现代临床主要用于癫痫、脑损伤后症候群、尿路感染等病的治疗。

【使用注意】

本品不入煎剂，忌火煅。

197. 朱砂（zhū shā）

朱砂首载于《神农本草经》，又称为丹砂、赤丹、汞砂。本品为硫化物类矿物辰砂族辰砂，主含硫化汞（HgS）。本品主产于湖南、贵州、四川等地，以湖南辰州的朱砂质量最好，又称为辰砂。采挖后，用磁铁吸净含铁的杂质，用水淘去杂石和泥沙，选取纯净者，以颜色鲜红、有光泽、不染手、体重、质脆者为佳。干燥，水飞法研细粉用。

【原文解析】

《药性赋》曰："朱砂镇心而有灵。"

朱砂入心经镇神，用于治疗癫痫、狂躁、多梦失眠、心悸、怔忡。

其味甘，性微寒，有毒；归心经；具有清心镇惊、安神、明目、解毒的功效。本品可用于治疗心悸易惊、失眠多梦等心神不宁证；治疗小儿惊风、高热神昏、癫狂痫等神志异常；治疗痈疽发背、疔疮肿毒、喉痹、疮痈溃烂久不收口等热毒证；视物昏花、眼目不明等。

【用法与用量】

0.1～0.5 克，多入丸散服，不宜入煎剂。外用适量。用药时间不宜超过 2 周。

【古今应用】

1.《神农本草经》："主身体五脏百病，养精神，安魂魄，益气，明目，杀精魅邪恶鬼。久服，通神明，不老。"

2.《名医别录》："主通血脉，止烦满、消渴，益精神，悦泽人面，除中恶、腹痛、毒气、疥瘘、诸疮。"

3.《本草纲目》："同远志、龙骨之类，则养心气；同当归、丹参之类，则养心血；同枸杞、地黄之类，则养肾；同厚朴、川椒之类，则养脾；同南星、川乌之类，则祛风。可以明目，可以安胎，可以解毒，可以发汗，随佐使而见功，无所往而不可。"

4.《景岳全书》云："通禀五行之气，其入心可以安神而走血脉，入肺可以降气而走皮毛，入脾可逐痰涎而走肌肉，入肝可行血滞而走筋膜，入肾可逐水而走骨髓，或上或下，无处不到。"

5. 朱砂主要成分为硫化汞（HgS），另外还含有少量可溶性汞（$HgCl_2$）和钼（Mo）、锶（Sr）、铅（Pb）等微量元素。药理研究表明朱砂具有镇静安神，抗惊厥、抗心律失常及对脑损伤的保护作用。本品现代临床用于失眠、心律失常、精神分裂症等疾病的治疗。

【使用注意】

本品有毒，内服不可过量或持续服用，孕妇及肝功能不全者禁服。入药只宜生用，忌火煅。

198. 牛膝（niú xī）

牛膝始载于《神农本草经》，又名百倍、牛茎、脚斯蹬、怀膝。本品为苋科植物牛膝 *Achyranthes bidentata* Bl. 的干燥根。冬季茎叶枯萎时采挖，除去须根和泥沙，捆成小把，晒至干皱后，将顶端切齐，晒干。本品以质地润，色泽白，条粗长者为好，大量栽培于河南省。生用或酒炙用。

【原文解析】

《药性赋》曰："牛膝强足补精，兼疗腰痛。"

牛膝性善下行，通而能补，有补肾精、强筋骨的作用，可用于治疗肝肾亏虚或寒湿阻滞所致的腰膝酸痛。

其味苦、甘、酸，性平；归肝、肾经；具有补肝肾、强筋骨、逐瘀通经、利尿通淋、引血下行的功效。本品用于腰膝酸痛，筋骨无力，痿证，痹证；经闭，痛经，跌打损伤，久疟、癥瘕；淋证，水肿；肝阳上亢之头痛眩晕；火热上炎所致牙痛、口疮、吐血、衄血等。

【用法与用量】

5～12克，煎汤，或入丸、散；外用适量。

【古今应用】

1.《神农本草经》："主治寒湿痿痹，四肢拘挛，膝痛不可屈伸，逐血气，伤热，火烂，堕胎。"

2.《名医别录》："主伤中少气，男子阴消，老人失溺，补中续绝，填骨髓，除脑中痛及腰脊痛，妇人月水不通，血结，益精利阴气，止发白。"

3.《本草备要》："酒蒸则益肝肾，强筋骨，治腰膝骨痛，足痿筋挛，阴痿失溺，久疟，下痢，伤中少气；生用则散恶血，破癥结，治心腹诸痛，淋痛尿血，经闭难产，喉痹齿痛，痈疽恶疮。"

4.牛膝主要含多糖类、皂苷类、甾酮类、黄酮类、多肽类、有机酸以及各种微量元素，具有抗肿瘤作用、抗骨质疏松、抗炎作用、调节免疫系统、降糖、抗凝血、保护神经等作用。本品现代临床上常用来治疗高血压、糖尿病、骨质疏松、关节炎等骨科疾病、心血管疾病，并可用于人工流产等。

【使用注意】

本品为动血之品，性专下行，孕妇及月经过多者忌服。中气下陷、脾虚泄泻、下元不固、多梦遗精者慎用。

199. 龙骨（lóng gǔ）

龙骨首载于《神农本草经》，又名陆虎遗生、那伽骨等。本品为古代哺乳动物如三趾马、犀类、鹿类、牛类、象类等的骨骼化石或象类门齿的化石，前者习称土龙骨，后者习称五花龙骨。全年可挖采，但需遵守国家规定。本品主产于山西、内蒙古、陕西、河南等。干燥，生用或煅用。

【原文解析】

《药性赋》曰："龙骨止汗住泄，更治血崩。"

龙骨收敛之功较强，可用于遗精、滑精、滑泄不止、多汗、出血、带下的治疗。

其味甘、苦、酸，性微寒；归肝、脾经；具有重镇安神、镇惊安神、敛汗固精、止血涩肠、生肌敛疮的功效。本品用于治疗神志异常、咳嗽气喘、泻痢、女子非经期阴道出血及腹部肿块、小儿惊痫发热等；治惊痫癫狂，怔忡健忘，失眠多梦；自汗盗汗，遗精，吐衄便血，崩漏带下，泻痢脱肛；溃疡久不收口、皮肤病等。

【用法与用量】

15 ～ 30 克，先煎；或入丸、散 1 ～ 3 克。外用适量。

【古今应用】

1.《神农本草经》："主咳逆，泄痢脓血，女子漏下，癥瘕坚结，小儿热气惊痫。"

2.《日华子本草》："健脾，涩肠胃，止泻痢，渴疾，怀孕漏胎，肠风下血，崩中带下，鼻洪，吐血，止汗。"

3.《本草纲目》："益肾镇惊，止阴疟，收湿气，脱肛，生肌敛疮。"

4. 龙骨主要含苯丙氨酸、异亮氨酸、蛋氨酸、胱氨酸和甘氨酸、羟基磷酸钙（羟磷灰石），尚含少量碳酸钙及铁、铝、镁、锰、锶等元素。本品具有镇静催眠、增强免疫、促进损伤组织修复、止血、降低血管通透性及中枢抑制和骨骼肌松弛等作用。本品现代临床用于湿疹、月经过多、抑郁症等多种疾病的治疗。

【使用注意】

本品收涩，内有湿热、积滞者慎服。

200. 甘松（gān sōng）

甘松首载于《本草拾遗》，又被称为中华、甘松香，香松、缬草。本品为败酱科植物甘松 *Nardostachys jatamansi* DC. 的干燥根及根茎。春、秋二季采挖，除去泥沙和杂质，晒干或阴干。甘松略呈圆锥形，多弯曲，根茎短小，上端有茎、叶残基，呈狭长的膜质片状或纤维状。外层黑棕色，内层棕色或黄色。气特异，味苦而辛，有清凉感。本品多产于四川、甘肃、西藏等地。晒干或阴干，切段，生用。

【原文解析】

《药性赋》曰："甘松理风气而痛止。"

甘松热而不燥，润而不腻，芳香行散，可用于气滞胸闷、心腹胀痛、头痛等病证。

其味辛、甘，性温；归脾、胃经；具有理气止痛、开郁醒脾的功效。本品用于脘腹胀满，食欲不振，呕吐；用于胸痛，跌扑伤痛，脚气浮肿，霍乱转筋；外用祛湿消肿，治牙痛、脚气肿毒。

【用法与用量】

6～12克，水煎后下。外用适量，泡汤漱口或煎汤洗脚或研末敷患处。

【古今应用】

1.《开宝本草》："主恶气，卒心腹痛满，下气。"

2.《本草纲目》："甘松芳香，甚开脾郁，少加入脾胃药中，甚醒脾气。"

3.《本经逢原》："甘松芳香升窜，能开脾郁，少加脾胃药中，甚醒脾气，主治气卒心腹痛满。"

4.《本草汇言》："甘松醒脾畅胃之药也……主心腹卒痛，散满下气，皆取香温行散之意。其气芳香，入脾胃药中，大有扶脾顺气、开胃消食之功。"

5. 甘松中主要含萜类、黄酮类、香豆素类及木脂素类等化学成分。现代药理研究表明甘松有抗癫痫、抗惊厥、抗抑郁、抗疟、抑菌、抗炎、抗心律失常、抗氧化、抗焦虑、改善血糖代谢等作用。临床常用于治疗急性胃炎、急性胃溃疡、胃食管反流、功能性消化不良、肠易激综合征等胃肠道疾病，以及冠心病、肺心病、高心病所致心律失常，还可用于癫病、狂病、痫证等的治疗。

【使用注意】

甘松性温，可助热伤阴，阴虚血热者须慎用。

201. 蒺藜（jí lí）

蒺藜首载于《神农本草经》，又名刺蒺藜、白蒺藜、三角刺等。本品为蒺藜科植物蒺藜 *Tribulus terrestris* L. 的干燥成熟果实。于秋季果实成熟时采割植株，晒干，打下果实，除去杂质，以颗粒均匀、饱满坚实、色灰白者为佳。全国多地有分布，且生长于道路两旁、草丛、田野，炎热、干燥和砂质地区。炒黄或盐炙用。

【原文解析】

《药性赋》曰："蒺藜疗风疮而目明。"

蒺藜祛风疏肝，苦燥胜湿，能治疗风疹疮疡，以及肝郁化火所致的目赤多泪、头晕目眩。

其味辛、苦，性微温，有小毒；归肝经；具有平肝解郁、活血祛风、明目、止痒的功效。本品用于肝阳上亢，头痛眩晕；肝气郁结，胸胁胀痛，乳闭乳痈；目赤翳障；风疹瘙痒。

【用法与用量】

6～10克，水煎服或入丸散剂。

【古今应用】

1.《神农本草经》："主恶血，破癥瘕积聚，喉痹，乳难。久服，长肌肉，明目。"

2.《名医别录》："主身体风痒，头痛，咳逆伤肺，肺痿，止烦，下气；小儿头疮，痈肿。"

3.《日华子本草》："治奔豚肾气，肺气胸膈满，催生并堕胎。"

4.本品含脂肪油及少量挥发油、鞣质、树脂、甾醇、钾盐、皂苷、微量生物碱等。蒺藜在心脑血管方面的疗效突出，具有保护心肌、抗凝、抗血栓、抗动脉硬化、调节血脂、降血糖、降血压等作用，可用于治疗原发性高血压、冠心病、心绞痛、高脂血等症。同时蒺藜为眼科常用中药，具有延缓衰老、抗氧化、保护视网膜神经节细胞等作用，广泛运用于干眼症、病毒性结膜炎、青光眼、视疲劳、玻璃体混浊等眼科疾病；还可治疗病毒性、昆虫性、性传播、机械引起的、变态反应性、神经精神障碍、丘疹鳞屑性、色素障碍性等皮肤病。

【使用注意】

孕妇慎用。

202. 人参（rén shēn）

人参首载于《神农本草经》，又名圆参、人衔、鬼盖、神草、土精等。本品为五加科植物人参 *Panax ginseng* C. A. Mey. 的干燥根和根茎。本品以吉林抚松县产量最大，质量最好，称吉林参。野生者名山参；栽培者称园参。园参一般应栽培 6～7 年后收获。鲜参洗净后干燥者称生晒参；蒸制后干燥者称红参；加工断下的细根称参须。山参经晒干称生晒山参。多于秋季采挖，洗净经晒干或烘干，均以根粗、体丰、纹细、芦头长、坚韧不断者为佳。切片或粉碎用。

【原文解析】

《药性赋》曰："人参润肺宁心，开脾助胃。"

人参补益脾肺，培补元气，宁心安神，可用于治疗食少便溏、肺虚喘咳、消渴、心悸、怔忡、失眠健忘等病证。

其味甘、微苦，性微温；归脾、肺、心、肾经；具有大补元气、复脉固脱、补脾益肺、生津养血、安神益智的功效。本品用于体虚欲脱，肢冷脉微；脾虚食少，肺虚喘咳；津伤口渴，内热消渴，气血亏虚，久病虚羸，惊悸失眠。

【用法与用量】

煎服，3～19克；挽救虚脱可用15～30克。宜文火另煎分次兑服。野山参研末吞服，每次2克，日服2次。

【古今应用】

1.《神农本草经》："主补五脏，安精神，定魂魄，止惊悸，除邪气，明目，开心益智。久服，轻身延年。"

2.《名医别录》："疗肠胃中冷，心腹鼓痛，胸胁逆满，霍乱吐逆，调中，止消渴，通血脉，破坚积，令人不忘。"

3.《本草纲目》："治男妇一切虚证，发热自汗，眩晕头痛，反胃吐食，痎疟，滑泻久痢，小便频数淋沥，劳倦内伤，中风中暑，痿痹，吐血嗽血下血，血淋血崩，胎前产后诸病。"

4.《本草经疏》："真阳衰少，肾气亏绝，阳道不举，完谷不化，下利清水，中风失音，产后气喘，小儿慢惊，吐泻不止，痘后气虚，溃疡长肉。"

5.《本草汇言》："补气生血，助精养神之药也。"

6.人参含皂苷类、挥发油类、多糖类等多种活性物质，具有抗肿瘤、抗氧化、抗炎、抗过敏、抗疲劳、抗应激、抗辐射、抗衰老、抗骨质疏松、免疫调节、调血脂、降血糖、保肝、保护中枢神经及心脑血管系统等药理作用。本品在临床对抗肿瘤、提高免疫力、治疗心脑血管、治疗阿尔茨海默病、提高记忆力方面都有很好的疗效。本品还常用于心源性休克、心力衰竭等。

【使用注意】

本品不宜与藜芦、五灵脂同用。

203. 蒲黄（pú huáng）

蒲黄首载于《神农本草经》。本品为香蒲科植物水烛香蒲 *Typha angustifolia* L.、东方香蒲 *Typha orientalis* Presl 或同属植物的干燥花粉。夏季采收蒲棒上部的黄色雄花序，晒干后碾轧，筛取花粉，以粉细、质轻、色鲜黄、滑腻感强者为佳。本品主产于江苏、浙江、安徽等地。晒干，生用或炒用。

【原文解析】

《药性赋》曰："蒲黄止崩治衄，消瘀调经。"

蒲黄滑利消瘀，可用于治疗跌打损伤、瘀血作痛、产后血瘀等出血的病证。

其味甘，性平；归肝、心包经；具有止血、化瘀、止痛、通淋的功效。本品用于吐血、衄血、唾血、痔血、便血、尿血、血崩、血淋、耳中出血、金疮出血等血证，治疗痛经、闭经腹痛、产后瘀血腹痛、胃痛、癥瘕、仆损瘀血肿痛。

【用法与用量】

5～10克，包煎。外用适量，敷患处。蒲黄生用偏于活血化瘀，炒炭用偏于止血。

【古今应用】

1.《神农本草经》："主心腹膀胱寒热，利小便，止血，消瘀血。"

2.《本草汇言》："蒲黄，血分行止之药也，主诸家失血。至于治血之方，血之上者可清，血之下者可利，血之滞者可行，血之行者可止。凡生用则性凉，行血而兼消；炒用则味涩，调血而兼止也。"

3.《本草纲目》："凉血，活血，止心腹诸痛。"

4.蒲黄入血分，具有止血活血的功效，有双向调节作用，常用于治疗瘀血所致的妇科疾患，包括月经不调、痛经、崩漏、癥瘕等。炮制方法不同，功效有殊，经期用炒蒲黄化瘀止血，月经将至则用生蒲黄通利经脉。

5. 蒲黄含有黄酮类、氨基酸类、多糖类等多种化学成分。黄酮类具有明显抗血小板、镇痛作用；煎剂有显著降血脂、兴奋子宫及肠道平滑肌作用；增强免疫功能。此外，本品还有抗炎、镇痛、利胆、抑菌等作用。本品现代临床常用于治疗冠心病、高血脂症、原发性高血压、多种出血病证。

【使用注意】

孕妇慎用本品。

204. 天南星（tiān nán xīng）

天南星首载于《神农本草经》，又名虎掌、半夏精、蛇芋等。本品为天南星科植天南星 *Arisaema erubescens*（Wall.）Schott、异叶天南星 *Arisaema heterophyllum* Bl. 或东北天南星 *Arisaema amurense* Maxim. 的干燥块茎，主产于河南、河北、四川等地。秋、冬二季茎叶枯萎时采挖，除去须根及外皮，干燥，即生南星，以个大、色白、粉性足，有侧芽者为佳。用姜汁、明矾制过用。

【原文解析】

《药性赋》曰："岂不以南星醒脾，去惊风痰吐之忧。"

天南星性烈开泻，偏驱风痰，可用于治疗风痰阻络之中风口噤、肢体麻木、口眼㖞斜以及肝风挟痰之惊风癫痫等病证。

其味苦、辛，性温，有毒；归肺、肝、脾经；具有燥湿醒脾、祛风解痉、散结消肿、止痛的功效。本品用于治疗顽痰咳嗽、痰涎壅盛诸证；治疗风痰眩晕、筋缩软废、中风牙关紧闭、口眼㖞斜、半身不遂、癫痫、惊风、破伤风；痈疽肿痛、喉闭、痰瘤结核、毒蛇咬伤、疥癣恶疮等。本品内服散结消肿；外用治痈肿、蛇虫咬伤。

【用法与用量】

3～10 克，制后用，水煎或入丸散剂；外用生品适量，研末以醋或酒调敷患处。

【古今应用】

1.《神农本草经》："主治心痛，寒热，结气，积聚，伏梁，伤筋，痿，拘缓，利水道。"

2.《本草拾遗》："南星，主金疮，伤折，瘀血，取根碎敷伤处。"

3.《开宝本草》："主中风，除痰，麻痹，下气，破坚积，消痈肿，利胸膈，散血堕胎。"

4. 本品主要含三萜皂苷、苯甲酸、凝集素类、生物碱类、苷类、氨基酸类、甾醇类、挥发油类、脂肪酸类等化学成分，具有祛痰、镇静、抗惊厥、抗心律失常、抑制肿瘤等作用。本品现代临床常用于高血脂、急性牙龈炎、牙周脓肿、小儿流涎等。

【使用注意】

孕妇慎用本品；生品内服宜慎。

胆南星为天南星用牛胆汁拌制而成的加工品。味苦、微辛，性凉。归肝、胆经。功能清热化痰，息风定惊。适用于中风、癫痫、惊风、头风眩晕、痰火喘咳等证。煎服，1.5～6 克。

205. 三棱 (sān léng)

三棱首载于《本草拾遗》，又名黑三棱草根、京三棱、红蒲根。本品为黑三棱科植物黑三棱 *Sparganium stoloniferum* Buch.-

Ham. 的干燥块茎，主要分布于我国东北地区、黄河流域、长江中下游及西藏地区。冬季至次年春采挖，洗净，削去外皮，晒干，以体重、质坚实、色黄白者为佳。生用或醋炙后用。

【原文解析】

《药性赋》曰："三棱破积，除血块气滞之症。"

三棱破血消积，能治疗气滞血瘀、停痰停积而成的癥瘕结块、经闭腹痛等病证。

其味辛、苦，性平；归肝、脾经；具有破血行气、消积止痛的功效。本品用于癥瘕痞块；痛经，瘀血经闭，产后腹痛；胸痹心痛，胁痛，食积胀痛；小儿疳积；痈肿疮毒。

【用法与用量】

5～10克，水煎服，或入丸、散剂。

【古今应用】

1.《日华子本草》："治妇人血脉不通，心腹痛，落胎，消恶血，补劳，通月经，治气胀，消仆损瘀血，产后腹痛，血晕，并宿血不下。"

2.《医学启源》："主心膈腹痛，饮食不消，破气。"

3.《医学衷中参西录》："治男子痃癖，女子癥瘕，月闭不通，性非猛烈而建功甚速。其行气之力，又能治心腹疼痛，胁下胀疼，一切血凝气滞之证。若与参、术、芪诸药并用，大能开胃进食，调血和血。"

4.三棱中主要含挥发油类、有机酸类、黄酮类、甾体类、苯丙素类、环二肽类及微量元素等化学成分，具有改善血液流变学、抗血小板聚集和抗血栓、保护心血管、抗炎镇痛、抗肿瘤、抑制卵巢囊肿、抗器官纤维化等作用。本品近现代临床用于恶性肿瘤、冠心病、子宫内膜异位症、盆腔炎等多种疾病的治疗。

【使用注意】

孕妇禁用本品；不宜与芒硝、玄明粉同用。

206. 没食子（mò shí zǐ）

没食子首载于《海药本草》，又名墨食子、无食子。本品为没食子蜂科昆虫没食子蜂的幼虫，寄生于壳斗科植物没食子树幼枝上所产生的虫瘿。于八九月间，采集尚未穿孔的虫瘿，晒干。本品主要分布于地中海沿岸，以及阿拉伯、土耳其等地。

【原文解析】

《药性赋》曰："没食主泄泻而神效。"

没食健脾涩肠止泻，用于治疗肠虚冷痢、久泄脱肛，以及遗精滑泻、白带过多。

其味苦，性温；归肺、脾、肾经；具有固气、涩精、敛肺、止血的功效。本品用于大肠虚滑、泻痢不止、遗精、阴汗、咳嗽、咯血、齿痛、创伤出血、便血、疮疡久不收口等病的治疗。

【用法与用量】

内服：10～20克，煎汤，或入丸、散剂。外用：研末撒或调敷。

【古今应用】

1.《海药本草》："主肠虚冷痢，益血生精，和气安神，治阴毒痿，烧灰用。"

2.《药性论》："治大人小儿大腹冷、滑利不禁。"

3.《新修本草》："主赤白利，肠滑，生肌肉。"

4. 没食子主要含鞣质、没食子酸及树脂等化学成分，具有抗炎、抗肿瘤、抗氧化抗辐射、抑菌和抗病毒、保心、保肝、抗糖尿病作用。本品现代临床用于治疗溃疡性结肠炎，效果显著。

207. 皂角刺（zào jiǎo cì）

皂角刺首载于《本草图经》，又名皂角，皂节，悬刀。本品为豆科植物皂荚 *Gleditsia sinensis* Lam. 的干燥棘刺，一般生于山坡、溪谷和平原等处，多产于江苏、河南、湖南、广西。全年可采收，除去杂质，晒干或切片干燥，体轻、质坚硬、不易折断，断面木部黄白色，髓部疏松，红棕色，无臭，味淡。

【原文解析】

《药性赋》曰："皂角治风痰而响应。"

皂角通关开窍，善搜风涌吐痰涎，用于治疗卒中昏迷、牙关紧闭、口角流涎。

其味辛、咸，性温，有小毒；归肺、大肠经；具有祛痰开窍、散结消肿的功效。本品内服用于中风口噤，昏迷不醒，癫痫痰盛，官窍不通，喉痹痰阻，顽痰喘咳，咳痰不爽，大便燥结；外治痈肿疔疮、足癣、瘾疹。

【用法与用量】

1～1.5 克，多入丸散用。外用适量，研末调敷患处或水煎外洗。

【古今应用】

1.《本草图经》："米醋熬嫩刺针作浓煎，以敷疮癣有奇效。"

2.《本草纲目》："治痈肿，妒乳，风疠恶疮，胞衣不下，杀虫。"

3.《本草汇言》："拔毒祛风，凡痈疽未成者，能引之以消散；将破者，能引之以出头；已溃者，能引之以行脓。"

4. 皂角刺主要含三萜及皂苷、黄酮、酚酸、刺囊酸糖苷、香豆素等化学成分，具有抑菌、抗病毒、提高免疫力、抗氧化、抗肿瘤、抗凝血、抑制血栓形成、抑制静脉血管内皮细胞增殖等作用。本品临床用于治疗咽炎、支气管炎、慢性支气管炎等病毒性疾病；治疗高脂血症、慢性滑膜炎、乳腺增生、甲状腺结节等疾病；以及扁平疣、痤疮、皮肤瘙痒等皮肤病。

【使用注意】

孕妇及咯血、吐血患者忌服本品。

208. 桑螵蛸（sāng piāo xiāo）

桑螵蛸首载于《神农本草经》，又名蜱蛸、桑蛸、刀螂子等。本品为螳螂科昆虫大刀螂 *Tenodera sinensis Saussure*、小刀螂 *Statilia maculata*（Thunberg）或巨斧螳螂 *Hierodula patellifera*（Serville）的干燥卵鞘，以上三种分别习称团螵蛸、长螵蛸及黑螵蛸。螳螂可在各种树枝上做卵鞘而产卵，由于树之品种不同，卵鞘性质亦有所区别，传统认为以产于桑树上者为最良。本品于深秋至次春收集，除去杂质，蒸至虫卵死后，干燥，以完整、幼虫未出、色黄、体轻带韧性者为佳。置沸水浸杀其卵，或蒸透晒干用。

【原文解析】

《药性赋》曰："桑螵蛸疗遗精之泄。"

桑螵蛸固精涩肾，可用于遗精、滑泄、遗尿、小便频数、白带过多。

其味甘、咸，性平；归肝、肾经；具有固精缩尿、补肾助阳的作用。本品用于治疗遗精滑精，遗尿尿频，小便白浊；男子虚损，肾虚阳痿，梦中失精。

【用法与用量】

5～10克，水煎服。

【古今应用】

1.《神农本草经》："主伤中，疝瘕，阴痿，益精生子，女子血闭腰痛，通五淋，利小便水道。"

2.《名医别录》："疗男子虚损，五脏气微，梦寐失精，遗溺。"

3.《药性论》："主男子肾衰漏精，精自出，患虚冷者能止之。"

4. 桑螵蛸富含蛋白质、脂肪、糖、粗纤维、钙、铁、胡萝卜素类样色素，能增加食物在胃中排空的时间，促进消化液的分泌，有助于食物的消化；所含的纤维有降血糖、降血脂作用；还有收敛和抗利尿作用。本品现代临床常用于治疗遗尿症、前列腺疾病等。

【使用注意】

本品助阳固涩，故阴虚多火，膀胱有热而小便频数者忌用。

209. 鸭头血 (yā tóu xiě)

鸭头血为白鸭的新鲜血液，呈暗红色。

【原文解析】

《药性赋》曰："鸭头血医水肿之盛。"

鸭头血因有利小便的作用而治疗水肿，今已少用。

其味咸，性寒；能补血、清热解毒。灌服鲜鸭血，可解生金、生银、丹石、砒霜、野菜等诸毒。

【用法与用量】

利尿连鸭头煮食，或入丸剂。

【古今应用】

1.《本经逢原》："能补血解毒，劳伤吐血，冲热酒调服。"

2.《景岳全书》："鸭血味咸微凉，善解诸毒。凡中金银丹石砒霜盐卤毒者，俱宜服此解之。若野葛毒杀人至死，热饮之，入口即解。若溺水死者，灌之即活。蚯蚓咬疮，涂之即愈。"

【使用注意】

本品脾胃虚寒者慎服。

210. 蛤蚧（gé jiè）

蛤蚧首载于《雷公炮炙论》，又名仙蟾、大壁虎。本品为壁虎
科动物蛤蚧 Gekko gecko Linnaeus 的干燥体。蛤蚧有红点蛤蚧与黑
点蛤蚧两个品种，经查证古籍中收录记载蛤蚧均为黑点蛤蚧，但
由于黑点蛤资源匮乏，现在国内外临床应用多为髄蝴科动物蜡皮
蜥，即背部呈砖红色斑点的红点蛤蚧。蛤蚧在夏季至秋季间捕捉，
除去内脏，拭净，用竹片撑开，使全体扁平顺直，低温干燥。用
时去头（有小毒）、足和鳞片，也有单取其尾，或炒酥研末。

【原文解析】

《药性赋》曰："蛤蚧治痨嗽。"

蛤蚧补肺气、纳肾气、定喘嗽、益精血，可用于治疗肺虚咳
嗽，阳痿、尿频。

其味咸，性温、平；归肺、肾经；具有补肺益肾、纳气定喘，
助阳益精的作用。本品用于肺肾不足，虚喘气促，劳嗽咯血；阳
痿，遗精，小便频数，肾虚体弱。

【用法与用量】

1～2克，多入丸散或酒剂；煎汤3～6克。

【古今应用】

1.《海药本草》："疗折伤，主肺痿上气，咯血咳嗽。"

2.《日华子本草》："下石淋，通月经，治肺气，疗咳血。"

3.《本草纲目》："补肺气，益精血，定喘止嗽，症肺痈消渴，

助阳道。"

4. 蛤蚧主要含肌肽、胆碱、卡尼汀、鸟嘌呤及蛋白质、氨基酸、脂肪等化学成分，具有调节免疫、平喘、抗炎、抗衰老、降血糖等作用。本品现代临床用于肺病，治疗支气管哮喘、慢性阻塞性肺疾病、肺源性心脏病、肺结核等疾病。

【使用注意】

咳嗽由风寒外邪所致者勿用本品。

211. 牛蒡子（niú bàng zǐ）

牛蒡子首见于《名医别录》，又名恶实、鼠粘子、大力子。本品为菊科植物牛蒡 *Arctium lappa* L. 的干燥成熟果实。秋季果实成熟时采收果序，晒干，打下果实，除去杂质，再晒干。分布于我国台湾的台南，以及河北、山西、山东、江苏、安徽、浙江、江西、广西等地。其气微，味苦后微辛而稍麻舌。晒干，生用或炒用。

【原文解析】

《药性赋》曰："牛蒡子疏风壅之痰。"

牛蒡子"外散风热，内解热毒"，可用于咽喉肿痛、咳嗽、吐痰不利、麻疹不透等病证的治疗。

其味辛、苦，性寒；归肺、胃经；疏散风热，宣肺透疹，解毒利咽。本品用于风热感冒，咳嗽痰多，麻疹，风疹，咽喉肿痛，痄腮，丹毒，痈肿疮毒。

【用法与用量】

煎服，6～12克。炒用可使其苦寒及滑肠之性略减。

【古今应用】

1.《本草经疏》："恶实，为散风除热解毒之要药。辛能散结，苦能泄热，热结散则脏气清明，故明目而补中。"

2.《药品化义》："牛蒡子能升能降，力解热毒。"

3.《本草求真》："牛蒡子，今人止言解毒，凡遇疮疡痈肿、痘疹等症，无不用此投治，然犹未绎其义。"

4.《本草正义》："牛蒡之用，能疏散风热，起发痘疹，而善通大便。"

5. 本品含牛蒡子苷、脂肪油、拉帕酚、维生素 A 样物质、维生素 B_1 及生物碱等。药理研究表明：牛蒡子煎剂对肺炎双球菌有显著抗菌作用。水浸剂对多种致病性皮肤真菌有不同程度的抑制作用。牛蒡子有解热、利尿、降低血糖、抗肿瘤作用。牛蒡子苷有抗肾病变作用，对实验性肾病大鼠可抑制尿蛋白排泄增加，并能改善血清生化指标。

【使用注意】

本品性寒，滑肠通便，气虚便溏者慎用。

212. 全蝎（quán xiē）

全蝎首见于《开宝本草》，又名虿、虿尾虫、杜伯。本品为钳蝎科动物东亚钳蝎 *Buthus martensii* Karsch 的干燥体，主产于河南、山东、湖北、安徽等地。清明至谷雨前后捕捉者，称为春蝎，此时未食泥土，品质较佳；夏季产量较多，称为伏蝎。饲养蝎一般在秋季，隔年收捕一次。野生蝎在春末至秋初捕捉，捕得后，先浸入清水中，待其吐出泥土，置沸水或沸盐水中，煮至全身僵硬，捞出，置通风处，阴干。

【原文解析】

《药性赋》曰："全蝎主风瘫。"

全蝎性善走窜，通络搜风，治疗风中经络以及头面的肢体活动不利、口眼㖞斜等证。

其味辛，性平，有毒；归肝经；息风镇痉，通络止痛，攻毒散结。本品用于肝风内动，痉挛抽搐，小儿惊风，中风口㖞，半身不遂，破伤风，风湿顽痹，偏正头痛，疮疡，瘰疬。

【用法与用量】

煎服，3～6 克。外用适量。

【古今应用】

1.《本草衍义》："蝎，大人小儿通用，治小儿惊风，不可阙也。有用全者，有只用梢者，梢力尤功。"

2.《本草纲目》："蝎，足厥阴经药也，故治厥阴诸病。"

3.《本草求真》："全蝎，专入肝祛风，凡小儿胎风发搐，大人半边不遂，口眼㖞斜……皆因外风内客，无不用之。"

4.《开宝本草》："疗诸风瘾疹及中风半身不遂，口眼㖞斜，语涩，手足抽掣。"

5.《本草从新》："治诸风掉眩，惊痫抽掣，口眼㖞斜……厥阴风木之病。"

6. 张寿颐："蝎乃毒虫，味辛。其能治风者，盖亦以善于走窜之故，则风淫可祛，而湿痹可利。"

7. 本品含蝎毒素、酶、氨基酸、脂肪酸等，具有镇痛、抗惊厥、抗癫痫、抗凝、抗血栓形成、抗肿瘤等作用。本品现代临床常用于癫痫、急性发作性疼痛、脑血栓形成、血栓闭塞性脉管炎、慢性荨麻疹等。

【使用注意】

本品有毒，用量不宜过大；孕妇禁用。

213. 酸枣仁（suān zǎo rén）

酸枣仁首见于《神农本草经》，又名白棘、棘针、枣仁、酸枣仁核。本品为鼠李科植物酸枣 *Ziziphus jujuba* Mill. var. *spinosa*（Bunge）Hu ex H. F. Chou 的干燥成熟种子。秋末冬初采收成熟果实，除去果肉和核壳，收集种子，晒干。本品主产于河北、陕西、河南、辽宁。生用或炒用，用时捣碎。

【原文解析】

《药性赋》曰："酸枣仁去怔忡之病。"

酸枣仁"内养营血，外敛营阴"，可用于治疗心中惕惕不安，不能自控，心慌汗出。

其味甘、酸，性平；归肝、胆、心经；养心补肝，宁心安神，敛汗，生津。本品用于虚烦不眠，惊悸多梦，体虚多汗，津伤口渴。

【用法与用量】

煎服，9～15克。研末吞服，每次1.5～2克。本品炒后质脆易碎，便于煎出有效成分，可增强疗效。

【古今应用】

1.《神农本草经》："主心腹寒热，邪结气聚，四肢酸痛湿痹，久服安五脏，轻身延年。"

2.《本草纲目》："其仁甘而润，故熟用疗胆虚不得眠，烦渴虚汗之证；生用疗胆热好眠，皆足厥阴、少阳药也。"

3.《本草经疏》："酸枣仁，实酸平，仁则兼甘。专补肝胆，亦复醒脾。熟则芳香，香气入脾，故能归脾。能补胆气，故可温胆。"

4.本品主要含皂苷、黄酮、生物碱、脂肪酸等化学成分。药理研究表明酸枣仁具有镇静催眠、抗焦虑、抗抑郁、保护心肌细胞、抗心律失常、改善血液流变学、抑制动脉粥样硬化、降低血压等作用。本品现代临床用于神经衰弱、焦虑症、高血压等多种疾病的治疗。

【使用注意】

凡有实邪郁火及患有滑泄证者慎服本品。

214. 桑寄生（sāng jì shēng）

桑寄生首见于《神农本草经》，又名茑、寓木、宛童、桑上寄生。本品为桑寄生科植物桑寄生 *Taxillus chinensis*（DC.）Danser 的干燥带叶茎枝，主产于广东、广西、云南等地。冬季至次春采割，除去粗茎，切段，干燥，或蒸后干燥。切厚片，生用。

【原文解析】

《药性赋》曰："尝闻桑寄生益血安胎，且止腰痛。"

桑寄生"内补肝肾，外祛风湿"，可用于治疗风湿痹痛、筋骨无力、腰膝酸痛等证，还可治疗胎漏下血、胎动不安。

其味苦、甘，性平；归肝、肾经；祛风湿，补肝肾，强筋骨，安胎元。本品用于风湿痹痛，腰膝酸软，筋骨无力，崩漏经多，妊娠漏血，胎动不安，头晕目眩。此外，本品尚能降血压，可用于高血压病。

【用法与用量】

煎服，9～15克。

【古今应用】

1.《神农本草经》："主腰痛，小儿背强，痈肿，安胎，充肌肤，坚发齿，长须眉。"

2.《本草蒙筌》："凡风湿作痛之症，古方每用独活寄生汤煎调。"

3.《本草经疏》："桑寄生，其味苦甘，其气平和，不寒不热，固应无毒。"

4.《本草逢原》："寄生得桑之余气而生，性专祛风逐湿，通调血脉。"

5.《本草求真》："桑寄生，号为补肾补血要剂。"

6.《本草从新》："桑寄生，苦坚肾，助筋骨而固齿长发。"

7. 本品含黄酮类化合物：槲皮素、槲皮苷、萹蓄苷，以及少量的右旋儿茶酚。相关药理研究表明：桑寄生有降脂、降压、镇静、利尿作用，对脊髓灰质炎病毒有抑制作用。本品现代临床常用于治疗风湿性关节炎、坐骨神经痛、骨质增生症、高血压、高血脂症等疾病。

【使用注意】

《本草经疏》："脾胃虚寒作泄者勿服。"

215. 大腹子（dà fù zǐ）

大腹子即槟榔，首见于《名医别录》。本品为棕榈科植物槟榔 *Areca catechu* L. 的干燥成熟种子。春末至秋初采收成熟果实，用水煮后，干燥，除去果皮，取出种子，干燥。本品主要分布在云南、海南、福建、广西、台湾等热带地区。浸透切片或捣碎用。

【原文解析】

《药性赋》曰："大腹子去膨下气，亦令胃和。"

大腹子（槟榔）行气利水，理气和胃，可用于治疗脘腹膨胀等病证。

【用法与用量】

3 ～ 10 克，驱绦虫、姜片虫用 30 ～ 60 克，水煎或研磨。

【古今应用】

详参槟榔。

【使用注意】

详参槟榔。

216. 小草（xiǎo cǎo）

小草又名细小草、青小草。本品为远志科远志属植物远志的地上部分。

【原文解析】

《药性赋》曰："小草、远志，俱有宁心之妙。"

"远志"茎苗即为"小草"，功用详见远志。

【用法与用量】

内服：煎汤，3 ～ 9 克；或入丸剂。

【古今应用】

1.《得配本草》："去血中郁热，散少阴风热；痘热不起，用以发之。"

2. 相关药理研究表明：小草有调节中枢神经系统的作用，远志根皮、远志全根和根部木心可促进阈下剂量巴比妥钠催眠入睡的作用，还有祛痰、抑菌、降压作用。本品现代临床常用于治疗咳嗽痰多、虚烦、惊恐、梦遗失精、胸痹心痛、痈肿疮疡。

【使用注意】

无。

217. 远志（yuǎn zhì）

远志首见于《神农本草经》，又名葽绕、蕀蒬、山茶叶、光棍茶、小鸡棵。本品为远志科植物远志 *Polygala tenuifolia* Willd. 或卵叶远志 *Polygala sibirica* L. 的干燥根，主产于山西、陕西、吉林、河南、河北等地。春季出苗前或秋季地上部分枯萎后，挖取根部，除去须根及泥沙，晒干。生用或炙用。

【原文解析】

《药性赋》曰："小草、远志，俱有宁心之妙。"

远志祛痰利窍，益智安神，可用于治疗惊悸失眠、精神迷乱、健忘。

其味苦、辛，性温；归心、肾、肺经；安神益智，交通心肾，祛痰，消肿。本品用于心肾不交引起的失眠多梦、健忘惊悸、神志恍惚，以及咳痰不爽，疮疡肿毒，乳房肿痛。

【用法与用量】

煎服，3～10克。外用适量。化痰止咳宜炙用。

【古今应用】

1.《神农本草经》："主咳逆伤中，补不足，除邪气，利九窍，益智慧，耳目聪明，不忘，强志，倍力。"

2.《名医别录》："定心气，止惊悸，益精，去心下膈气，皮肤中热，面目黄。"

3.《本草纲目》："远志入足少阴肾经，非心经药也。其功专于强志益精，治善忘。"

4.《药品化义》："远志，味辛重大雄，入心开窍，宣散之药。"

5.《医学衷中参西录》："远志，若以甘草辅之，诚为养肺要药。至其酸敛之力，入肝能敛辑肝火。"

6.本品含皂苷、远志酮、生物碱、糖及糖苷、远志醇、细叶远志定碱、脂肪油等。研究表明远志在镇静、抗惊厥、抗衰老、抗痴呆、脑保护、镇痰祛咳、抗抑郁、抗菌、抗癌等方面有良好的活性。本品现代临床主要用于失眠、脑痴呆、慢性支气管炎、抑郁症等疾病的治疗。

【使用注意】

凡实热或痰火内盛者、有胃溃疡及胃炎者慎用本品。

218. 木通（mù tōng）

木通首见于《药性论》，又名通草、五叶木通、野木瓜、预知子。本品为毛茛科植物小木通 *Clematis armandii* Franch. 或绣球藤 *Clematis montana* Buch. Ham. 的干燥藤茎，分布于江苏、安徽、江西、山东、河南、湖北、湖南等地。春、秋二季采收，除去粗皮，晒干，或趁鲜切薄片，晒干。

【原文解析】

《药性赋》曰："木通、猪苓，尤为利水之多。"

木通、猪苓利水之效功用相同，多用于小便不利、水肿病症。此外，木通尚能下乳通经，用于乳汁不通，经闭。

其味苦，性寒；归心、小肠、膀胱经；利尿通淋，清心除烦，通经下乳。本品用于淋证，水肿，心烦尿赤，口舌生疮，经闭乳少，湿热痹痛。

【用法与用量】

煎服，3～6克。

【古今应用】

1. 李杲：“《本草》十剂，通可去滞，通草、防己之属是也。夫防己大苦寒，能泻血中湿热之滞，又通大便；通草，甘淡，利小便，专泻气滞也。”

2. 李时珍：“木通手厥阴心包络、手足太阳小肠、膀胱之药也，故上能通心清肺，治头痛利九窍。”

3. 《本草汇言》：“木通，利九窍，除郁热，导小肠，治淋浊，定惊痫狂越，为心与小肠要剂。”

4. 《本草新编》：“木通，逐水气，利小便，亦佐使之药，不可不用，而又不可多用，多用则泄人元气。”

5. 《本草备要》：“君火宜木通，相火宜泽泻，利水虽同，所用各别。”

6. 本品主要成分为常春藤皂苷元、齐墩果酸，以及木通皂苷、木通苯乙醇苷 B；还含有豆甾醇、胡萝卜苷等成分。本品煎剂有利尿、强心作用，对伤寒杆菌及皮肤真菌均有抑制作用。本品现代常用于泌尿系统感染、急慢性肾炎、乳腺炎、风湿性关节炎等。

【使用注意】

关木通为我国东北地区的习惯用药，历代本草未见记载。清光绪三十三年（1907 年）的《通化县志略》及 1957 年版的《辽宁药材》均称此为木通。《中华人民共和国药典》（1963 年版一部）以关木通之名予以收载。木通药材品种多而复杂，主要有关木通、川木通、木通和淮通四类。关木通为马兜铃科植物东北马兜铃的藤茎；川木通为毛茛科植物小木通、绣球藤等的藤茎；木通为木通科植物木通、三叶木通或白木通的藤茎；淮通为马兜铃科植物宝兴马兜铃的藤茎。据考证，我国历代本草所记载使用的木通实为木通科木通，而非关木通。

219. 猪苓（zhū líng）

猪苓首见于《神农本草经》，又名豭猪屎、地乌桃、野猪食、猪屎苓。本品为多孔菌科真菌猪苓 *Polyporus umbellatus*（Pers.）Fries 的干燥菌核，分布于东北地区及河北、山西、河南、湖北、四川、贵州、云南等地。春、秋二季采挖，除去泥沙，干燥。呈条形、类圆形或扁块状，有的有分枝，长 5～25cm，直径 2～6cm。表面黑色、灰黑色或棕黑色，皱缩或有瘤状突起。干燥，生用。

【原文解析】

《药性赋》曰："木通、猪苓，尤为利水之多。"

木通、猪苓利水之效功用相同，多用于小便不利、水肿病证。

其味甘、淡，性平；归肾、膀胱经；功能利水渗湿。本品用于小便不利，水肿，泄泻，淋浊，带下。

【用法与用量】

煎服，6～12 克。

【古今应用】

1.《神农本草经》："主痎疟、解毒……利水道。"

2.《本草纲目》："开腠理，治淋、肿、脚气，白浊，带下，妊娠子淋，胎肿，小便不利。"并谓"开腠理，利小便，与茯苓同功，但入补药不如茯苓也。"

3.《本草汇言》："猪苓，渗湿气，利水道，分解阴阳之药也。此药味甘淡微苦，苦虽下降，而甘淡又能渗利走散。"

4.《本草述》："方书有云，湿在脾胃者，必用猪苓、泽泻以分理之也。按猪苓从阳畅阴，洁古所谓升而微降者是，阳也。"

5.《药品化义》："猪苓味淡，淡主于渗，入脾以通水道，用治水泻湿泻，通淋除湿，消水肿，疗黄疸，独此为最捷，故云与琥珀同功。"

6.《长沙药解》："猪苓，渗利泄水，较之茯苓更捷。但水之为性，非土木条达，不能独行。"

7.《本草求真》："猪苓，凡四苓、五苓等方，并皆用此，性虽有类泽泻，同入膀胱肾经，解热除湿，行窍利水，然水消则脾必燥，水尽则气必走。"

8.本品主要成分为麦角甾醇、猪苓多糖、猪苓酮等，有较强的利尿作用，能抗肿瘤、防治肝炎。水及醇提取物分别有促进免疫及抗菌作用。

【使用注意】

无。

220. 莲肉（lián ròu）

莲肉首见于《神农本草经》，又名莲子。本品为睡莲科植物莲 *Nelumbo nucifera* Gaertn. 的干燥成熟种子，广布于南北各地，主产于湖南、福建、江苏、浙江及南方各地池沼湖塘中。秋季果实成熟时采割莲房，取出果实，除去果皮，晒干。生用。

【原文解析】

《药性赋》曰："莲肉有清心醒脾之用。"

莲肉为"脾果"，补脾益肾，涩肠止泻，可用于治疗泄泻、遗精、崩漏，以及心肾不交之心悸失眠、虚烦消渴。

其味甘、涩，性平；归脾、肾、心经；有益肾固精、补脾止泻、止带、养心安神的功效。本品可用于肾虚精关不固之遗精滑精，脾肾亏虚之带下，脾虚久泻，食欲不振，心肾不交之心悸、心烦、失眠等证。

【用法与用量】

煎服，6 ～ 12 克。

【古今应用】

1.《神农本草经》："主补中，养神，益气力。"

2.《本草纲目》："交心肾，厚肠胃，固精气，强筋骨，补虚损……止脾泻泄久痢，赤白浊，女人带下崩中诸血病。"

3.《本经逢原》："石莲子，本莲实老于莲房，堕入淤泥，经久坚黑如石，故以得名，为热毒噤口痢之专药。"

4.《医林纂要》："莲子，去心连皮生嚼，最益人，能除烦，止渴，涩精，和血，止梦遗，调寒热。"

5.《重庆堂随笔》："莲子，交心肾，不可去心，然能滞气。"

6.《王氏医案》："莲子最补胃气而镇虚逆，若反胃由于胃虚，而气冲不纳者，但日以干莲子细嚼而咽之，胜于他药多矣。"

7. 本品主含淀粉、荷叶碱等多种生物碱，尚含有蛋白质、脂肪、多糖等。本品有收敛、镇静作用，现代临床常用于治疗慢性肠炎、神经衰弱、高血压、肾炎、癌肿等。

【使用注意】

无。

221. 没药（mò yào）

没药首见于《开宝本草》，又名末药。本品为橄榄科植物地丁树 *Commiphora myrrha* Engl. 或哈地丁树 *Commiphora molmol* Engl. 的干燥树脂，分布于热带非洲和亚洲西部，主产于索马里、埃塞俄比亚及印度等地，野生或栽培。11 月至次年 2 月，采集由树皮裂缝处渗出于空气中变成红棕色坚块的油胶树脂，拣去杂质，打成碎块生用，内服多制用，清炒或醋炙。

【原文解析】

《药性赋》曰："没药乃治疮散血之科。"

没药行血散瘀、利气通络、消肿生肌止痛，可以用于痈疽疮痛、跌打损伤、血瘀疼痛剧烈，以及位置固定的痛证。

其味辛、苦，性平；归心、肝、脾经；散瘀定痛，消肿生肌。本品用于胸痹心痛，胃脘疼痛，痛经经闭，产后瘀阻，癥瘕腹痛，风湿痹痛，跌打损伤，痈肿疮疡。

【用法与用量】

3～5克，炮制去油，多入丸散用。外用适量。

【古今应用】

1.《本草衍义》："没药，大概通滞血，打扑损疼痛，皆以酒化服。血滞则气壅凝，气壅凝则经络满急，故痛且肿。"

2.《医学入门》："东垣云，没药在治疮散血之科。此药推陈致新，故能破宿血，消肿止痛，为疮家奇药也。"

3.《本草纲目》："乳香活血，没药散血，皆能止痛消肿，生肌，故二药每每相兼而用。"

4.《本草经疏》："《本草经》，没药味苦平无毒。然平应作辛，气应微寒。"

5.本品含没药树脂、挥发油（丁香酚等）、树胶、少量苦味质，并含没药酸、甲酸、乙酸及氧化酶等。

6.本品主要化学成分有单萜、倍半萜、三萜、甾体以及木质素等。药理研究表明，没药具有抗炎、抗肿瘤、镇痛、神经保护等多方面的药理活性。本品现代临床主要用于急慢性炎症、前列腺癌、软组织损伤、扭挫伤痛等的治疗。

【使用注意】

孕妇及胃弱者慎用本品。

222. 郁李仁（yù lǐ rén）

郁李仁首见于《神农本草经》，又名郁子、郁里仁、李仁肉。本品为蔷薇科植物欧李 *Prunus humilis* Bge.、郁李 *Prunus japonica* Thunb. 或长柄扁桃 *Prunus pedunculata* Maxim. 的干燥成熟种子，主产于黑龙江、吉林、辽宁、内蒙古、河北、山东等地。夏、秋二季采收成熟果实，除去果肉和核壳，取出种子，干燥。

【原文解析】

《药性赋》曰："郁李仁润肠宣水，去浮肿之疾。"

郁李仁润肠通便、活血、下气利水，可治疗水肿而有大小便不畅一类病证。

其味辛、苦、甘，性平；归脾、大肠、小肠经；润肠通便，下气利水。本品用于津枯肠燥，食积气滞，腹胀便秘，水肿，脚气，小便不利。

【用法与用量】

煎服，6～10克。

【古今应用】

1.《神农本草经》："主大腹水肿，面目四肢浮肿，利小便水道。"

2.《本草纲目》："郁李仁甘苦而润，其性降，故能下气利水。"

3.《本草经疏》："郁李仁，主大腹水肿，面目四肢浮肿者，《经》曰，诸湿肿满，皆属脾土，又曰，诸腹胀大，皆属于热。"

4.《本草新编》："郁李仁，入肝、胆二经，去头风之痛。又入肺，止鼻渊之流涕。消浮肿，利小便，通关格，破血润燥，又其余技。"

5.《本草求真》:"郁李仁，世人多合胡麻同用，以为润燥通便之需，然胡麻功止润燥、暖中、活血，非若郁李仁性润，其味辛甘与苦，而能入脾下气，行水破血之剂也。"

6.本品含苦杏仁苷、脂肪油、挥发性有机酸、皂苷、植物甾醇等。本品具有润滑性缓泻作用，有抗炎、镇痛、镇咳、祛痰、降压等作用。现代临床应用本品配伍当归等，可治疗肛门病术后便秘。

【使用注意】

孕妇慎用本品。

223. 茯神 (fú shén)

茯神首见于《名医别录》。本品为多孔菌科真菌茯苓 *Poria cocos* (Schw.) Wolf 的干燥菌核，分布于吉林、安徽、浙江、福建、台湾等地。商品多为已切成方形的薄片，质坚实，具粉质，切断的松根棕黄色，有圆圈状纹理（年轮）。夏、秋二季采收成熟果实，除去果肉和核壳，取出种子，干燥。

【原文解析】

《药性赋》曰:"茯神宁心益智，除惊悸之病。"

茯神具有安神宁心、益智之效，可祛除因惊恐所致心跳剧烈不能自主这一类病证。

其味甘、淡，性平；归心、肺、脾、肾经；利水渗湿，健脾，宁心。本品用于水肿尿少，痰饮眩悸，脾虚食少，便溏泄泻，心神不安，惊悸失眠。

【用法与用量】

煎服，10 ～ 15 克。

【古今应用】

1.《本草纲目》:"《神农本草》止言茯苓,《别录》始添茯神,而主治皆同。后人治心病必用茯神,故洁古张氏谓风眩心虚非茯神不能除,然茯苓未尝不治心病也。"

2.《本草经疏》:"茯神抱木心而生,以此别于茯苓。"

3.《药品化义》:"茯神,其体沉重,重可去怯,其性温补,补可去弱。"

4. 茯神在治疗心虚惊悸、怔忡、健忘、失眠、惊痫、小便不利上有一定的疗效。

【使用注意】

无。

224. 白茯苓（bái fú líng）

白茯苓首见于《神农本草经》,又名茯菟、茯灵、不死面、绛晨伏胎。本品为多孔菌科真菌茯苓 *Poria cocos*（Schw.）Wolf 的干燥菌核,分布于吉林、浙江、安徽、福建、河南、湖北等地。多于 7 ～ 9 月采挖,挖出后除去泥沙,堆置"发汗"后,摊开晾至表面干燥,再"发汗",反复数次至现皱纹、内部水分大部散失后,阴干,称为"茯苓个";或将鲜茯苓按不同部位切制,阴干,分别称为茯苓块和茯苓片。茯苓个呈类球形、椭圆形、扁圆形或不规则团块,大小不一。切片,晒干,生用。

【原文解析】

《药性赋》曰:"白茯苓补虚劳,多在心脾之有眚。"

白茯苓补脾宁心，利水渗湿，可用于治疗中虚胀满、水肿、食少便溏、心悸不眠、多梦。

其味甘、淡，性平；归心、脾、肺、肾经；入药具有利水渗湿、益脾和胃、宁心安神之功用。本品用于小便不利、水肿胀满、痰饮咳逆、呕吐、脾虚食少、泄泻、心悸不安、失眠健忘、遗精白浊。

【用法与用量】

煎服，6～12克；或入丸、散。

【古今应用】

1.《神农本草经》："主胸胁逆气，忧恚惊邪恐悸，心下结痛，寒热，烦满，咳逆，口焦舌干，利小便。久服安魂、养神、不饥、延年。"

2.《本草正》："茯苓，能利窍去湿，利窍则开心益智，导浊生津；去湿则逐水燥脾，补中健胃；祛惊痫，厚肠脏，治痰之本，助药之降。"

3.《用药心法》："茯苓，淡能利窍，甘能助阳，除湿之圣药也。"

4.《汤液本草》："茯苓，伐肾邪，小便多能止之，小便涩能利之，与车前子相似，虽利小便而不走气。酒浸与光明朱砂同用，能秘真。"

5.《本草衍义》："茯苓、茯神，行水之功多，益心脾不可阙也。"

6.本品含茯苓聚糖、茯苓酸、蛋白质、脂肪、卵磷脂、胆碱、组氨酸、麦角甾醇等，有明显的利尿、镇静、抗溃疡、保肝、降血糖、抗肿瘤等作用。本品现代临床常用于急慢性肾炎、胃肠炎、肝炎等。

【使用注意】

虚寒精滑或气虚下陷者忌服本品。

225. 赤茯苓（chì fú líng）

赤茯苓首见于《本草经集注》，又名赤苓、赤茯。本品为多孔菌科卧孔属真菌茯苓菌核的外皮红色部分。本品为大小不一的方块或碎块，淡红色或淡棕色，质松，略具弹性。本品主产于吉林、安徽、浙江、福建、台湾、河南、湖北等地。切片，晒干，生用。

【原文解析】

《药性赋》曰："赤茯苓破结血，独利水道以无毒。"

赤茯苓色赤兼入血，功用与白茯苓相似，专利小便泄膀胱之湿热。

其味甘、淡，性平；归心、脾、膀胱经；用于治疗小便白浊不利，心肾气虚，神志不守，小便淋沥或不禁，及遗泄白浊，胸胁逆满胀渴。

【用法与用量】

煎服，6～12克；或入丸、散。

【古今应用】

1.《药性论》："破结气。"

2.《本草纲目》："泻心小肠膀胱湿热，利窍行水。"

3.《本草再新》："益心气，健中和脾，润肺，燥湿。治泻痢。"

4. 陶弘景："茯苓赤色者利。"

5.《本草通玄》："赤茯苓但能泻热行水，并不及白茯苓之多功也。"

【使用注意】

无。

226. 麦芽 (mài yá)

麦芽首见于《药性论》，又名大麦蘖、麦蘖、大麦毛、大麦芽。本品为禾本科植物大麦 *Hordeum vulgare* L. 的成熟果实经发芽干燥的炮制加工品。全国大部分地区均产。将大麦洗净、浸泡4～6小时后，捞出，保持适宜温湿度，待幼芽长至约0.5cm时，晒干或低温干燥。生用、炒黄或炒焦用。

【原文解析】

《药性赋》曰："因知麦芽有助脾化食之功。"

麦芽有健脾消食之功，用于食积不消、脘腹胀满或纳呆的病证。

其味甘，性平；归脾、胃经；行气消食，健脾开胃，回乳消胀。本品用于食积不消，脘腹胀痛，脾虚食少，乳汁郁积，乳房胀痛，妇女断乳，肝郁胁痛，肝胃气痛。生麦芽健脾和胃，疏肝行气，用于脾虚食少，乳汁郁积。炒麦芽行气消食回乳，用于食积不消，妇女断乳。焦麦芽消食化滞，用于食积不消，脘腹胀痛。

【用法与用量】

煎服，10～15克，回乳炒用60克。

【古今应用】

1.《名医别录》："消食和中。"

2. 王好古："麦芽、神曲二药，胃气虚人宜服之，以代戊己，腐熟水谷。"

3.《本草纲目》："麦蘖、谷芽、粟蘖，皆能消导米面诸果食积。"

4.《本草经疏》："麦蘖，功用与米蘖相同，而此消化之力更紧。其发生之气，又能助胃气上升，行阳道而资健运，故主开胃补脾，消化水谷及一切结积冷气胀满。"

5.《本草正》："麦芽，病久不食者，可借此谷气以开胃。"

6. 本品主要含淀粉酶、转化糖酶、蛋白质分解酶、催化酶、麦芽糖及大麦芽碱、腺嘌呤、胆碱、蛋白质、氨基酸、B 族维生素等。所含消化酶及 B 族维生素有助消化作用。麦芽煎剂对胃酸与胃蛋白酶的分泌有促进作用。此外，其还具有降血脂、保肝等作用。

【使用注意】

哺乳期妇女不宜使用本品。

227. 小麦（xiǎo mài）

小麦首见于《本草经集注》，又名麳。本品为禾本科小麦属植物小麦 *Triticum aestivum* L. 的颖果。全国各地大量栽培。果实成熟时采收，除去杂质，晒干。生用或炒用。

【原文解析】

《药性赋》曰："小麦有止汗养心之力。"

小麦古人称为"心之谷"，而"汗为心之液"，能养心，可用于治疗汗出过多、心烦等病证。

其味甘，性微寒，无毒；入心、脾、肾经；养心安神，润肺健脾，益肾，除热止渴。本品用于治疗妇女脏躁，神经衰弱，体虚盗汗，消渴，泄利，痈肿，内伤吐血。

【用法与用量】

煎服，15 ～ 30 克；研末服，3 ～ 5 克。

【古今应用】

1.《新修本草》:"小麦汤用,不许皮坼,云坼则温,明面不能消热止烦也。"

2.《本草图经》:"小麦性寒,作面则温而有毒,作曲则平胃止利。"

3.《本草纲目》:"小麦面,医方中往往用飞罗面,取其无石末而性平易尔。"

4. 本品种子含淀粉、蛋白质、糖类、糊精、脂肪、粗纤维等。脂肪油主要为油酸、亚油酸、棕榈酸、硬脂酸的甘油酯。其尚含少量谷甾醇、卵磷脂、尿囊素、精氨酸、淀粉酶、麦芽糖酶、蛋白酶及微量 B 族维生素等。本品参与体内三大物质代谢,有抑制汗腺分泌的作用。本品现代临床常用于治疗心神不宁、烦躁失眠及悲伤欲哭的妇女脏躁证。

【使用注意】

表邪汗出者忌用本品。

228. 白附子 (bái fù zǐ)

白附子首见于《名医别录》,又名禹白附、牛奶白附、野半夏。本品为天南星科植物独角莲 *Typhonium giganteum* Engl. 的干燥块茎,主产于河北、山东、山西、陕西、甘肃、宁夏、四川、贵州、西藏等地。秋季采挖,除去须根和外皮,晒干。

【原文解析】

《药性赋》曰:"白附子去面风之游走。"

白附子祛风止痉,可用于治疗眼、唇、面颊等面部肌肉抽搐或跳动不止。

其味辛，性温，有毒；归胃、肝经；祛风痰，定惊搐，解毒散结，止痛。本品用于中风痰壅，口眼㖞斜，语言謇涩，惊风癫痫，破伤风，痰厥头痛，偏正头痛，瘰疬痰核，毒蛇咬伤。

【用法与用量】

3～6克。一般炮制后用，外用生品适量捣烂，熬膏或研末以酒调敷患处。

【古今应用】

1.《本草经疏》："白附子感阳气而生，故其味应辛微甘，气大温，有小毒；性燥而升，风药中之阳草也。"

2.《雷公炮制药性解》："白附色白味辛，故宜入肺，以治风痰；甘而且温，故宜入脾，以治皮肤；阳中之阳，能上升，故能治面病。"

3.《本草乘雅半偈》："白附子，形肖附子而色白，阳毒独行之勇悍，亦相肖焉。"

4.《本草新编》："此物善行诸气之药，可恃之为舟楫者也。用于人参之中，可开中风之失音；用于茯苓、薏苡仁中，可去寒湿之痹证。"

5.《本经逢原》："白附子纯阳，引药势上行，乃阳明经药。"

6.《本草求原》："白附子，辛甘大温，破胃阴以达阳而上通心肺，引药上行。"

7.本品主要成分为脂肪酸及酯类成分：油酸、油酸甲酯；还含有 β–谷甾醇及氨基酸等。本品具有镇咳祛痰作用，但无平喘作用；生、制品对巴比妥均有协同镇静催眠作用，还有抗惊厥、抗破伤风作用。现代临床常以本品为主配伍他药制成膏药外敷，可治疗肺结核。

【使用注意】

本品辛温燥烈，阴虚血虚动风或热盛动风者、孕妇均不宜用。生品一般不内服。

229. 大腹皮（dà fù pí）

大腹皮首见于《开宝本草》，又名大腹毛、茯毛、槟榔衣、大腹绒。本品为棕榈科植物槟榔 *Areca catechu* L. 的干燥果皮，主产于我国福建、广东、广西、海南、云南、台湾等地，原产于马来西亚。冬季至次春采收未成熟的果实，煮后干燥，纵剖两瓣，剥取果皮，习称大腹皮。生用。

【原文解析】

《药性赋》曰："大腹皮治水肿之泛溢。"

大腹皮利水消肿，行气导滞，可用于治疗水肿、胀满等病证。

其味辛，性微温；归脾、胃、大肠、小肠经；行气宽中，行水消肿。本品用于湿阻气滞，脘腹胀闷，大便不爽，水肿胀满，脚气浮肿，小便不利。

【用法与用量】

煎服，5～10克。

【古今应用】

1.《药性类明》："大腹皮，丹溪常用之以治肺气喘促，及水肿药中又多用之，盖亦取其泄肺。以杀水之源也。"

2.《本草经疏》："大腹皮，即槟榔皮也，其味所主，与槟榔大略相同，第槟榔性烈，破气最捷、腹皮性缓、下气稍迟。"

3.《本草汇言》："大腹皮，宽中利气之捷药也。"

4.《本草述》："治虚肿者，用大补气之味，而少入腹皮。又见有治痰火者，常以此味少少入健脾之剂，或皆取其能导壅顺气而不甚酷烈乎？用者审之。"

5.《本经逢原》："槟榔性沉重，泄有形之积滞；腹皮性轻浮，散无形之滞气。"

6.本品含槟榔碱、槟榔次碱、α-儿茶素等，有兴奋胃肠道平滑肌、促胃肠动力作用，并有促进纤维蛋白溶解、杀绦虫等作用。本品现代临床常用于慢性胃炎、细菌性痢疾、急慢性肠炎等。

【使用注意】

无。

230. 椿根皮（chūn gēn pí）

椿根首见于《食疗本草》，又名椿根白皮、臭椿根皮。本品为苦木科植物臭椿 *Ailanthusaltissima*（Mill.）Swingle 的干燥根皮或干皮，主产于华北、华东、中南、西南地区及西藏、台湾等地。全年均可剥取，晒干，或刮去粗皮晒干。生用。

【原文解析】

《药性赋》曰："椿根白皮主泻血。"

椿根去掉外部树皮保留白色部分用药可收涩固肠，清热燥湿，止泻止血，可用于治疗肠风下血、便血血痢、痔漏出血以及妇女崩带等证。

其味苦、涩，性寒；归大肠、胃、肝经；清热燥湿，收涩止带，止泻，止血。本品用于赤白带下，湿热泻痢，久泻久痢，便血，崩漏。

【用法与用量】

煎服，6～12克。外用：煎水洗或熬膏涂。

【古今应用】

1.《本草纲目》："椿皮色赤而香，樗皮入气分而性利，不可不辨。其主治之功虽同，而涩利之效则异。"

2.《本草经疏》："椿，《本经》味苦，有毒。甄权言微热。震亨言凉而燥。然考其用，必是微寒苦燥之药。"

3.《本草求原》："椿根气平，色赤而香，樗根气寒，色白而臭，二者皆苦能燥湿泻热。"

4.本品根含川楝素、甾醇、鞣质。相关药理研究表明：本品对离体肠管有双向调节作用，现代临床用于治疗泄泻、痢疾、吐血、胃及十二指肠溃疡、肠风便血、崩漏、带下、蛔虫病、丝虫病、疮疥癣癞。

【使用注意】

脾胃虚寒者慎用本品。

231. 桑白皮（sāng bái pí）

桑白皮首见于《药性论》，又名桑根白皮、白桑皮。本品为桑科植物桑 Morus alba L. 的干燥根皮，分布于全国各地。秋末叶落时至次春发芽前采挖根部，刮去黄棕色粗皮，纵向剖开，剥取根皮，晒干。生用。

【原文解析】

《药性赋》曰："桑根白皮主喘息。"

桑白皮泻肺火，可用于肺热咳嗽喘息的治疗。

其味甘，寒；归肺经；泻肺平喘，利水消肿。本品用于肺热喘咳，水肿胀满尿少，面目肌肤浮肿。

【用法与用量】

煎服，6～12克。泻肺利水、平肝清火宜生用；肺虚咳喘宜蜜炙用。

【古今应用】

1.《本草纲目》："桑白皮，长于利小水，乃实则泻其子也，故肺中有水气及肺火有余者宜之。"

2.《本草述钩元》："桑根皮泻肺中火邪，非泻肺气，泻邪即所以补正也。"

3.《药品化义》："桑皮，散热，主治喘满咳嗽，热痰唾血，皆由实邪郁遏，肺窍不得通畅，借此渗之散之，以利肺气，诸证自愈。"

4.本品主要成分为桑根皮素、桑酮、环桑根皮素、伞形花内酯、东莨菪内酯等，具有镇咳、祛痰、平喘、利尿、降血糖、镇痛、镇静等作用。本品现代临床常用于高血压、小儿流涎、小儿鼻出血、下肢溃疡等。

【使用注意】

肺虚无火、小便多及风寒咳嗽者忌服本品。

232. 桃仁（táo rén）

桃仁首见于《神农本草经》，又名桃核仁。本品为蔷薇科植物桃 *Prunus persica*（L.）Batsch 或山桃 *Prunus davidiana*（Carr.）Franch. 的干燥成熟种子，主产于河北、山西、山东、河南、四川、云南、陕西、甘肃等地。果实成熟后采收，除去果肉和核壳，取出种子，晒干。生用。

【原文解析】

《药性赋》曰："桃仁破瘀血兼治腰痛。"

桃仁行血祛瘀，可用于治疗瘀血所致月经不调、行经腹痛、经闭癥痕、产后诸瘀诸痛，伤科或瘀血所致的疼痛或腰痛。

其味苦、甘，性平；归心、肝、大肠经；活血祛瘀，润肠通便，止咳平喘。本品用于经闭痛经，癥瘕痞块，肺痈肠痈，跌仆损伤，肠燥便秘，咳嗽气喘。

【用法与用量】

煎服，5～10克。

【古今应用】

1.《神农本草经》："主瘀血，血闭癥瘕，邪气，杀小虫。"

2.《用药心法》："桃仁，苦以泄滞血，甘以生新血，故凝血须用。又去血中之热。"

3.《本草纲目》："桃仁行血，宜连皮尖生用；润燥活血，宜汤浸去皮尖炒黄用，或麦麸同炒，或烧存性，各随本分。"

4.《本草经疏》："夫血者阴也，有形者也，周流夫一身者也……桃仁苦能泄滞，辛能散结，甘温通行而缓肝。"

5. 本品主要含有脂溶性物质、蛋白质、甾醇等化学成分。其药理作用主要包括抗凝血、抗血栓、抗肿瘤、促进黑色素形成、预防肝纤维化和增强免疫力等。本品现代临床用于脑动脉硬化、肝硬化、白癜风等多种疾病的治疗。

【使用注意】

孕妇忌用；便溏者慎用；本品有毒，不可过量。

233. 神曲（shén qǔ）

神曲首见于《药性论》，又名六神曲、六曲。本品为辣蓼 *polygonum hydropiper* L.、青蒿、杏仁等药加入面粉或麸皮混合后，经发酵制成的曲剂。本品有陈腐气，味苦，以身干、陈久、无虫蛀、杂质少者为佳。干燥用。

【原文解析】

《**药性赋**》曰："**神曲健脾胃而进饮食。**"

神曲消食导滞，健脾和胃，可用于食积停滞、脘腹胀满等病证的治疗。

其味甘、辛，性温；归脾、胃经；行散消食，甘温健脾开胃，和中止泻。本品用以治疗食滞脘腹胀满、食少纳呆、肠鸣腹泻者。

【用法与用量】

煎服，6～15克。消食宜炒焦用。

【古今应用】

1.《药性论》："化水谷宿食，癥结积滞，健脾暖胃。"

2.《本草纲目》："消食下气，除痰逆霍乱泄痢胀满诸气。"

3.《启微集》："神曲治目病，生用能发其生气，熟用能敛其暴气也。"

4.《本经逢原》："神曲，其功专于消化谷麦酒积，陈久者良。"

5.《本草经疏》："古人用曲，即造酒之曲，其气味甘温，性专消导，行脾胃滞气，散脏腑风冷。"

6.《本草正》："神曲，味甘气平，炒黄入药，善助中焦土脏，健脾暖胃，消食下气，化滞调中，逐痰积，破癥瘕，运化水谷，除霍乱胀满呕吐。"

7.本品为酵母制剂，含酵母菌、淀粉酶、B族维生素、麦角甾醇、蛋白质及脂肪、挥发油等。本品具有促进消化、增进食欲的作用。

【使用注意】

无。

234. 五加皮（wǔ jiā pí）

五加皮首见于《神农本草经》，又名五花、追风使、白刺、五叶木。本品为五加科植物细柱五加 *Acanthopanax gracilistylus* W. W. Smith 的干燥根皮，习称南五加皮，主产于湖北、河南、安徽等地。夏、秋采挖，剥取根皮，晒干。切厚片，生用。

【原文解析】

《药性赋》曰："五加皮坚筋骨以立行。"

五加皮"外散风湿之邪，内补肝肾阳气"，可用于治疗风湿侵袭、关节疼痛、屈伸不利、拘挛肿痛及腰膝软弱、小儿迟行。

其味辛、苦，性温；归肝、肾经；祛风除湿，补益肝肾，强筋壮骨，利水消肿。本品用于风湿痹病，筋骨痿软，小儿行迟，体虚乏力，水肿，脚气。

【用法与用量】

煎服，5～10克；或酒浸、入丸散服。

【古今应用】

1.《神农本草经》："主心腹疝气腹痛，益气，疗躄，小儿不能行，疽疮阴蚀。"

2.《名医别录》："主男子阴痿，囊下湿，小便余沥，女人阴痒及腰脊痛，两脚疼痹风弱，五缓，虚羸，补中益精，坚筋骨，强志意，久服轻身耐老。"

3.《本草思辨录》："五加皮，宜下焦风湿之缓证。若风湿搏于肌肤，则非其所司。古方多浸酒、酿酒及酒调末服之，以行药势。"

4.本品含丁香苷、刺五加苷、维生素 A、维生素 B_1、挥发油等。五加皮具有抗炎、镇痛、抗疲劳、抗应激、抗放射损伤、增强免疫功能作用；能兴奋性腺、肾上腺；还有抗利尿、抗肿瘤及抑菌作用。本品现代临床常用于治疗坐骨神经痛、骨质增生、脑血管病、低血压、白细胞减少症等疾病。

【使用注意】

阴虚火旺者慎服本品。

235. 柏子仁（bǎi zǐ rén）

柏子仁首见于《神农本草经》，又名柏实、柏子、柏仁、侧柏子。本品为柏科植物侧柏 Platycladus orientalis（L.）Franco 的干燥成熟种仁，主产于东北南部，经华北向南达广东、广西北部，西至陕西、甘肃，西南至四川、云南、贵州等地。秋、冬二季采收成熟种子，晒干，除去种皮，收集种仁。干燥，生用。

【原文解析】

《药性赋》曰："柏子仁养心神而有益。"

柏子仁养心宁神，润肠通便，可用于治疗心神失养之惊悸、怔忡、不眠，以及阴血不足之大便燥坚的病证。

其味甘，性平；归心、肾、大肠经；养心安神，润肠通便，止汗。本品用于阴血不足，虚烦失眠，心悸怔忡，肠燥便秘，阴虚盗汗。

【用法与用量】

煎服，3～10克。

【古今应用】

1.《神农本草经》："柏实，味甘平，主惊悸，安五脏，益气，除风湿痹，久服令人润泽，美色，耳目聪明。"

2.《本草纲目》:"柏子仁,性平而不寒不燥,味甘而补,辛而能润,其气清香,能透心肾,益脾胃,盖上品药也,宜于滋养之剂用之。"

3.《本草正》:"柏子仁,气味清香,性多润滑,虽滋阴养血之佳剂,若欲培补根本,乃非清品之所长。"

4.《药品化义》:"柏子仁,香气透心,体润滋血。"

5.本品含脂肪油、柏木醇、谷甾醇和双萜类成分。近年来研究表明柏子仁具有改善睡眠和记忆、降血糖及神经保护等多种药理活性。本品现代临床用于围绝经期综合征、神经衰弱、脱发等多种疾病的治疗。

【使用注意】

本品质润,便溏及多痰者慎用。

236. 安息香(ān xī xiāng)

安息香首见于《新修本草》。本品为安息香科植物白花树 *Styrax tonkinensis*（Pierre）Craib ex Hart. 的干燥树脂。安息香分布于印度尼西亚的苏门答腊岛及爪哇岛。越南安息香分布于福建、江西、湖南、广东、广西、海南、贵州、云南等地。树干经自然损伤或于夏、秋二季割裂树干,收集流出的树脂,阴干。

【原文解析】

《药性赋》曰:"抑又闻安息香辟恶,且止心腹之痛。"

安息香避秽除瘴,可用于治疗猝然昏厥、中风痰厥、痰壅内闭、心腹暴痛。

其味辛、苦,性平;归心、脾经;开窍醒神,行气活血,止痛。本品用于中风痰厥,气郁暴厥,中恶昏迷,心腹疼痛,产后血晕，小儿惊风。

【用法与用量】

0.6 ～ 1.5 克，多入丸散用。

【古今应用】

1.《方脉正宗》："治大人小儿卒中风，恶气：安息香一钱（为末）……"

2.《世医得效方》："治卒然心痛，或经年频发：安息香研末，沸汤服半钱。"

3.《本草汇言》："治寒湿冷气，中霍乱阴证者：安息香一钱（为末），人参、制附子各二钱。煎汤调服。"

4.《圣惠方》："治历节风痛：精猪肉四两，切片，裹安息香二两，以瓶盛灰，大火上著一铜板片隔之，安息香于上烧之，以瓶口对痛处熏之，勿令透气。"

5. 本品主要含树脂、总苯甲酸、总桂皮酸等成分。相关药理研究表明本品对呼吸系统有影响，能直接刺激呼吸道黏膜而增加其分泌，促进痰液排出；具有防腐作用，可外用做局部防腐剂。本品现代临床常用于治疗中风痰厥、气郁暴厥、中恶昏迷、心腹疼痛、产后血晕、小儿惊风。

【使用注意】

阴虚火旺者慎服本品。

237. 冬瓜仁（dōng guā rén）

冬瓜仁首见于《新修本草》，又名冬瓜子、白瓜子、瓜瓣、瓜犀。本品为葫芦科植物冬瓜 *Benincasa hispida*（Thunb.）Cogn. 的干燥外层果皮。全国各地均有栽培。食用冬瓜时，洗净，削取外层果皮，晒干。

【原文解析】

《药性赋》曰："冬瓜仁醒脾，实为饮食之资。"

冬瓜仁是一味能健运脾气、化痰和胃的好食材。

其味甘，性凉；归脾、小肠经；利尿消肿。本品用于水肿胀满，小便不利，暑热口渴，小便短赤。

【用法与用量】

煎汤，10～15克。

【古今应用】

1.《本草发挥》："丹溪云：冬瓜性急而走，久病与阴虚者忌之，《衍义》以其分散痈疽毒气，有从于走而性急也。"

2.《本草经疏》："白冬瓜内禀阴土之气，外受霜露之侵，故其味甘，气微寒，而性冷利，无毒。"

3.《本草备要》："丹溪曰：冬瓜性急而走，久病阴虚者忌之。昂按：冬瓜日食常物，于诸瓜中尤觉宜人，且味甘而不辛，何以见其性急而走乎？"

4.《本草图经》："白瓜子，入药须霜后合取，置之经年，破出核，洗、燥，乃捣取仁用之。"

【使用注意】

无。

238. 僵蚕（jiāng cán）

僵蚕首见于《神农本草经》，又名白僵蚕、天虫、僵虫。本品为蚕蛾科昆虫家蚕 Bombyx mori Linnaeus. 4～5 龄的幼虫感染（或人工接种）白僵菌 Beauveria bassiana（Bals.）Vuillant 而致死的干燥体，主产于江苏、浙江、四川、广东、陕西等地。多于春、秋季生产，将感染白僵菌病死的蚕干燥。

【原文解析】

《药性赋》曰："僵蚕治诸风之喉闭。"

僵蚕祛风解痉，化痰散结，可用于治疗风邪所导致的咽喉肿痛病证。

其味咸、辛，性平；归肝、肺、胃经；息风止痉，祛风止痛，化痰散结。本品用于肝风夹痰，惊痫抽搐，小儿急惊，破伤风，中风口㖞，风热头痛，目赤咽痛，风疹瘙痒，发颐痄腮。

【用法与用量】

煎服，5 ~ 10 克。散风热宜生用，其他多制用。

【古今应用】

1.《神农本草经》："主小儿惊痫、夜啼，去三虫，灭黑䵟，令人面色好，男子阴疡病。"

2.《本草纲目》："僵蚕，蚕之病风者也，治风化痰，散结行经，所谓其气相感而以意使之者也。"

3.《本草经疏》："白僵蚕，《本经》味咸，《别录》辛平无毒。然详其用，应是辛胜咸劣，气微温之药也。"

4.《本草正义》："凡小儿惊痫夜啼，多属胎火上壅，郁热不通，宜降宜清，庶乎有豸。《本经》以僵蚕为是症主治，其为清肃降火之义，盖亦可想而知。"

5.本品含蛋白质和脂肪。脂肪中主要有棕榈酸、油酸、亚油酸、少量硬脂酸、棕榈油酸、α-亚麻酸，尚含有多种氨基酸、18 种人体必需微量元素。本品具有镇静、催眠、抗惊厥、抗凝血、抗菌、抗肿瘤、降血糖等作用，现代临床常用于小儿高热惊厥、面神经麻痹等。

【使用注意】

无。

239. 百合（bǎi hé）

百合首见于《神农本草经》。本品为百合科植物卷丹 *Lilium lancifolium* Thunb.、百合 *Lilium brownii* F. E. Brown var. *viridulum* Baker 或细叶百合 *Lilium pumilum* DC. 的干燥肉质鳞叶。百合分布于河北、江苏、浙江、安徽等地。细叶百合分布于河北、山西、内蒙古等省，以及东北地区。秋季采挖。洗净，剥取鳞叶，置沸水中略烫，干燥，生用或蜜炙用。

【原文解析】

《药性赋》曰：“百合敛肺痨之嗽痿。”

百合养阴润肺，敛肺止咳，可以用来治疗肺劳肺虚久嗽、痰中带血、肺痿。

其味甘，性寒；归心、肺经；养阴润肺，清心安神。本品用于阴虚燥咳，劳嗽咯血，虚烦惊悸，失眠多梦，精神恍惚。

【用法与用量】

煎服，6～12克。清心安神宜生用，润肺止咳宜蜜炙用。

【古今应用】

1.《本经逢原》：“百合，能补土清金，止嗽，利小便，仲景百合病，兼地黄用之，取其能消瘀血也。”

2.《本草述》：“百合之功，在益气而兼之利气，在养正而更能去邪，故李氏谓共为渗利和中之美药也。”

3.《本草经疏》：“百合，主邪气腹胀。谓邪气者，即邪热也。邪热在腹故腹胀，清其邪热则胀消矣。解利心家之邪热，则心痛自瘳。"

4.《本草正义》:"百合,乃甘寒滑利之品,《本经》虽曰甘平,然古今主治,皆以清热泄降为义,其性可见。"

5.《本草新编》:"此物和平,有解纷之功,扶持弱锄强,祛邪助正。但气味甚薄,必须重用,其功必倍,是百合可为君主而又可为佐使者也。"

6.本品含酚酸甘油酯、丙酸酯衍生物、酚酸的糖苷、酚酸甘油酯糖苷、甾体糖苷、甾体生物碱、微量元素、淀粉、蛋白质、脂肪等成分。百合水提液对实验动物有止咳、祛痰作用;可对抗组织胺引起的蟾蜍哮喘;还有强壮、镇静、抗过敏作用。百合水煎醇沉液有耐缺氧作用;还可防止环磷酰胺所致白细胞减少症。

【使用注意】

无。

240. 赤小豆 (chì xiǎo dòu)

赤小豆首见于《新修本草》,又名红豆、朱赤豆、金红小豆、朱小豆。本品为豆科植物赤小豆 *Vigna umbel lata* Ohwi et Ohashi 或赤豆 *Vigna angutaris* Ohwi et Ohashi 的干燥成熟种子,分布于浙江、江西、湖南、广东、广西、贵州、云南等地。南方各地普遍栽培。秋季果实成熟而未开裂时拔取全株,晒干,打下种子,除去杂质,再晒干。生用。

【原文解析】

《药性赋》曰:"赤小豆解热毒,疮肿宜用。"

赤小豆健脾利水消肿、清热解毒,可以用于痈肿疮毒所致的水肿、疮疡。

其味甘、酸，性平；归心、小肠经；利水消肿，解毒排脓。本品用于水肿胀满，脚气浮肿，黄疸尿赤，风湿热痹，痈肿疮毒，肠痈腹痛。

【用法与用量】

9～30克。外用适量，研末调敷。

【古今应用】

1.《本草纲目》："赤小豆，其性下行，通乎小肠，能入阴分，治有形之病，故行津液、利小便，消胀除肿。"

2.《本草经疏》："凡水肿、胀满、泄泻，皆湿气伤脾所致，小豆健脾燥湿，故主下水肿胀满、止泄、利小便也。"

3.《本草新编》："赤小豆，可暂用以利水，而不可久用以渗湿。"

4.本品含糖类、三萜皂苷等，现代临床常用于治疗水肿、脚气、黄疸、淋病、便血、肿毒疮疡、癣疹等。

【使用注意】

无。

241. 枇杷叶（pí pá yè）

枇杷叶首见于《名医别录》，又名巴叶。本品为蔷薇科植物枇杷 *Eriobotrya japonica*（Thunb.）Lindl. 的干燥叶，分布于我国中南地区及江苏、浙江、安徽、福建、江西、四川、贵州、云南、陕西、甘肃、台湾等地。全年均可采收，晒至七八成干时，扎成小把，再晒干。生用或蜜炙用。

【原文解析】

《药性赋》曰："枇杷叶下逆气，哕呕可医。"

枇杷叶上清肺热，中清胃热，可以用来治疗肺热痰火咳嗽以及胃热气逆呕哕。

其味苦，性微寒；归肺、胃经；清肺止咳，降逆止呕。本品用于肺热咳嗽，气逆喘急，胃热呕逆，烦热口渴。

【用法与用量】

煎服，6～10克。止咳宜炙用，止呕宜生用。

【古今应用】

1.《名医别录》："主卒哕不止，下气。"

2.《本草纲目》："枇杷叶气薄味厚，阳中之阴，治肺胃之病，大都取其下气之功耳。"

3.《本草汇言》："枇杷叶安胃气，润心肺，养肝肾之药也。"

4.《本草备要》："清肺和胃而降气，气下则火降痰消，治热咳呕逆口渴。"

5.《本草经疏》："枇杷叶性凉，善下气，气下则火不上升，而胃自安。"

6.本品含挥发油、酒石酸、熊果酸、齐墩果酸、苦杏仁苷、鞣质、B族维生素、维生素C，山梨醇等，具有镇咳、平喘、祛痰、抑菌、抗炎、降血糖等作用。本品现代临床常用于治疗咳嗽、小儿急性肾炎等。

【使用注意】

无。

242. 连翘（lián qiào）

连翘首见于《神农本草经》，又名旱连子、大翘子、空壳。本品为木犀科植物连翘 *Forsythia suspensa*（Thunb.）Vahl 的干燥果实，分布于河北、山西、江苏、安徽、山东、河南、湖北、四川、陕西、甘肃等地。秋季果实初熟尚带绿色时采收，除去杂质，蒸熟，晒干，习称青翘；果实熟透时采收，晒干，除去杂质，习称老翘。生用。

【原文解析】

《药性赋》曰："连翘排疮脓与肿毒。"

连翘清上焦诸热，清热解毒散结，消肿排脓，可以治疗痈、疽、疔毒以及外感表热。

其味苦，性微寒；归肺、心、小肠经；清热解毒，消肿散结，疏散风热。本品用于痈疽，瘰疬，乳痈，丹毒，风热感冒，温病初起，温热入营，高热烦渴，神昏发斑，热淋涩痛。

【用法与用量】

煎服，6～15克。连翘有青翘、老翘及连翘心之分。青翘清热解毒之力较强；老翘长于透热达表，疏散风热；连翘心长于清心泻火，常用治邪入心包、高热烦躁、神昏谵语。

【古今应用】

1.《神农本草经》："主寒热，鼠瘘、瘰疬、痈肿、恶疮、瘿瘤、结热、蛊毒。"

2.《本草经疏》："连翘，《本经》虽云味苦平无毒，平应作辛，乃为得之，其主寒热、鼠瘘、瘰疬、瘿瘤、结热者，以上诸证，皆从足少阳胆经气郁有热而成，以药正清胆经之热。"

3.《药品化义》："连翘，总治三焦诸经之火，心肺居上，脾居中州，肝胆居下，一切血结气聚，无不调达而通畅也。但连翘治血分功多，柴胡治气分功多。同牛蒡子善疗疮疡，解痘毒尤不可缺也。"

4.《本草崇原》："连翘，主治寒热鼠瘘瘰疬者，治鼠瘘，瘰疬之寒热也。"

5.《本草经百种录》："连翘气芳烈而性清凉，故凡在气分之郁热皆能已之，又味兼苦辛，故又能治肝家留滞之邪毒也。"

6.本品含三萜皂苷，果皮含甾醇、连翘酚、生物碱、皂苷、齐墩果酸、香豆精类，还有丰富的维生素 P 及少量挥发油。本品主要有抗菌、抑制炎性渗出、解热、镇吐、利尿等作用，现代临床常用于神经性呕吐、口腔溃疡、急性传染性肝炎、过敏性紫癜、便秘等疾患。

【使用注意】

脾胃虚弱、气虚发热、痈疽已溃、脓稀色淡者忌服本品。

243. 石南叶（shí nán yè）

石南叶首见于《名医别录》，又名风药、石楠叶、栾茶、红树叶。本品为蔷薇科植物石楠 *Photinia Serrulata* Lindl. 的叶，分布于河南、江苏、安徽、浙江、福建、江西、广东等地。晒干，生用。

【原文解析】

《药性赋》曰："石南叶利筋骨与毛皮。"

石南叶祛风邪，通经络，利筋骨，可以用于风疹、痹痛、腰背酸痛、肾虚脚弱。

其味辛，苦，性平，有小毒；祛风，通络，益肾。本品用于风温痹痛，腰背酸痛，足膝无力，偏头痛。

【用法与用量】

煎服，3～9克；或入丸、散。

【古今应用】

1.《本草纲目》："石南，古方为治风痹肾弱要药，今人绝不知用，识者亦少。"

2.《本草经疏》："石南得大金之气，故其味辛苦，气平有毒，然观其用，当时金胜大微，其性应云有小毒，可升可降。"

3.《本草求真》："石南叶味辛而苦，按辛则有发散之能，苦则具有坚肾之力，若使辛苦而热，则云妇人久服思男，其理或可信矣。"

4.本品叶、枝含氰苷，根中不含，现代临床用于治疗风痹、腰背酸痛、肾虚脚弱、偏头痛、风疹。

【使用注意】

无。

244. 谷芽（gǔ yá）

谷芽首见于《本草纲目》，又名蘖米、谷蘖、稻芽。本品为禾本科植物粟 *Setaria italica*（L.）Beauv. 的成熟果实经发芽干燥的炮制加工品。我国南北各地均有水稻的栽培区。将粟谷用水浸泡后，保持适宜的温湿度，待须根长至约 6mm 时，晒干或低温干燥。生用或炒用。

【原文解析】

《药性赋》曰："谷芽养脾。"

谷芽功用与麦芽相似，生用可以健脾养胃，炒用可以开胃消食，因此称为"养脾"。

其味甘，性温；归脾、胃经；消食和中，健脾开胃。本品用于食积不消，腹胀口臭，脾胃虚弱，不饥食少。炒谷芽偏于消食，用于不饥食少；焦谷芽善化积滞，用于积滞不消。

【用法与用量】

煎服，9～15克。

【古今应用】

1.《本草经疏》："蘖米即稻蘖也，具生化之性，故为消食健脾、开胃和中之要药。脾胃和则中自温，气自下，热自除也。"

2.《本经逢原》："谷芽，启脾进食，宽中消谷，而能补中，不似麦芽之克削也。"

3. 本品含蛋白质、脂肪油、淀粉、淀粉酶、麦芽糖、腺嘌呤、胆碱以及天冬氨酸、γ－氨基丁酸等18种氨基酸。相关药理研究表明谷芽所含淀粉酶能帮助消化。

【使用注意】

无。

245. 阿魏（ā wèi）

阿魏首见于《新修本草》，又名萨斯克、兴滚。本品为伞形科植物新疆阿魏 *Ferula sinkiangensis* K. M. Shen 或阜康阿魏 *Ferula fukanensis* K. M. Shen 的树脂。春末夏初盛花期至初果期，分次由茎上部往下斜割，收集渗出的乳状树脂，阴干。新疆阿魏分布于新疆伊犁等地；阜康阿魏分布于新疆阜康、西泉等地。

【原文解析】

《药性赋》曰："阿魏除邪气而破积。"

阿魏消积、杀虫、除痞块，性味走窜，用于治疗一切食积、虫积。

其味苦、辛，性温；归脾、胃经；消积，化癥，散痞，杀虫。本品用于肉食积滞，瘀血癥瘕，腹中痞块，虫积腹痛。

【用法与用量】

1～1.5 克，多入丸散和外用膏药。

【古今应用】

1.《新修本草》："主杀诸小虫，去臭气，破癥积，下恶气。"

2.《本草经疏》："阿魏，其气臭烈殊常，故善杀诸虫，专辟恶气。辛则走而不守，温则通而能行，故能消积，利诸窍，除秽恶也。"

3.《本草汇言》："阿魏化积、堕胎、杀虫之药也。其气辛烈而臭，元人入食料中，能辟一切禽兽鱼龟腥荤诸毒。"

4.本品含挥发油，另含香豆精类化合物，树脂中含阿魏酸、阿魏酸酯等。相关药理研究表明，阿魏能明显抑制未孕动物子宫的自发性收缩，但对孕兔离体子宫呈兴奋作用；阿魏的脂溶性成分可抗生育。其挥发油有较强的抗炎活性，并可抗过敏和免疫。本品对动物肠管等多种器官平滑肌均有舒张作用，有可能成为解痉止痛药。

【使用注意】

孕妇禁用本品。

246. 紫河车（zǐ hé chē）

紫河车首见于《本草拾遗》，又名胞衣、混沌皮、混元丹、胎衣、混沌衣。本品为健康产妇的干燥胎盘。将取得的新鲜胎盘，割开血管，用清水反复洗净，蒸或置沸水中略煮后，烘干，研粉用，亦可鲜用。

【原文解析】

《药性赋》曰:"紫河车补血。"

紫河车为血肉有情之品，大补人体精、气、血三宝，可以用于虚损乏力，脾虚食少，肺虚喘咳，肾气不足、精血衰少之不孕不育，肝肾亏损，骨蒸潮热等。

其味甘、咸，性温；归肺、肝、肾三经；补益气血，安神益精。本品用于虚劳消瘦，咯血气喘，劳热骨蒸，阳痿遗精，气喘，盗汗，妇女乳少，不孕。

【用法与用量】

研末装胶囊服，1.5～3克，也可入丸、散。如用鲜胎盘，每次半个至一个，水煮服食。

【古今应用】

1.《本草拾遗》："治血气羸瘦，妇人劳损，面皯皮黑，腹内诸病渐瘦悴者。"

2.《本草经疏》："人胞乃补阴阳两虚之药，有反本还原之功。然而阴虚精涸，水不制火，发为咳嗽吐血、骨蒸盗汗等证，此属阳盛阴虚，法当壮水之主，以制阳光，不宜服此并补之剂，以耗将竭之阴也。胃火齿痛，法亦忌之。"

3.《本经逢原》："紫河车禀受精血结孕之余液，得母之气血居多，故能峻补营血，用以治骨蒸羸瘦，喘嗽虚劳之疾，是补之以味也。"

4.《本草纲目》："治男女一切虚损劳极，癫痫失志恍惚，安神养血，益气补精。"

5.《中风论》："中风日久，则卫气必衰……然诸药总不如紫河车之妙。"

【使用注意】

无。

247. 大枣（dà zǎo）

大枣首见于《神农本草经》，又名干枣、美枣、良枣、红枣、枣子。本品为鼠李科植物枣 Ziziphus jujuba Mill. 的干燥成熟果实，原产于我国，现亚洲、欧洲和美洲常有种植。秋季果实成熟时采收，晒干。生用。

【原文解析】

《药性赋》曰："大枣和药性以开脾。"

大枣补脾益胃、益气生津，并能调和营卫、缓和药性，可以补脾气、调和药性。"开脾"即脾胃之气得以护固后，纳呆、食少症状得到缓解。

其味甘，性温；归脾、胃、心经；补中益气，养血安神。本品用于脾虚食少，乏力便溏，妇人脏躁。

【用法与用量】

煎服，9～15克。

【古今应用】

1.《神农本草经》："主心腹邪气，安中养脾，助十二经。平胃气，通九窍，补少气，少津液，身中不足，大惊，四肢重，和百药。"

2.《本草纲目》："《素问》言枣为脾之果，脾病宜食之。"

3.《食物本草会纂》："久服轻身延年，补中益气，坚志，强力，除烦闷，润心肺，止嗽，补五脏。"

4.《食鉴本草》："生食损脾作泻，令人寒热腹胀，滑肠难化，瘦弱人更不可食。"

5. 本品含大枣皂苷、有机酸、三萜苷类、生物碱类、黄酮类、糖类、维生素类、氨基酸、挥发油、微量元素等成分。大枣能增强肌力，增加体重；能增加胃肠黏液，纠正胃肠病损，保护肝脏；有增加白细胞内 cAMP 含量、抗变态反应作用；有镇静催眠作用；还有抑制癌细胞增殖、抗突变、镇痛、镇咳、祛痰等作用。本品现代临床常用于血小板减少性紫癜、贫血、白细胞减少症等。

【使用注意】

无。

248. 鳖甲（biē jiǎ）

鳖甲首见于《神农本草经》，又名甲鱼、团鱼。本品为鳖科动物鳖 *Trionyx sinensis* Wiegmann 的背甲，除新疆、宁夏、青海、西藏等地未见报道外，广泛分布于全国各地。全年均可捕捉，以秋、冬二季为多，捕捉后杀死，置沸水中烫至背甲上的硬皮能剥落时，取出，剥取背甲，除去残肉，晒干。

【原文解析】

《药性赋》曰："然而鳖甲治痨疟，兼破癥瘕。"

鳖甲入肝脾血分，软坚化癥，散瘀破积，用于治疗肺结核、久疟疟母。

其味咸，微寒；归肝、肾经；滋阴潜阳，退热除蒸，软坚散结。本品用于阴虚发热，骨蒸劳热，阴虚阳亢，头晕目眩，虚风内动，手足瘛疭，经闭，癥瘕，久疟疟母。

【用法与用量】

9 ～ 24 克，先煎。

【古今应用】

1.《神农本草经》："主心腹癥瘕坚积，寒热，去痞息肉。"

2.《本草衍义》："九肋者佳，煮熟者不如生得者……后人遂用之，然甚有据，亦不可过剂。"

3.《本草纲目》："鳖甲乃厥阴肝经血分之药，肝主血也。试常思之，龟鳖之属，功各有所主。"

4.《本草经疏》："鳖甲全禀天地至阴之气，故其味咸平，无毒……甲主消散者，以其味兼乎平，平亦辛也，咸能软坚，辛能走散。"

5.《本经备要》："鳖甲能益阴、除热而散结，故为治疟要药。"

6. 本品含动物胶，其中的骨胶原为主要成分，其余尚有角蛋白、碘质、维生素 D、碳酸钙等。本品有抑制结缔组织增生、提高血浆蛋白含量、促进造血功能的功效，有抗疲劳、抗肝损伤、增强免疫、抗肿瘤等作用。本品现代临床常用于肝脾肿大、慢性乙肝、肺结核发热等。

【使用注意】

脾胃虚寒、食少便溏及孕妇均忌服本品。

249. 龟甲 (guī jiǎ)

龟甲首见于《神农本草经》，又名神屋、龟壳、败龟甲、败将、龟筒、龟下甲、龟底甲。本品为龟科动物乌龟 *Chinemys reevesii*（Gray）的背甲及腹甲，分布于河北、江苏、浙江、安徽、江西、山东、河南、湖北、湖南等地。全年均可捕捉，以秋、冬二季为多，捕捉后杀死，或用沸水烫死，剥取背甲和腹甲，除去残肉，晒干。

【原文解析】

《药性赋》曰："龟甲坚筋骨，更疗崩疾。"

龟甲强健筋骨，补益肝肾，养阴补血，可治疗筋软骨弱及崩漏、痔血。

其味咸、甘，性微寒；归肝、肾、心经；滋阴潜阳，益肾强骨，养血补心，固经止崩。本品用于阴虚潮热，骨蒸盗汗，头晕目眩，虚风内动，筋骨痿软，心虚健忘，崩漏经多。

【用法与用量】

煎服，9～24克，先煎。本品经砂烫醋淬后，更容易煎出有效成分，并除去腥气，便于服用。

【古今应用】

1.《神农本草经》："主小儿囟不合。"

2.《本草图经》："龟甲入药，以生脱者为上。"

3.《本草通玄》："龟甲咸平，肾经药也。"

4.《本草经疏》："龟、鳖二甲，《本经》所主大略相似，今人有喜用鳖甲，恶用龟甲者，有喜用龟甲，恶用鳖甲者，皆一偏之见也。"

5.《药品化义》："龟底甲纯阴，气味厚浊为浊中之浊品，专入肾脏。"

6.本品主要成分为角蛋白质、骨胶原蛋白，其中含有天冬氨酸、苏氨酸、蛋氨酸、苯丙氨酸、亮氨酸等多种氨基酸及胆甾醇类成分等。本品有增强免疫、抗骨质疏松、抗脊髓损伤、抗脑缺血、延缓衰老、降低甲状腺及肾上腺皮质功能等作用，现代临床常用于不育症、再生障碍性贫血、骨质疏松症等。

【使用注意】

脾胃虚寒者忌服本品；孕妇慎用。

250. 乌梅（wū méi）

乌梅首见于《神农本草经》，又名梅实、熏梅、桔梅肉。本品为蔷薇科植物梅 Prunus mume（Sieb.）Sieb. et Zucc. 的干燥近成熟果实，主产于云南、福建、浙江等地。夏季果实近成熟时采收，低温烘干后闷至色变黑。去核生用或炒炭用。

【原文解析】

《药性赋》曰："乌梅主便血疟疾之用。"

乌梅涩肠止泻，可以用来治疗便血、久痢、疟疾。

其味酸、涩，性平；归肝、脾、肺、大肠经；敛肺，涩肠，生津，安蛔。本品用于肺虚久咳，久泻久痢，虚热消渴，蛔厥呕吐腹痛。

【用法与用量】

煎服，3～10克，大剂量可用至30克。外用适量，捣烂或炒炭研末外敷。止泻止血宜炒炭用。

【古今应用】

1.《神农本草经》："下气，除热烦满，安心，止肢体痛，偏枯不仁，死肌，去青黑痣，蚀恶肉。"

2. 王好古："乌梅，能收肺气，治燥嗽，肺欲收，急食酸以收之。"

3.《本草纲目》："敛肺涩肠，止久嗽泻痢，反胃噎膈，蛔厥吐利。"

4.《本草经疏》："梅实，即今之乌梅也，最酸。"

5.《本草求真》："乌梅，酸涩而温，似有类于木瓜，但此入肺则收，入肠则涩，入筋与骨则软，入虫则伏，入于死肌、恶肉、恶痣则除，刺入肉中则拔，故于久泻久痢，气逆烦满，反胃骨蒸。无不因其收涩之性，而使下托上逆皆治，且于痈毒可敷，中风牙关紧闭可开，蛔虫上攻眩仆可治，口渴可止，宁不为酸涩收敛之一验乎。"

6.本品主要含柠檬酸、苹果酸、琥珀酸等有机酸，花生四烯酸酯及苦杏仁苷等。乌梅能增强机体免疫功能；有轻度收缩胆囊作用，能促进胆汁分泌；其煎剂在体外对多种致病性细菌及皮肤真菌有抑制作用。本品现代临床常用于肝炎、肠道寄生虫、细菌性痢疾等。

【使用注意】

病初起有实邪者忌用本品。

251. 竹沥（zhú lì）

竹沥首见于《名医别录》，又名竹汁、淡竹沥、竹油。本品为禾本科刚竹属和牡竹属中一些竹种的秆用火烤灼而流出的竹汁。

【原文解析】

《药性赋》曰："竹沥治中风声音之失。"

竹沥清热镇惊，润燥涤痰，可以治疗中风舌强所致的失音，以及咳喘痰多、气喘胸闷。

其味苦，性寒；归心、肺、肝经；有豁痰润燥、定惊之效。本品主要用于治疗中风痰迷，肺热痰壅，惊风，癫痫，壮热烦渴，子烦，破伤风。

【用法与用量】

内服30～50克，冲服。本品不能久藏，但可熬膏瓶贮，称竹沥膏；近年用安瓿瓶密封装置，可以久藏。

【古今应用】

1.《名医别录》："治暴中风，风痹，胸中大热。止烦闷，消渴，劳复。"

2.《丹溪心法》："竹沥滑痰，非姜汁不能行经络。"

3.《本草纲目》："竹沥性寒而滑，大抵因风火燥热而有痰者宜之；若寒湿胃虚肠滑之人服之，则反伤肠胃。"

4.《本草衍义》："竹沥行痰，通达上下百骸毛窍诸处。"

5.《本草选》："竹沥乃阴虚有大热者仙品，中年痰火，舍此必不能成功。"

6.《本经逢原》："竹沥善透经络，能治筋脉拘挛。"

7.本品主要成分为酚性成分、有机酸、多种氨基酸、糖类等，具有明显的镇咳、祛痰、抗菌、抗炎等作用，但无平喘解热作用。其止咳的主要成分为氨基酸，有增加尿中氯化物的作用，还有增高血糖的作用。

【使用注意】

寒嗽及脾虚便溏者忌服本品。